Haug

Homöopathische Behandlung von Jugendlichen

Hansjörg Heé, Gisela Foerster

17 Abbildungen

Karl F. Haug Verlag · Stuttgart

Bibliografische Information
der Deutschen Nationalbibliothek

Die Deutsche Nationalbibliothek verzeichnet diese Publikation in der Deutschen Nationalbibliografie; detaillierte bibliografische Daten sind im Internet über http://dnb.d-nb.de abrufbar.

Anschrift der Autoren:

Hansjörg Heé
Spisergasse 22
9000 St. Gallen
Schweiz

Gisela Foerster
Zollernstraße 2
78462 Konstanz

Wichtiger Hinweis: Wie jede Wissenschaft ist die Medizin ständigen Entwicklungen unterworfen. Forschung und klinische Erfahrung erweitern unsere Erkenntnisse, insbesondere was Behandlung und medikamentöse Therapie anbelangt. Soweit in diesem Werk eine Dosierung oder eine Applikation erwähnt wird, darf der Leser zwar darauf vertrauen, dass Autoren, Herausgeber und Verlag große Sorgfalt darauf verwandt haben, dass diese Angabe **dem Wissensstand bei Fertigstellung des Werkes** entspricht.

Für Angaben über Dosierungsanweisungen und Applikationsformen kann vom Verlag jedoch keine Gewähr übernommen werden. **Jeder Benutzer ist angehalten**, durch sorgfältige Prüfung der Beipackzettel der verwendeten Präparate und gegebenenfalls nach Konsultation eines Spezialisten festzustellen, ob die dort gegebene Empfehlung für Dosierungen oder die Beachtung von Kontraindikationen gegenüber der Angabe in diesem Buch abweicht. Eine solche Prüfung ist besonders wichtig bei selten verwendeten Präparaten oder solchen, die neu auf den Markt gebracht worden sind. **Jede Dosierung oder Applikation erfolgt auf eigene Gefahr des Benutzers.** Autoren und Verlag appellieren an jeden Benutzer, ihm etwa auffallende Ungenauigkeiten dem Verlag mitzuteilen.

Oswald-Hesse-Str. 50, 70469 Stuttgart

Unsere Homepage: www.haug-verlag.de

Printed in Germany

Umschlaggestaltung: Thieme Verlagsgruppe
Umschlagfoto: Jawlensky, Alexej: Mystischer Kopf: Staunen,
© VG Bild-Kunst, Bonn 2007
Satz: Mitterweger & Partner, Plankstadt
Satzsystem: Typo-Script
Druck: Grafisches Centrum Cuno, Calbe

ISBN 978-3-8304-7274-2 1 2 3 4 5 6

Danksagung

Ein Buch über Homöopathie und Adoleszenz zu schreiben, bedeutete für uns ein ständiges Überschreiten von Grenzen. Es stellte sich die Frage, wie ein homöopathisch-phänomenologischer Ansatz sich mit psychoanalytisch-psychotherapeutischen Erfahrungen bei Jugendlichen verbinden lässt. Die Komplexität der Fachgebiete Homöopathie und Entwicklungspsychologie ließ uns unsere Begrenztheit spüren. Ohne die wohlwollende Unterstützung von Vielen wäre dieses Buch nicht entstanden.

Besonders fruchtbar war der Austausch mit Gisela Leyting, aus dem sich die thematische Gliederung der adoleszenten Themen ergab. Im Fachbereich Psychologie der Adoleszenz hat uns Andreas Wöhrle unterstützt, aus Bruchstücken einen Text zu gestalten, der – wie in unserem ersten Buch – vom Germanisten Andreas Härter subtil auf Unstimmigkeiten hin betrachtet wurde. Beiden danken wir dafür, dass sie uns Mut gemacht haben, das Wagnis der Arbeit weiterzuführen.

Beim Materia-Medica-Teil möchten wir uns für die Anregungen und Korrekturen von Heidi Geissbühler und Nanette Fritsche sowie der Intervisionsgruppe Vorarlberg (Maximilian und Sigrid Fritsche, Monika Mayerhofer, Christine Androschin, Andreas Quast, Elsbeth Winsauer) bedanken.

Dass die Abbildungen farbig gedruckt werden konnten, ist der großzügigen Hilfe der Firma Ceres in Kesswil, Schweiz (Frau Kalbermatten), und den Inseraten von Spagyros in Gümligen, Schweiz (Frau Ryffel) und Herbamed in Bühler, Schweiz (Herr Züllig) zu verdanken.

Für die Geduld bei den aufwändigen Abklärungen der Copyrights der Abbildungen sind wir Frau Marquardt zu Dank verpflichtet. Herr Klemp vom Karl F. Haug Verlag hat uns mit viel Kompetenz davon überzeugt, das Buch in vielen Bereichen zu straffen und damit prägnanter zu gestalten.

Geleitwort

Pubertierende Jugendliche stellen uns in der homöopathischen Praxis vor besondere Probleme. Viele sind reserviert und halten sich zurück, wenn seelische Belange zum Thema werden, was die Anamnese mitunter recht mühsam gestaltet. Außerdem ist uns selbst die besondere Gefühlswelt der Pubertät mit ihrem Idealismus und ihrer Verzweiflung meist nicht mehr sehr bewusst und es fällt zuweilen schwer, die im Gespräch gewonnenen Symptome in ihrer wahren Bedeutung einzuordnen. Neben dem notwendigen Verständnis der besonderen Gefühlswelt der Jugendlichen bedarf es zusätzlich einer speziell zugeschnittenen Materia medica für diesen Lebensabschnitt. Die Homöopathie heilt immer nach der Symptomenähnlichkeit und damit können prinzipiell in allen Lebensphasen alle homöopathischen Arzneien eingesetzt werden. Die praktische Erfahrung hat aber gezeigt, dass sich bestimmte Arzneien in den jeweiligen Lebensperioden besonders bewährt haben und häufiger eingesetzt werden als andere.

Beim Thema Jugend hat die Homöopathie bislang einseitig das Augenmerk auf die Kindheit gerichtet und dazu auch zahlreiche hilfreiche Publikationen und Ausarbeitungen vorgelegt. Die Phase der Pubertät wurde allerdings kaum berücksichtigt.

Im vorliegenden Buch wird diese Lücke nun geschlossen und dieser Entwicklungsabschnitt erstmals aus homöopathischer Sicht analysiert. Dazu werden wichtige Grundthemen Jugendlicher untersucht: Akzeptanz des Körpers, sexuelle Identität, Lösung aus familiären Bindungen, Beziehungen zu Gleichaltrigen, schulische Entwicklung und Übernahme von Verantwortung. Sie dienen als Raster, an dem 36 ausgewählte Arzneien differenziert werden. Diese Grundthemen oder Reifungsprozesse sind scheinbar im Gemütsbereich angesiedelt. In Wirklichkeit aber umfassen sie alle Leibbereiche, was die im Buch vollzogene Freilegung der psychosomatischen Genese von körperlichen Symptomen zeigt. Hier betreten die Autoren Neuland, da eine daseinsanalytische Auslegung körperlicher Symptome in der Homöopathie bisher nur ansatzweise versucht wurde.

Bei der prosaischen Darstellung einer Arznei entsteht unwillkürlich ein idealisierter Arzneityp, den man in dieser Vollständigkeit selten in der Praxis sieht. Die Leiden eines Kranken werden immer zu mehr oder weniger Symptomen der heilenden Arznei ähnlich sein, nie zu allen. Vergegenwärtigen wir uns auch, dass mehrere Prüfer und klinische Verifikationen bei verschiedenen Kranken notwendig waren, um alle Symptome einer Arznei zusammenzuführen, also mehrere Quellen die Arzneisynthese speisen.

Die Arznei als Einheit, die sich so beim Kranken wieder finden soll, ist daher eine Fiktion. Inhaltlich wäre es korrekt, die Arznei als eine lose Sammlung einzelner Symptome darzustellen. Solche „Symptomenreihen" sind aber aus didaktischen Gründen zum Lernen ungeschickt, sie ermüden schnell und man kann sie sich nur schwer merken. Wir benötigen daher auch eine synthetische Darstellung der Mittel, so wie sie hier von den Autoren in einer neuen, einzigartigen Form vorgelegt wird, wobei sie mit Differenzialdiagnosen zu anderen Arzneien und zitierten Originalsymptomen eine zu einfache Typisierung vermeiden.

Meisterschaft in der Homöopathie zeigt sich dann darin, diese synthetischen Darstellungen auch zugunsten einer offeneren Sichtweise auf die Symptome des Kranken und der Arznei verlassen zu können.

Konstanz, im Juni 2007

Dr. med. Andreas Wegener

Inhalt

Einleitung

Nach der französischen Psychoanalytikerin Françoise Dolto (1991) kann die Adoleszenz wie eine **zweite Geburt** verstanden werden. Diese Zeit wird von tiefgreifenden Veränderungen der Persönlichkeit und des Umfelds eines jungen Menschen geprägt.

Damit das unbekannte Neue erkenn- und begreifbar wird, muss die vertraute innere und äußere Welt modifiziert und zum Teil auch aufgegeben werden. So ist die Wandlung des Körpers zu sehen, zu riechen und zu fühlen. Dennoch können Jugendliche diese für Außenstehende offensichtlichen Zeichen weder kognitiv noch emotional einordnen. Es verwundert daher nicht, dass intensive Fantasien und Gefühle oft die Regie übernehmen.

In der Homöopathie fristet das Thema Adoleszenz ein Schattendasein. Eine kürzlich in Deutschland durchgeführte Studie ergab, dass die homöopathische Behandlung von Jugendlichen verglichen mit derjenigen von Kindern oder Erwachsenen weniger wirksam sei. Trotz einer Fülle homöopathischer Prüfungssymptome, die adoleszenten Veränderungen ähnlich sind, existieren kaum ausführliche Arbeiten von homöopathischer Seite.

Während der Arbeit am vorliegenden Buch haben wir die Erfahrung gemacht, dass mit der Fokussierung auf adoleszente Phänomene ein tieferes Verständnis der Arzneimittel möglich wird. Die Brisanz der Adoleszenz greift allerdings auch tradierte Vorstellungen von Fallaufnahme und Behandlungsleitlinien an. Anamnesen bei Erwachsenen können zu besserem Verständnis von Patienten führen, wenn – wie in der homöopathischen Praxis oft üblich – nicht nur auf die gegenwärtige und eventuell noch auf die Symptomatik der Kindheit eingegangen wird, sondern speziell die oft verdrängten oder „vergessenen" adoleszenten Reaktionsweisen erforscht werden.

In der Übergangszeit zwischen Kindheit und Erwachsenenalter werden individuelle Muster erkennbar, die einen Hinweis darauf geben, wie die Spannung zwischen familiären Grundmustern und kulturell- gesellschaftlichen Anforderungen verarbeitet und gelöst werden.

Wie im Folgenden ausgeführt wird, müssen wir uns in unserer Rolle als homöopathische Helfer immer wieder in Frage stellen lassen. Entwicklungspsychologische Kenntnisse über die Herausforderungen der Adoleszenz können uns dabei helfen, nicht orientierungslos in den Sog des adoleszenten Strudels zu geraten.

Ein kurzer Überblick über die Entwicklungsaufgaben der Jugendzeit soll auf die Themen hinführen, die in der homöopathischen Begleitung von Jugendlichen relevant sind. Für eine vertiefte Beschäftigung haben wir Hinweise auf psychodynamisch orientierte Autoren angefügt, die sich speziell mit einzelnen Aspekten der adoleszenten Entwicklung auseinandergesetzt haben. In unserer Darstellung wählen wir anstelle einer psychopathologischen Klassifizierung eine dynamisch-hermeneutische Betrachtungsweise. So können wahrgenommene Phänomene direkt in eine homöopathische Sprache übersetzt werden.

Die Nähe des Helfers zu den selbst erlebten Schwierigkeiten der Adoleszenz kann einer entspannten Kommunikation mit hilfesuchenden Jugendlichen dienen. Oft ist es indessen schwierig, ausschließlich über die Sprache Zugang zu den Themen der eigenen Adoleszenz zu finden. Wir möchten daher versuchen, mittels Illustrationen aus der modernen Kunst die Erinnerungen der Leser etwas anzuregen.

Gliederung des Buchs

Den Anfang bildet ein Überblick über die wichtigsten **Entwicklungsaufgaben** und **psychosozialen Themen** der Adoleszenz. Jeweils am Ende der einzelnen Kapitel finden sich Hinweise auf eine mögliche Übersetzung der jeweiligen Themen in der homöopathischen Arbeit.

In einem gesonderten Kapitel gehen wir auf die Besonderheiten der **homöopathischen Anamnese** und der **therapeutischen Beziehung** bei Jugendlichen ein.

Danach folgt eine **Materia medica** einiger in der Adoleszenz häufig hilfreicher Mittel. Auch hier liegt der Schwerpunkt in der Herausarbeitung adoleszenter Themen. Damit die Mittel besser miteinander verglichen werden können, wurden sie jeweils den adoleszenten Entwicklungsaufgaben folgend gegliedert. Seit Jahren ist es uns ein Anliegen, Materia medica vergleichend zu studieren, um platte Typologisierungen zu vermeiden. So wurden im Anschluss an die meisten der beschriebenen Mittel ein oder mehrere Vergleichsmittel kurz abgegrenzt. Als Arbeitswerkzeug, das gerade auch bei Mittelvergleichen wichtig ist, wurde – in Anlehnung an die Schule von Paschero und Candegabe – in den Texten immer wieder Bezug auf die entsprechenden homöopathischen Rubriken genommen (Fettdruck im Materia-medica-Teil verweist auf entsprechende Rubriken).

Teil 1 Grundlagen

1 Adoleszenz-Übersicht

1.1 Adoleszenz als Übergang von Kindheit zu Erwachsenenalter

Als **Adoleszenz** bezeichnet man den Zeitraum des Heranwachsens zwischen Kindheit und Erwachsenenalter.

Unter **Pubertät** wird im engeren Sinn die körperliche sexuelle Reifung im Jugendalter verstanden.

Junge Menschen haben auf ihrem Weg zum Erwachsenwerden viele physische, psychische und soziale Herausforderungen zu bewältigen. Dabei bilden sich zunehmend Vorstellungen, die in der Bildung einer eigenen Identität münden. Dieser Prozess ist von markanten Veränderungen begleitet:

Zu nennen ist die **Loslösung von den Eltern** und den bisher idealisierten elterlichen Werten und damit die Bewältigung von Trennungs- und Verlustängsten. Eine weitere Thematik ist das **allmähliche Vertrautwerden mit dem sich verändernden Körper** und die **Integration der sexuellen und aggressiven Impulse**. Am Ende dieses gesamten Entwicklungsprozesses stehen häufig das **Schließen neuer Bindungen**, einschließlich einer Liebesbeziehung, und die **Übernahme von Verantwortung**.

Diese Entwicklungen verlaufen in einem steten Nebeneinander progressiver und regressiver Tendenzen. So kann beispielsweise ein körperlich weit entwickelter Junge mit Stimmbruch noch wie ein Zehnjähriger mit Autos spielen oder eine sich stundenlang vor dem Spiegel schminkende Jugendliche abends mit ihren Stofftieren im Bett schmusen. Die Entwicklung eigener Identitätsvorstellungen bleibt während der ganzen Adoleszenz und darüber hinaus fragil. Sie beschränkt sich nicht nur auf körperliche und psychosoziale Vorgänge, sondern umfasst auch die Suche nach Lebenssinn und Auseinandersetzung mit individuellen und gesellschaftlichen Wertvorstellungen.

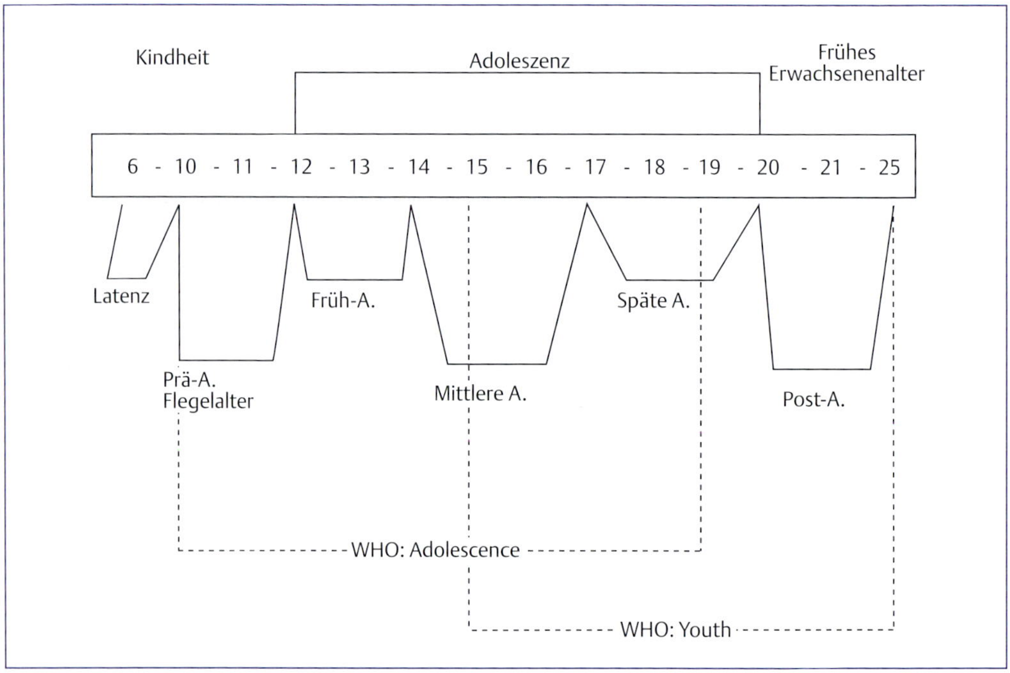

Abb. 1: Adoleszenz als Übergang zwischen Kindheit und Erwachsenenalter (nach Andreae 2006).

1.2 Entwicklungsaufgaben im adoleszenten Individuationsprozess

In der psychotherapeutischen Arbeit hat es sich bewährt, den adoleszenten Entwicklungsprozess entlang verschiedener Themenstränge zu betrachten (Leyting 2005).

- Akzeptanz des sexuell reifen, erwachsenen Körpers und der damit verbundenen Vorstellungen und Erfahrungen
- Sexuelle Identität in gleich- oder gegengeschlechtlichen Beziehungen
- Orientierung in der Gleichaltrigengruppe (Peergroup)
- Ablösung von der Macht familiärer Strukturen; Loslösung von infantilen Kind-Eltern-Beziehungsmustern und psychischen Abhängigkeiten
- Wahrnehmung schulischer und beruflicher Entwicklungsmöglichkeiten und Schaffung materieller Unabhängigkeit
- Fähigkeit, Verantwortung für das eigene Handeln (sozial, kulturell, politisch) zu übernehmen; Errichtung einer kulturell-ethischen Identität

1.3 Subphasen der Adoleszenz

Einteilungen beinhalten immer die Gefahr von Typologisierungen. Vor allem psychoanalytisch ausgerichtete Autoren haben versucht, die Vielfalt der adoleszenten Themen durch eine Differenzierung in Subphasen zu ordnen. Blos (1978) hat als erster verschiedene psychodynamische Phasen adoleszenter Entwicklung unterschieden:

1. Präadoleszenz (10–12 Jahre): Flegelalter, Regression vs. Experimentieren mit vermehrter Autonomie (vgl. Kap. 3.1)
2. Frühadoleszenz (12–14 Jahre): Pubertät im engeren Sinn, Verunsicherung bisher stabiler körperlicher und seelischer Befindlichkeit (vgl. Kap. 3.1)
3. Mittlere Adoleszenz (15–17 Jahre): Höhepunkt des adoleszenten Individuationsprozesses (vgl. Kap. 3.2)
4. Spätadoleszenz (17–20 Jahre): Herstellen eines kongruenten Identitätsgefühls (vgl. Kap. 7)
5. Postadoleszenz (20–25 Jahre): berufliche Unabhängigkeit, Übernahme von Verantwortlichkeiten (vgl. Kap. 7)

Die geschlechtliche Reifung in der Adoleszenz markiert einen vielfach determinierten Persönlichkeitsumbruch, ein „Stirb und Werde“, das die Jugendlichen einer Übergangsphase von hoher psychischer Verletzlichkeit aussetzt (Poluda-Korte 1998).

Im Rahmen dieses Prozesses können „Symptome“ entstehen, es kann zu Verwicklungen, körperlichen oder seelischen Sackgassen, Stagnationen oder Beziehungsnotständen kommen.

Die Anforderungen, mit denen Jugendliche heute konfrontiert sind, überfordern sie oft und beeinträchtigen vermehrt ihre gesunde Entwicklung.

So erstaunt es nicht, dass Krankheiten bei Jugendlichen in der letzten Zeit deutlich zugenommen haben:

- **psychische Störungen** (10–15%): Hyperaktivität, Aggressivität, Leistungsschwäche, Lese- und Rechtschreibstörungen, Verunsicherung des Gefühlslebens, Depressionen, Selbstmordversuche
- **chronische Krankheiten** (mehr als 10%): Allergien, vor allem Asthma, Neurodermitis, Bronchitis, Epilepsie
- **psychosomatische Erkrankungen** (mind. 15%): Essstörungen, Übergewicht, Kopfschmerzen, Nervosität, Kreuz-/Rückenschmerzen, Schwindelgefühle, Magenbeschwerden, Schlafstörungen

Auch das **Suchtverhalten** (Alkohol, Nikotin, Arzneimittel, Drogen) nimmt zu (Gerhard 2003).

In Extremfällen mündet der Reifungsprozess in krisenhafte **Entwicklungszusammenbrüche** mit autodestruktivem Verhalten und Suizidversuchen. **Suizidalität** ist derzeit in westlichen Industrienationen nach dem Unfalltod die zweithäufigste Todesursache bei Jugendlichen.

1.4 Psychosoziale Aspekte der Adoleszenz

Die Adoleszenz ist der Lebensabschnitt, in dem der **Grundwiderspruch** zwischen **Individualität** und **sozialer Rolle** bewusst erlebt, reflektiert und ausgetragen werden kann. Aus ethnopsychoanalytischer Sicht wird die Determiniertheit der frühen Kindheit dadurch relativiert, dass die infantil vorbereiteten Muster der psychosexuellen Entwicklung in der Jugend noch einmal aufgegriffen und verändert werden können (Erdheim 1982).

Zwischen der **Familie** und der **Kultur** besteht ein **Antagonismus**, wobei Erdheim (1982) die adoleszenten Loslösungsprozesse als Übergänge von der Familie in die Kultur versteht.

Sicherheiten, die im Verlauf der bisherigen Entwicklung in der Familie und der weiteren sozialen Umgebung erworben wurden, werden jetzt auf eine harte Probe gestellt und weitgehend verwandelt.

Mit dem Prozess der Loslösung Jugendlicher von der Familie kommen Ich-Funktionen, wie Pünktlichkeit und Ordnung, die bisher Verlässlichkeit ausmachten, ins Wanken.

Erwachsene sind damit konfrontiert, die Jugendlichen neu einschätzen zu müssen, und greifen dabei unbewusst auf eigene Erfahrungen zurück.

Erdheim (1982) unterscheidet drei **Typen gesellschaftlicher Bilder** des Adoleszenten:

1. Der Adoleszente als **Zerstörer.** Die destruktiven Erfahrungen oder Fantasien aus der eigenen Geschichte sind nicht verarbeitet und werden auf die Adoleszenten projiziert, die damit in eine Sündenbockrolle innerhalb der Gesellschaft gedrängt werden. Der Neid der Erwachsenen auf die Jugendlichen spielt dabei eine bedeutende Rolle.
2. Der Adoleszente als **Opfer.** Diese gesellschaftliche Zuordnung entspricht der Fantasie einer während der Adoleszenz versagenden Umwelt. Wenn man damals die nötige Hilfe bekommen hätte, hätte die Ablösung wirklich stattfinden können. Die Enttäuschung über die ehemals ausgebliebene Unterstützung führt dazu, dass Adoleszente als Opfer und nicht als selbstverantwortlich gesehen werden.
3. Der Adoleszente als **Heilbringer.** Der Jugendliche wird zum Delegierten oft undeutlich bewusster bestimmter Wünsche und Hoffnungen der Eltern. Die Jugendlichen sollen eine für die Eltern kompensierende Funktion übernehmen und eine ausgleichende Rolle innerhalb der Familie auf Kosten ihrer eigenen Entwicklung spielen. In solchen familiären Systemen stabilisieren sie mit ihren tumultösen Handlungen und verqueren Ideen häufig ein labiles Gleichgewicht.

Die Übergänge von der Kindheit ins Erwachsenenalter sind je nach Kultur und Zeit verschieden gestaltet worden:

In den sog. **kalten Kulturen** (Devereux, 1988) ist der Übergang von der Kindheit ins Erwachsenenalter von **Initiationsriten** begleitet. Initiationsrituale prägen die wichtigen Übergänge in Gesellschaften, in denen Traditionen für das Gleichgewicht und somit für die Gesundheit einer Sozietät überlebenswichtig sind. In dem Maße, in dem sich die Bindung an die stabilisierenden Vorstellungen und Handlungen der Traditionen lockert, verschwinden auch die Inititationsriten.

Seit der Renaissance und der Reformation haben sich die Gesellschaften unseres Kulturkreises im Sinn einer Ausdifferenzierung sozialer Systeme und individueller Muster, das eigene Leben zu gestalten, verändert. Der Individualität des Einzelnen wurde immer mehr Bedeutung zugemessen. Erst durch die Veränderungen in den kirchlichen und politischen Systemen wurde auch der Raum für die Vorstellungen von Kindheit, Adoleszenz und Entwicklung frei. Die Jugend als eigene gesellschaftliche und kulturelle Gruppe gibt es erst seit ca. 100 Jahren (während die Kindheit als eigenständige Altersstufe ungefähr seit dem 16. Jahrhundert anerkannt ist). Seither hat sich die Zeit der Vorbereitung auf die Anforderungen des Erwachsenseins stetig verlängert.

In den modernen Industrie-, Dienstleistungs- und Informationsgesellschaften (**heiße Kulturen**) wird die Entwicklung der Jugend kaum mehr durch Riten in tradierte und somit kontrollierbare, feste Bahnen gelenkt. Die Jugend ist eigenständiger als früher und von direkter, aktiver kultureller Bedeutung. Somit wird auch deutlich, dass die Dynamik der Adoleszenz und der Wandel einer Kultur eng zusammenhängen.

2 Akzeptanz des Körpers

2.1 Der Körper während der Adoleszenz

Die in der vorausgegangenen **Latenzphase** (6–11 Jahre) erreichte Stabilität der emotionalen und sozialen Entwicklung wird durch den puberalen Wachstumsschub (9–16 Jahre) erschüttert. Dabei nehmen Jugendliche sich nicht nur äußerlich anders wahr als zuvor. Sie bemerken auch, dass bislang Gewohntes und Sicherheit Gebendes seine Selbstverständlichkeit zu verlieren beginnt. Bis vor Kurzem glaubte man, dass vor allem der Aufruhr der Hormone für diese Veränderungen verantwortlich sei. Die heutige Hirnforschung zeigt, dass sich auch das menschliche Gehirn, entgegen früheren Vorstellungen, bis etwa zum 25. Lebensjahr in starkem Umbau befindet. Insbesondere der Frontallappen erlebt in der Pubertät einen zweiten, immensen Wachstumsschub. Dort finden neurophysiologische Vorgänge statt, die für Motivation, Prioritätensetzung, Planung, Abwägen von Konsequenzen, Disziplin und Unterdrückung von Impulsen zuständig sind. Die Kontrolle der Impulse und Gefühle gelingt den Jugendlichen daher oft nicht mehr und ihre sozialen Fähigkeiten unterliegen der Tagesform und wechseln je nach Begebenheit.

Ein allseits bekanntes Phänomen ist die Verschiebung des Tag-Nacht-Rhythmus: Jugendliche machen immer mehr die Nacht zum Tag, was zu Problemen in der Schule oder am Ausbildungsplatz führen kann.

Die Plastizität des jugendlichen Gehirns samt deren Auswirkung auf die kognitiven, psychischen und sozialen Verarbeitungsmöglichkeiten Jugendlicher ist ein Aspekt, der bis vor Kurzem zu wenig bekannt war. Aber auch die umgekehrte Wirkungsrichtung gilt: Innere und äußere Erfahrungen mit sich selbst und der Welt beeinflussen ihrerseits die neuronalen Verknüpfungen. Die neu gebildeten zerebralen Verbindungen können wiederum hormonelle und psychische Reaktionen auslösen (Strauch 2003).

Die Folgen dieser Irritationen können je nach Biografie und bisheriger Entwicklung eine sich verstärkende Zwanghaftigkeit, eine plötzliche Rigidität oder eine nicht mehr nachvollziehbare Engstirnigkeit sein. Es muss aber nicht unbedingt zu solchen Reaktionen im Dienste einer psychischen Abwehr kommen. So können auch Verhaltensweisen auftreten, die mit einer verminderten Kontrolle der Impulse in Zusammenhang stehen, z. B. aggressive Durchbrüche, „Sich-gehen-Lassen" oder eine allgemeine affektive Instabilität und suchtartiges Verhalten (DuBois 2005).

Gemäß neueren Untersuchungen setzt die pubertäre Entwicklung immer früher ein. Bei Mädchen tritt ein deutlicher **Wachstumsschub** vor der Menarche im Alter zwischen 7,5 und 11,5 Jahren ein, bei den Knaben ist er gegenüber den Mädchen um ungefähr 2 Jahre verzögert.

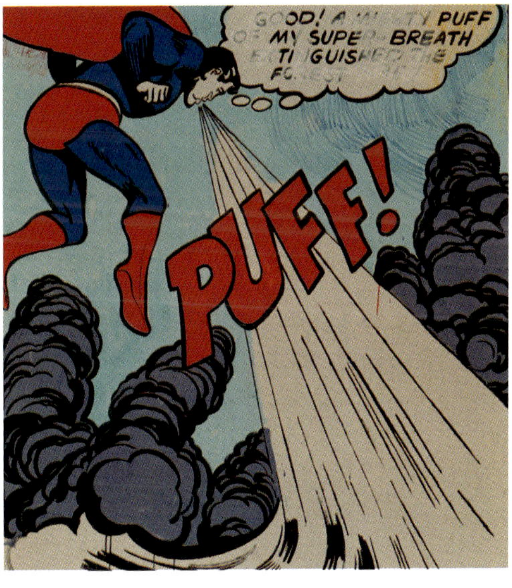

Abb. 2: Andy Warhol: Superman (1960),
© 2007 Andy Warhol Foundation for the Visual Arts, Artists Rights Society (ARS), New York / Courtesy Ronald Feldman Fine Arts, New York

Größenfantasien bei Jungen kreisen häufig um heroische Themen (Superman, Batman), Kampf, Sieg und Niederlage, wobei die zugrunde liegende Ängstlichkeit hinter einem Macho-Gehabe versteckt wird (Bovensiepen 2004).

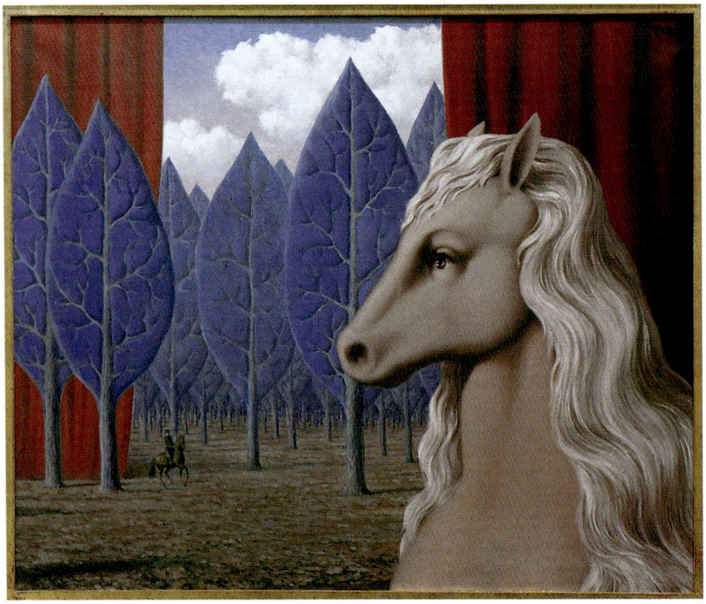

Abb. 3: René Magritte: Die reine Vernunft (1948), © VG Bild-Kunst, Bonn 2007 / akg-images

Das Entdecken der Liebe zu Pferden. Diese Schwärmereien und Fantasien der Mädchen stellen oft eine wichtige Schutzfunktion angesichts des sich rasch verändernden Körpers dar.

Die Abfolge in der Entwicklung der Körperzonen ist bei den Geschlechtern unterschiedlich:

Die Pubertät beginnt bei **Jungen** mit der Größenzunahme der Hoden, der Schambehaarung, dem Peniswachstum, der ersten Ejakulation und dem Stimmbruch; der Beginn steht erlebnismäßig mit der eigenen Sexualität im Zusammenhang. Erst danach beginnt die Verwandlung des Körpers durch schnelles Wachstum, Körperbehaarung und Gestaltveränderung.

Homöopathische Rubriken

- Kryptorchismus
- hochgezogene Hoden
- Atrophie der männlichen Genitalien
- Aspermatismus
- Hodenentzündung nach Mumps
- Milch in den Brüsten bei Knaben

Für die **Mädchen** beginnt die Entwicklung mit dem Wachstum der Gebärmutter, danach folgen die Brustentwicklung und die Schambehaarung. Da der Eisprung anfangs nicht spürbar ist, kann der Beginn der Fruchtbarkeit bei Mädchen, anders als bei Jungen, nicht bewusst wahrgenommen werden (Mertens 1996).

Homöopathische Rubriken

- Infantilismus genitalis
- verzögerte Entwicklung der Genitalorgane
- kleiner, infantiler Uterus. Leukorrhöe in der Pubertät
- kleine, unentwickelte Brüste
- Knoten in den Brüsten
- Milch bei Nichtschwangeren (in der Pubertät)

Während dieser Zeit erleben Mädchen einen eigentlichen Aktivitätsschub. Sie fühlen sich körperlich sehr stark und messen gerne mit den Jungen ihre Kräfte. Die allgemeine Triebaktivierung wird oft in wilden, jungenhaften Spielen abreagiert (Wildfangverhalten, „Flegelalter"; vgl. auch Kap. 3.1, S. 15). Sportlicher Ehrgeiz beginnt bei vielen Mädchen eine große Rolle zu spielen.

Pendant zum Gefühl körperlicher Stärke und Kompensation der Verletzungsangst sind die Größenfantasien. In Größenfantasien erleben Mädchen sich heldenhaft und genießen es, einen starken, unverletzlichen Körper zu haben. Diese Thematik wird im Film „Tomb Rider" mit der Protagonistin Lara Croft beispielhaft gezeigt (Bovensiepen 2004). Mädchen können im

Gegensatz zu vielen Jungen in der Frühadoleszenz ihre weiblichen und männlichen Rollen noch spielerisch ausleben.

Mit einem **jungenhaften Auftreten**, das sich in Kleidung, Haarschnitt und dem Verhalten andeutet oder sogar deutlich zeigt, machen sie sich mit verschiedenen Geschlechterrollen vertraut. Gleichzeitig dient das amazonenhafte Verhalten vieler Mädchen in der Präadoleszenz als Abwehr gegen zu nahe Begegnungen mit dem anderen Geschlecht und hat damit eine aufschiebende Funktion in Bezug auf keimende Triebwünsche. Daher bleiben Mädchen und Jungen in diesem Alter meistens noch unter sich.

Während dieser Zeit spielerischen Ausprobierens und der Sicherheit in der gleichgeschlechtlichen Altersgruppe findet häufig die **Menarche** statt. Je nach Erleben des Mädchens hat diese spür- und sichtbar gewordene körperliche Veränderung eine entwicklungsfördernde oder -hemmende Wirkung. Der schnelle, oft abrupte Übergang vom Kind zur jungen Frau und die Wahrnehmung des sich wandelnden Körpers können zu einer Beschämung bis hin zu einer Ablehnung der Frauenrolle führen.

Der Eintritt der Menarche ist nicht nur für das Mädchen, sondern oft auch für seine Umgebung von großer Bedeutung. Sie wird zum Symbol, dass das Mädchen zu einer erwachsenen Frau wird. Viele Beziehungsthemen werden nun über die Problematik der Periode abgehandelt, der Körper dient als eine Art leiblicher Bühne, die sich zur Darstellung unbewusster Fantasien anbietet. Die bei Adoleszenten häufigen Menstruationsschmerzen können auf verschiedene Weisen dem psychischen Geschehen zugeordnet werden. Es scheint sich häufig um eine Konversion konflikthafter Sexualimpulse und um deren diffus konflikthaftes Erleben zu handeln. Poluda-Korte macht darauf aufmerksam, dass viele Frauen eine Steigerung sexueller Lust durch die Menstruation erleben. Gelegentlich fallen Jugendliche durch das menstruelle Erleben in einen scheintoten Verpuppungszustand. Puberale Ohnmachtsanfälle können als Abwehr einer bedrohlichen Abhängigkeit von der Mutter gesehen werden (Poluda-Korte 1998).

Manche Jugendliche empfinden die Menstruation als neue genitale Potenz. Damit verbunden treten Befürchtungen auf, ihr Körperinneres nicht mehr kontrollieren zu können. Die daraus entstehende Verunsicherung kann als narzisstische Kränkung der Fantasien eigener Unverletzbarkeit erlebt werden.

Je nach Kultur wird die Menstruation mehr oder weniger tabuisiert. Auch heute unterliegt das einst geheimnisvolle Geschehen mehr oder weniger bewussten Schamreaktionen. Dank moderner Hygieneartikel wird das identitätsbildende Geschehen unsichtbar gemacht und manchmal sogar verleugnet. Trotz dieser Segnungen moderner Zivilisation übernehmen Jugendliche immer noch Bewertungen der Erwachsenen und können auf das Menstruationsgeschehen mit intensiver Scham und Gefühlen körperlicher Unsicherheit reagieren.

Die Regelmäßigkeit der Blutung fördert nicht nur die Strukturierung der eigenen Körpererfahrung junger Frauen, sondern auch die Identifikation mit der Mutter und den gleichaltrigen Freundinnen. Um die Menstruation jedoch als Ausdruck weiblicher Kraft und Gesundheit wahrnehmen zu können, muss das Mädchen sich mit verschiedenen gegenläufigen Fantasien und Ängsten vertraut machen: Das Ausfließen von Blut wurde oft mit dem Bild einer inneren Wunde verbunden. So kreisen weibliche genitale Ängste um das Gefühl, zu offen oder/ und zu verletzlich zu sein. Weitere Fantasien drehen sich um die Empfindung, schmutzig oder unrein zu sein, was die Mädchen eher vom Masturbieren abhält (Erdheim 1982/83).

Homöopathische Rubriken

- verspätete oder zu vorzeitige Menarche
- Traurigkeit; Arbeitswut; Unruhe; Stumpfheit vor, während oder nach der Menstruation
- Amenorrhöe bei jungen Mädchen
- schmerzhafte Menstruation in der Pubertät
- schmerzhafte Menstruation, zwingt zum Schreien
- wehenartige Schmerzen bei der Menstruation
- offenes Gefühl in den Genitalien
- Ohnmacht bei der Menstruation

Sexuelle Beziehungen und genitale Kontakte werden jetzt real möglich. Durch die verstärkt aufkeimenden Beziehungswünsche bekommt bei Mädchen besonders die Beziehung zum Vater eine neue Dynamik. Dadurch werden erotische Fantasien für Tochter und Vater sowohl auf Seiten der jungen Frau als auch auf Seiten des Vaters erregender und bedrohlicher. Für den Vater gibt es verschiedene Möglichkeiten auf den reifenden Körper und die Sexualität der Tochter zu reagieren. Zieht er sich zum Beispiel nach der ersten Regelblutung abrupt aus der Beziehung zurück, kann sich die Tochter ihre körperbezogenen Fantasien nicht mehr in einer nach wie vor haltenden und spiegelnden Interaktion mit dem Vater aneignen. Stattdessen bleibt sie ihren Vorstellungen überlassen. Ihre normalen Wünsche können so zu Größenfantasien und zu einer erotischen Allmacht werden, die Männer gefährdet. Hirsch bezeichnet dieses Muster der abrupten Distanzierung des Vaters von der Tochter als „latenten Inzest". Seiner Ansicht nach handelt es sich um die Folgen einer bereits vor der Pubertät bestehenden übermäßigen Sexualisierung der Beziehung (Hirsch 1999). Die Angst vor zu großer Nähe zu seiner Tochter veranlasst den Vater in kritischen Situationen, sich durch verletzende Bemerkungen über Körperveränderungen, Menstruation usw. vor allem von der erotisierenden Spannung zu distanzieren. Letztlich entfernt er sich aber von seiner Tochter.

Auch die Beziehung zur Mutter wird jetzt neu gesehen. Ideal wäre und ist es oft, wenn zwischen Mutter und Tochter dem Neuen im Umgang mit dem Körper und der Sexualität Raum gelassen wird. Günstig wirkt sich die gegenseitige Anerkennung der Körperlichkeit und Sexualität aus. Überwiegt der Neid im Sinne einer Entweder-oder-Logik, kann nur eine von beiden schön und attraktiv sein. Die offene oder oft auch verdeckte Rivalität lässt beide zu Verliererinnen werden. Falls die Mutter ohnehin in ihrer Identität als Frau verunsichert ist, kann die erotische Spannung zwischen Vater und Tochter zu einer Strapazierung des Verhältnisses Mutter-Vater-Tochter führen.

In solch schwierigen Konstellationen führen entwertende und kränkende Bemerkungen dazu, dass die Tochter sich nicht an ihrem Körper freuen und sich nicht an ihn gewöhnen kann. Sie fühlt sich im Gegenteil zunehmend ohnmächtig und vermeidet aus Scham einen liebevollen Umgang mit ihrem Körper.

Wie beim Mädchen die erste Menarche, stellt die **erste Ejakulation** beim Jungen ein deutlich erkennbares Zeichen der pubertären Veränderung dar. Der erste Samenerguss, der meistens als nächtliche Ejakulation oder beim Masturbieren erfolgt, stellt etwas Heimliches und Unkontrollierbares dar und ist oft mit Gefühlen von Scham und Schuld, aber auch mit Erstaunen und Stolz verbunden. Jungen nehmen den sexuellen Aspekt ihrer Körperlichkeit nicht als von einer kaum beeinflussbaren Periodizität abhängig wahr. Er liegt förmlich in der Hand des Jugendlichen: Knaben können ihren erigierten Penis sehen und direkt anfassen (Hirsch 1999). Sie empfinden ihren Körper daher auch viel stärker als etwas, das sowohl von inneren und äußeren Reizen als auch vom Willen stimuliert werden kann.

Die körperlichen Veränderungen, vor allem das Wachstum der weichen Hoden, die auch als „Eier" bezeichnet werden, erinnern den Jungen an eine kindliche Verletzlichkeit, aber auch an etwas Weibliches. Dies wird oft mit phallisch-narzisstischer Forschheit überspielt (Mertens 1996). Wie Deserno ausführt, kann mit Empfindungen oder Störungen im Bereich der Prostata die innere Genitalität Bedeutung erlangen. So kann die Prostata als innere erogene Zone erlebt und zum Ort der Inszenierung eines ungelösten Konflikts zwischen aktiven und rezeptiv passiven Wünschen werden (Deserno 2005).

Homöopathische Rubriken

- Traurigkeit nach Samenerguss
- zu früher Samenerguss
- unvollständiger Samenerguss
- Ballgefühl in der Prostata

2.2 Psychische Auswirkungen pubertärer Körperveränderungen

2.2.1 Schamgefühle

Der Blick anderer Menschen spielt eine große Rolle in der Errichtung eines gesunden Selbst- und Körpergefühls.

Sehen und Sichzeigen sind wichtige Formen, Liebe zu erringen. Immer das Auge des anderen zu suchen und nie zu finden, erzeugt Scham. Es ist eine Art Grundbedürfnis des Menschen, sich der Umgebung mitzuteilen, sich ihr mit Auge, Mimik, Stimme anzuvertrauen und Gefühle auszutauschen. Eine kalte Abweisung dieser Wünsche führt zu einer Hemmung der Kommunikation. Man könnte sagen: Das „Man-selbst-sein-Wollen" entwickelt sich am anderen. Eine Hemmung von Neugierde und Ausdrucksfähigkeit in der frühen Kindheit führt zu einer Prädominanz von Scham.

Es ist verständlich, dass der pubertäre Entwicklungsschub Auslöser intensiver **Schamgefühle** sein kann. Neben der Schwierigkeit, sich mit dem noch nicht zu eigen gewordenen **Körperbild** vertraut zu machen, müssen Jugendliche sich mit normativen Körperidealen auseinandersetzen, wie sie von Gleichaltrigen oder Medien vertreten werden.

Abgesehen von der mehr oder weniger konformen und anerkannten äußeren Erscheinung können die **Körperausscheidungen** wie der verändert riechende Schweiß, die einsetzende Menstruation oder die erste Ejakulation tiefe Verunsicherungen auslösen. Beim Eintritt der Geschlechtsreife wird das unwillkürliche Ausfließen von Körperflüssigkeiten bei beiden Geschlechtern als Verlust von Substanz, Sauberkeit und Kontrolle sowie als Symbol für eine beängstigend in Fluss geratene Identität erlebt (Poluda-Korte 1998). Die Furcht, sich mit einem schmutzigen oder stinkenden Körper niemandem mehr zumuten zu können, führt zu übertriebener Pingeligkeit bezüglich der Sauberkeit des Körpers oder umgekehrt in eine resignative oder protestierende Haltung mit Vernachlässigung des Äußeren und Schmuddeligkeit.

Die **Masturbation** kann eine weitere wichtige Quelle von Angst und Schamgefühlen darstellen (vgl. Kap. 2.3, S. 11). Die damit einhergehende Verwirrung beeinträchtigt unter anderem die Denkfunktionen.

Bei beiden Geschlechtern kann eine in der Folge der Scham auftretende zu starke Differenz zwischen körperlicher und kognitiv-emotionaler Entwicklung viel Energie kosten. Die neuen körperlichen Empfindungen können in diesem Fall kaum im Sinne eines Fortschreitens erlebt werden. Sie verunsichern und ängstigen vielmehr. Die damit einhergehende kognitive Verwirrung beeinträchtigt u. a. auch die Weiterentwicklung der abstrakten Denkfunktionen.

Es ist gut nachzuvollziehen, dass sich diese grundlegende Verunsicherung stark auf das motorische Verhalten auswirkt. Die **Bewegungen Adoleszenter** werden plötzlich linkisch und ungeschickt: Schlechte Haltung, feuchter Händedruck und fehlender Blickkontakt sind bekannte Phänomene. Jugendliche fühlen sich hässlich und ziehen sich zum eigenen Schutz aus Beziehungen zurück. Manche treten eher eine Art Flucht nach vorne an, indem sie schamlos, laut und exhibitionistisch auftreten oder mit Sarkasmus und unpassenden Gefühlsäußerungen ihre Desorganisiertheit überspielen. Die motorischen **Sprachfunktionen** werden gestört, was vorübergehend zu Stottern führen kann. Im Allgemeinen bilden Pubertierende mit einer beschleunigten Körperentwicklung ein besseres Selbstwertgefühl aus, als solche, bei dem sie verzögert einsetzt (Mertens 1996).

Das der Scham zugrunde liegende Gefühl, bloß gestellt oder im eigenen Wert nicht anerkannt zu werden, hat vielerlei psychische Ausprägungen und Folgen. Die Jugendlichen haben überhohe Ansprüche an die eigene Perfektion und bemühen sich, keine Fehler zu machen (Silicea terra), oder sie richten ihr Handeln an unrealistischen moralischen Idealvorstellungen aus (Ignatia amara, Aurum metallicum). Vor dem Hintergrund der unsicheren Kommunikation werden Gefühle oft in verzerrter, unpassend wirkender Art geäußert (wie beispielsweise das Kichern eines traurigen Natrum-muriaticum-Mädchens). Auch das „Umkehren des Spießes" in Form verächtlichen oder sarkastischen Verhaltens gegenüber anderen Menschen kann ein Schutz gegen schambesetzte Erfahrungen darstellen (Sulphur lotum). Waren die frühen Erfahrungen psychisch überwältigend, kann es zu Tendenzen der Entfremdung („Derealisation") im Sinne eines Versuchs, die Wirklichkeit auszublenden, kommen.

In der homöopathischen Konsultation sind uns viele Hinweise auf Scham zugänglich und bei der Wahl des passenden Arzneimittels hilfreich. Es handelt sich häufig um Beobachtungen bezüglich Kleidung, Gestik, Sprache oder Blickkontakt, die wertvolle Hinweise geben können.

Homöopathische Rubriken

- < Angeschautwerden
- Weinen vom Angeschautwerden
- Misstrauen, glaubt alle reden über ihn
- Weinen von Tadel
- Verschwiegenheit
- Verlangen, sich zu verstecken
- spricht verlegen
- schamhafte Schüchternheit
- Ungeschicklichkeit
- ungeschickt und eilig
- Kichern
- unpassendes Lachen
- Geziertheit in Gestik und Ausdruck
- Schmutzigkeit
- Schamlosigkeit
- exponiert den Körper
- Gleichgültigkeit bezüglich des Aussehens
- Ekel
- Anwesenheit fremder Menschen verschlimmert
- Furcht vor Fremden
- Schwitzen in Anwesenheit fremder Menschen
- **Folgen nach** Verlust des guten Rufs; nach Verachtung, Kränkung; Scham, Tadel
- **Wahnidee**; nicht geschätzt zu werden; kritisiert zu werden; ausgelacht zu werden, beobachtet zu werden; vernachlässigt zu werden; hässlich zu sein
- Träume von Schmutz, Scham, Prüderie, Nacktheit, Verlegenheit, Demütigung, Stuhlgang, Urinieren
- verächtliches Verhalten
- spuckt anderen ins Gesicht
- Sarkasmus
- Wahnidee, alles, was er sagt, sei eine Lüge
- Stumpfheit nach Kränkung
- Stumpfheit oder Gedächtnisverlust nach Masturbation

2.2.2 Hypochondrische Ängste

Die **Körperwahrnehmung** Jugendlicher ist oft noch sehr unsicher. Die Intensität einer **Vielfalt von Körperempfindungen** nimmt zu und wird bewusster erlebt. Bisherige Erfahrungen können nun dieses Körperempfinden in eine positive, aber auch in eine negative Richtung beeinflussen: So können frühere Körpererfahrungen aus der Säuglingszeit reaktiviert werden, die besonders durch die Qualität der Halt und Sicherheit gebenden Beziehung zu den Eltern geprägt worden sind.

Das nicht beeinflussbare Wachstum des Körpers irritiert unsicher gebundene Jugendliche und reaktiviert seinerseits alte **Ängste, die Kontrolle und Grenzen zu verlieren**. In Träumen zeigen sie sich u.a. als kinästhetische Empfindungen: Abstürze; keine Arme oder Beine haben; die Glieder liegen im Bett herum; fallen; ohnmächtig werden.

Im Zusammenhang mit puberalen Ablösungsthemen entstehen **hypochondrische Ängste**. Der hypochondrische Jugendliche übernimmt in solchen Fällen oft die Rolle der wichtigsten Bezugsperson in der verzerrten Sorge um seinen eigenen Körper. Dies kommt vor allem dann vor, wenn die Spiegelfunktionen der Bezugspersonen ungenügend waren, so dass die normale Fremdheit des eigenen Körpers nun als Fragmentierung erlebt wird. Das Erleben kann ängstlich-depressiv oder zwanghaft sein und in extremen Fällen auch wahnhaften Charakter annehmen. Hypochondrische Ängste können im Zusammenhang mit Schuldgefühlen vor dem Hintergrund sexueller Wünsche und Masturbation entstehen.

Jugendliche müssen sich im Laufe ihrer adoleszenten Entwicklung vom Bild des kindlichen Körpers, das sie mit den primären Bezugspersonen verbindet, lösen und ihr eigenes Bild entwerfen (DuBois 2005).

Verzerrungen des Körperbilds sind oft eng verbunden mit **narzisstischen Selbstwertkrisen**. Das Gefühl, nicht einem Schönheitsideal zu entsprechen und sich mit Unvollkommenheiten des Körpers abfinden zu müssen, bringt viele Jugendliche zur Verzweiflung.

Dementsprechend ist die **psychosomatische Morbidität** hoch. **Körperliche Krankheiten** verstärken oft die Spannung zwischen Geborgenheits- und Autonomiewünschen. So wollen die Heranwachsenden möglichst allein für die Sorge um ihren Körper zuständig sein. Werden sie aber krank, wird es ihnen möglich, auch die sonst so verpönten Wünsche nach Umsorgtwerden und Abhängigkeit wieder zuzulassen.

Meistens fällt es Jugendlichen schwer, ihre körperlichen Empfindungen in Worte zu fassen. In der homöopathischen Konsultation ist es wichtig, Verständnis dafür zu haben, dass eine verbale Beschreibung der Befindlichkeit nicht ohne Weiteres möglich ist. Dies erfordert nämlich kognitive Fähigkeiten, die in der dafür notwendigen differenzierenden Art im Verlauf der Adoleszenz erst entwickelt werden. Erschwerend kommt hinzu, dass Jugendliche gerade wegen dieser zunehmenden Fähigkeit, sich und andere genau wahrzunehmen und zu reflektieren, Spannungen, die hieraus entstehen, aushalten müssen. So wird verständlich, dass sie es vorziehen können, wenig bis nichts zu sagen. Wenn sie allzu bereitwillig oder ausschweifend über ihre Körpersensationen sprechen, ist es eher ein Zeichen einer **Ich-Strukturschwäche**, die möglicherweise mit einer Überflutung von Körperempfindungen zu tun hat (DuBois 2005). Es kann durchaus vorkommen, dass sich körperbezogene Ängste bis zur **wahnhaften Fehleinschätzung** des eigenen Zustandes steigern.

In solchen Fällen kann der **Anblick des eigenen Spiegelbilds** unerträglich werden.

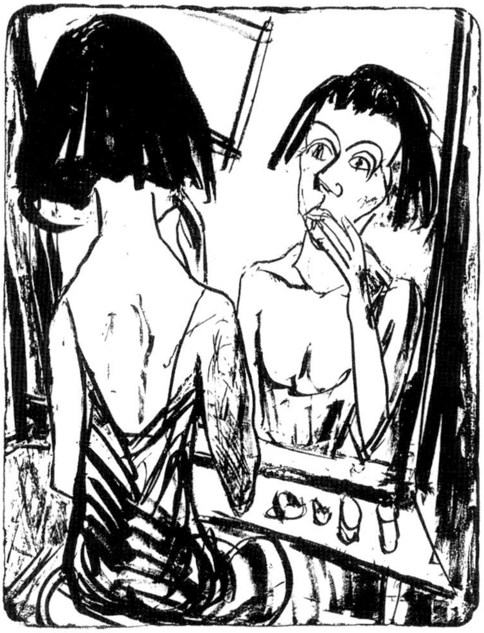

Abb. 4: Erich Heckel: Vorm Spiegel (1920),

Der Blick in den Spiegel konfrontiert die Jugendlichen mit der Fremdheit des sich verändernden Körpers.

2.3 Körperwahrnehmung und Körperbild

Die Adoleszenten erleben, wie ihr Körper den Blicken anderer ausgeliefert ist. Da sie sich in den Reaktionen anderer erkennen möchten, wird der Körper ein Mittel der Kommunikation. Manche Jugendlichen sind ständig damit beschäftigt, sich vorzustellen, was andere über sie denken könnten und fühlen sich rasch ausgestellt, verletzlich, taxiert und bewertet. Damit wird das Körpererleben zu einem wichtigen Teil des sozialen und kommunikativen Lebens (DuBois 2005). Oft weicht die eigene Beurteilung von derjenigen anderer ab. Diese Dissonanz verunsichert zusätzlich und vergrößert oft das Leiden der Adoleszenten an sich selbst.

In dem Maße wie der Körper in der Postmoderne an Bedeutung für die Arbeitsprozesse verliert, wächst die Tendenz, ihn als Ausdrucksorgan im Sinne der Selbstdarstellung zu besetzen. Der Körper wird zur Bühne innerer Vorstellungen von Identität. Dies kann durch Tätowierungen, Make-up, besondere Kleidung und Haartracht erfolgen.

Piercings und **Tattoos** verstärken die generelle Funktion der Haut als Grenze zwischen Innen und Außen. Besonders bei narzisstisch gestörten Jugendlichen stellen sie daher eine Möglichkeit dar, das verletzliche Innere gegen die Außenwelt abzugrenzen. Piercings erfordern wochenlange Pflege, d.h. ein wochenlanges Beschäftigen mit dem eigenen Körper. Die damit verbundene Besetzung der Körpergrenze kann nach Traumatisierungen aber auch eine Möglichkeit darstellen, sich den zeitweise fremd erscheinenden Körper wieder anzueignen.

Oft übernehmen die das **Masturbieren** begleitenden Fantasien die Funktion von sexuellem Probehandeln und dienen damit dazu, sich mit dem sexuellen Körper vertraut zu machen, ohne dass bedrohliche Beziehungen ins Spiel kommen. Werden sexuelle Fantasien blockiert, kann es zu einer **Steigerung der Aggressivität** oder zu

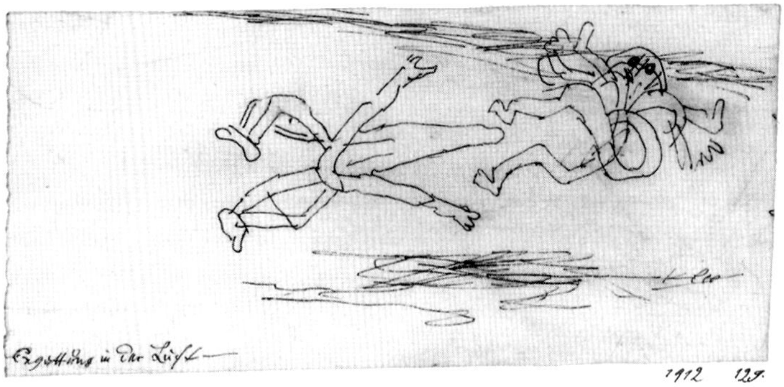

Abb. 5: Paul Klee: Begattung in der Luft (1912), 129, Feder auf Papier auf Karton, 7,5 × 16,4 cm, Zentrum Paul Klee, Bern, © by VG Bild-Kunst, Bonn 2007
Sexuelle Fantasien sind eine erste Annäherung an real gelebte sexuelle Kontakte.

verstärktem **körperlichem Risikoverhalten** kommen. In beiden Fällen geht es um den Versuch, einen instabilen inneren Zustand auszubalancieren.

Je rudimentärer und fragmentierter die Vorstellungen des eigenen Körpers sind, desto intensiver müssen in der Regel die Reize sein, die zur Wiederherstellung einer verloren gegangenen Kohäsion führen.

Vor allem männliche Jugendliche suchen körperliche **Grenzerfahrungen** und inszenieren diese in intensiven kinästhetischen Erlebnissen (Snowboarden, Motorradfahren). Sich in „harter Männlichkeit" bei handfesten Auseinandersetzungen körperlich zu spüren, steht oft in Kontrast mit Ängsten vor Schmerz und Verletzung.

Weibliche Jugendliche neigen eher zum Hungern oder versuchen, sich in **extremen sportlichen Belastungen** (Sport und Tanz) wahrzunehmen. Zudem richten sie aggressive Impulse weniger gegen andere als gegen den eigenen Körper.

Heranwachsende Jugendliche mit breit gestreuten Interessen haben vielerlei Möglichkeiten, ihre inneren Botschaften nicht am Körper abzuhandeln, sondern in der Auseinandersetzung mit Gesellschaft und Kultur darzustellen und zu reflektieren.

Jugendlichen mit schwierigen Biografien und Dispositionen steht diese Möglichkeit oft nicht zur Verfügung. Ihre Affekte gehen direkt in motorische Impulse über und beim Versuch, diese zu kontrollieren, kann es zu **dissoziativen Zuständen, Somatisierungen, Angst- und Zwangsstörungen** kommen.

2.3.1 Selbstverletzungen

Eine verglichen mit Piercing und Tätowierungen drastischere Form, die eigene Haut bleibend zu markieren, ist das **Zufügen tiefer Schnittverletzungen**.

Verzweiflung, Hass, Vorwurf und Selbstverachtung können damit dramatisch inszeniert werden. Die Verletzung des Körpers entlastet gewissermaßen die Seele. Dadurch kann versucht werden, in der auf sich selbst gerichteten Handlung (autistisch) Trost zu suchen. Die Selbstverletzung kann nach Küchenhoff (Vortrag 1/07, Freud Institut, Zürich) im Dienst der „Selbst-Affektivität" stehen. Sie ermöglicht einem/r Betroffenen ein passageres Empfinden eigener Vorstellungen und Emotionen. Damit dient sie der Selbstwahrnehmung und Selbstvergewisserung: „Es ist mein Schmerz, meine Lust."

Meist findet man in den Biografien zu Selbstverletzungen neigender Jugendlicher ein Umfeld, das sich aus verschiedenen Gründen nicht genügend zur Verfügung stellen konnte oder als aggressiv und abwertend erlebt wurde. Die innere Dramatik sich verletzender Jugendlicher kann nicht in jedem Fall in symbolisierter Form, d.h. mittels subjektiver Schilderungen, Bilder und Träume, erzählt werden. Sie wird auch an der Hautoberfläche als ein Teil der jeweiligen Beziehungsgeschichte dargestellt (Doctos in: Bürgin 1988).

Eine Selbstverletzung dient auch der Beherrschung destruktiver Affekte. Die anderen, nicht aber der eigene Körper, werden geschont. Dadurch wird er in anderer Weise zur Bühne und zum Container der ehemaligen, aber auch aktuellen Beziehungserfahrungen.

Auslöser eines selbstverletzenden Akts können Kränkung, Hilflosigkeit und Hoffnungslosigkeit und vor allem eine unerträgliche innere Leere sein. Wenn die Bewältigung solch negativer Sensationen misslingt, kann die entstandene Selbstentfremdung durch den Schnitt unterbrochen werden. Das Schneiden fängt innere Leere auf und stellt damit einen Schutz vor Depersonalisierung dar (DuBois 2005).

Homöopathische Rubriken

- verstümmelt den Körper
- schneidet sich
- reißt sich an den Haaren
- quält sich selbst

Hier sei noch auf ein zeit- und gesellschaftsspezifisches Phänomen hingewiesen: die **Appendektomie**. Sie stellt ein heute akzeptiertes, aber wenig reflektiertes „modernes Beschneidungsritual" dar. Die häufigsten Operationen finden bei pubertierenden Mädchen statt. Sie stellen in vielen Fällen eine Inszenierung spezifischer Wünsche und Konflikte dar, die sich im Zusammenhang mit Vorstellungen von zukünftiger Weiblichkeit zeigen. Unbewusste Schwangerschaftswünsche können durch einen solchen Eingriff genauso befriedigt werden wie Entbindungsfantasien.

Die Tatsache, dass die Appendix-Schmerzen der Mädchen meist im zeitlichen Zusammenhang mit dem Auftreten der ersten Menstruation stehen, weist auf eine Verschiebung innergenitaler Erregungen hin, die durch das „Festmachen" am Appendix eine vorstellbare Gestalt bekommen und dadurch weniger Angst auslösen (King 2004).

Eine Entsprechung beim männlichen Geschlecht ist eine Zunahme der **Häufung schwerer Unfälle** während der Adoleszenz. Ein Unfall, oft verbunden mit einem langwierigen Klinikaufenthalt, ermöglicht den Jugendlichen eine Art Katharsis, durch die eine Neu-Konstruktion ihrer bisherigen Vorstellungen von sich selbst möglich wird. Zusätzlich zu den notwendigen rehabilitativen Maßnahmen leiten diese eine Veränderung des Lebenslaufes ein (Hontschik 2006).

2.3.2 Essstörungen

Auch bei Essstörungen entsteht durch die sekundäre Manipulation des Körpers eine Möglichkeit, unerträgliche Bedrohungen der noch zerbrechlichen Identität zu bewältigen und dadurch eine mögliche psychotische Reaktion zu verhindern. Diffuse Gefühle bezüglich der eigenen Identität können durch die Beschäftigung mit Nahrung, Diäten und Körpergewicht besser geregelt und ausgehalten werden. Wenn der weibliche Körper nicht mehr von demjenigen der als intrusiv erlebten Mutter unterschieden werden kann, wird er zur Bedrohung. Der **anorektische** Körper wird zu einer **„Anti-Mutter"**, zu einem Gegenpol der gefürchteten Mutterbilder. Bei bulimischen Jugendlichen wird nach Hirsch die Mutter eher durch die Nahrung repräsentiert, die wie ein Übergangsobjekt aktiv eingenommen oder ausgestoßen werden kann (Hirsch 2001).

Mit dem Erwachsenwerden ist häufig eine weitere Angst verbunden, nämlich den vertrauten **Vater der Latenzzeit** zu verlieren, wodurch die Nähe in der Beziehung zur Mutter bedrohlicher werden kann.

In symbiotischen Familiensystemen kann die Anorexie zur Sprengung von Familienketten dienen, indem sie sich vor allem gegen die Künstlichkeit der Gefühle richtet, die die Familienharmonie-Ideale begleiten. Das „Nein" der Magersüchtigen richtet sich in solchen Fällen gegen die „feste, aber ungenügend lebendige Burg" der Familie (Braun und Otscheret 1998).

Homöopathische Rubriken

- Anorexia nervosa
- weigert sich zu essen
- gleichgültig, Essen gegenüber
- Abneigung gegen Einmischung
- Ungehorsam
- Entkommen, Wunsch, der Familie zu entkommen

2.3.3 Suchtverhalten

In der Adoleszenz nimmt häufig das Suchtverhalten zu. Diffus bedrohliche Angst, Lähmungsgefühle, Schmerzen, Langeweile und Leere werden oft durch Drogenkonsum bekämpft. Drogen stellen einerseits einen artifiziellen Reizschutz gegen Unlust und Schmerz bei mangelnder Affekttoleranz bereit. Andererseits dienen sie dazu, masturbationsähnliche rauschartige Zustände herbeizuführen (Rado 1975). Hinter den undifferenzierten Gefühlen stehen häufig verwirrende Schuld- und Schamgefühle, gegen die die Droge als „phobisches Schutzobjekt" fungieren kann (Wurmser 1983).

Der Konsum illegaler Drogen ist immer noch einer der wirksamsten Schocks, die Jugendliche ihren Eltern versetzen können. Auswirkungen familiärer Störungen auf spätere Drogenabhängigkeit entstehen vor allem dann, wenn in den Herkunftsfamilien der **Beziehungsmodus „Ausstoßung"** vorherrscht. Ebenso können aber auch strangulierende **Überbehütung** und exzessive **Verwöhnung** eine altersgemäße Ablösung verhindern und Entwicklungsprozesse gleichsam einfrieren. Weichen Jugendliche in den Drogenkonsum aus, haben sie zwar etwas für sich gefunden, über das die Eltern keine Macht haben. Sie blockieren damit aber gleichzeitig auch ihre autonome Entwicklung, die sie im Grunde genommen nur in der Auseinandersetzung mit ihren Bezugspersonen schaffen.

Homöopathische Rubriken

- Wahnidee von Leere
- Leeregefühle
- Wahnidee, alles ist fremd
- Wahnidee, verachtet; unwert; schmutzig; verlassen zu sein
- Langeweile
- Verlangen nach Stimulanzien
- Verlangen nach Alkohol

2.3.4 Suizidalität

Manche Adoleszente, deren Entwicklung völlig zusammengebrochen ist, glauben, dass der geschlechtsreife Körper sie verführe und zum Ausleben gewisser Fantasien nötige. Die andrängenden Fantasien und die damit verbundene sexuelle Erregung kann als Verlust der Kontrolle über sich und den eigenen Körper erlebt werden. Das Fremde in ihnen, über das sie keine Kontrolle haben, wird verleugnet. Werden die sich entwickelnden neuen Phänomene als zu fremd und als verfolgend erlebt, wird der Körper, von dem sich der Jugendliche verfolgt fühlt, getötet (Bürgin 1988). Bei einem Verlust der Beziehung zu Freund oder Freundin kann sich der Hass, der eigentlich dem verlorenen geliebten Gegenüber gilt, gegen den eigenen Körper wenden. Verzweiflung und Traurigkeit werden durch trotziges Triumphieren in suizidalen Handlungen überspielt, die negativen Größenfantasien sollen unerträgliche Spannungen im eigenen Körper neutralisieren (DuBois 2005).

Homöopathische Rubriken

- suizidale Gedanken von Verzweiflung
- Suizidalität nach Masturbation
- Suizidalität nach enttäuschter Liebe
- Hypochondrie führt zu Suizidalität
- Verzweiflung an der sozialen Stellung

3 Sexuelle Identität

Die Entwicklung der sexuellen Identität ist ein vielschichtiger psychischer Prozess, der in der Auseinandersetzung mit den wichtigen Bezugspersonen seinen Anfang nimmt und sich schließlich in erotischen Liebesbeziehungen gestaltet. Er kann zu unterschiedlichen Lösungsmöglichkeiten oder in Sackgassen führen. Im Folgenden werden die zu dieser Entwicklung gehörenden Hürden und Ängste entlang der Subphasen der Adoleszenz dargestellt, da die individuellen Facetten in den einzelnen Altersabschnitten jeweils charakteristische Färbungen zeigen können.

3.1 Unbeholfenheit und Schwärmen: Präadoleszenz/ Frühadoleszenz (10–14 Jahre)

Die in der **Latenzzeit** stabilisierten Triebimpulse und Affekte geraten über Nacht in Bewegung. So werden aus braven Schülern wilde Jugendliche,

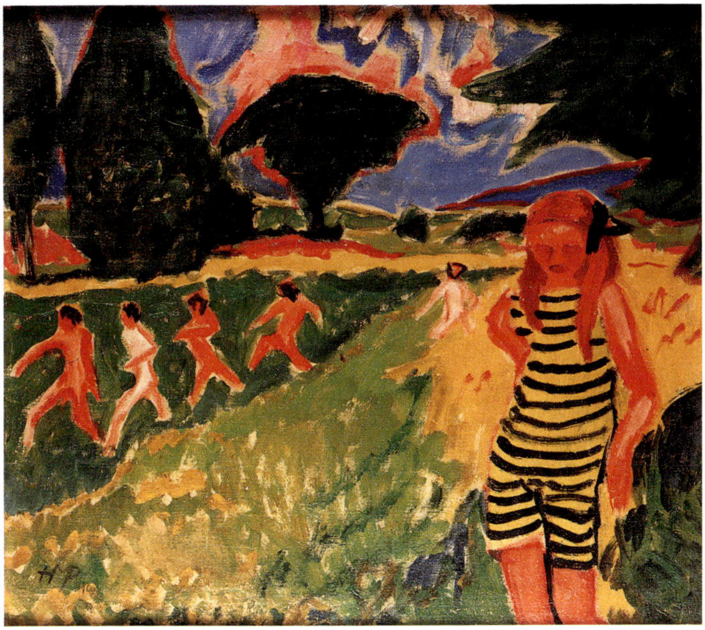

Abb. 6: Max Pechstein: Das gelbschwarze Trikot (1909),

Im Wildfangverhalten erproben und erweitern Mädchen aktive und raumgreifende Möglichkeiten ihrer bisherigen und zukünftigen Identität.

die durch ihr provokatives Verhalten die Eltern und ihre Vorstellungen auf eine harte Probe stellen. Die psychoanalytische Triebtheorie nimmt an, dass während dieser Zeit prägenitale Triebimpulse oral- oder analsadistischer und voyeuristischer Natur nochmals spürbar werden. Damit verbunden können Beziehungserfahrungen der frühen Mutter-Kind-Dyade wieder auftauchen. Die damit verbundenen Ängste schränken das Autonomiegefühl ein, was eine generelle Abwehr des Weiblichen und das Schließen **homoerotischer Beziehungen** zur Folge haben kann.

Oft kann während dieser präadoleszenten Zeit eine mädchenfeindliche Einstellung der Jungen beobachtet werden. Sie scheinen alles zu unternehmen, was hilft, sich nicht vereinnahmen zu lassen: Sie prahlen und protzen, reden unflätig und grob und erfreuen sich an schmutzigen Witzen. Die Beziehung zu den Eltern ist trotz und dank des geschilderten Verhaltens noch unerlässlich und tragend. Dementsprechend hat die **Gruppe der Gleichaltrigen** noch nicht die identitätsstabilisierende Funktion der Mittleren Adoleszenz.

Auch die Mädchen wehren sich gegen die bevorstehenden Veränderungen. Da die zunehmende Ähnlichkeit mit dem weiblichen Primärobjekt, der Mutter, nur schwer zu verleugnen ist, geraten sie in oft auswegslose Situationen. Ein Ausweg aus diesem Dilemma kann sich z.B. darin ausdrücken, dass manche Mädchen gerne den kindlichen Körper konservieren möchten. Andere probieren weibliche und männliche Rollen aus. Innere Erregung muss ein äußeres Pendant bekommen (Bewegung, Sport). Noch sind die emotionalen und mentalen Verarbeitungsmöglichkeiten zu wenig entwickelt.

Schwärmerische **Verliebtheiten**, die **Idealisierung** anderer Menschen und **Rückzugstendenzen** prägen bei beiden Geschlechtern die Stimmung. Die Hinwendung zur Welt kann der großen Verletzlichkeit wegen abrupt zu einer Abwendung und Rückzug führen.

Bei den 13- und 14-jährigen Mädchen und Jungen zeigt sich ein deutliches **Interesse am anderen Geschlecht**. Gelegentlich finden in dieser Phase auch erste sexuelle Erfahrungen statt. Noch ist die Bereitschaft für verantwortliche Intimität und gestaltbare Beziehung klein. Es sind hauptsächlich die Grenzziehungen der Kindheit, die getestet und hin und wieder überschritten werden müssen.

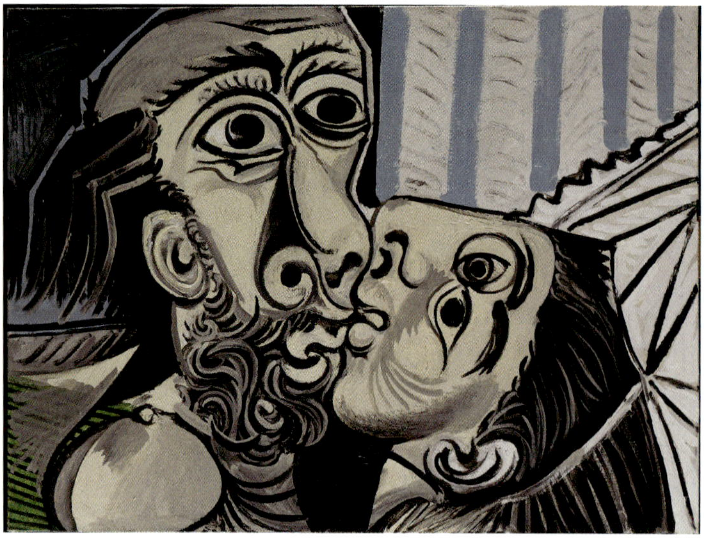

Abb. 7: Pablo Picasso: Le baiser (1969), © Succession Picasso / VG Bild-Kunst, Bonn 2007 / bpk Berlin, RMN, Jean Gilles Berizzi

Hinweis auf Wünsche und Ängste vor einer zeitweiligen Auflösung der eigenen Grenzen.

Amoralische Fantasien können gleichzeitig mit idealistischen Schwärmereien auftauchen.

Männliche Jugendliche trauen sich oft erst in romantischen Beziehungen zu Mädchen, offen über intime und auch passive Wünsche und ihre damit zusammenhängenden Ängste zu sprechen. Ihr sexuelles Interesse bleibt oft verborgen und wird hinter körperlichen Aktivitäten versteckt. Angstmachende Fantasien, mit einem Mädchen nicht mehr man selbst sein zu können, werden oft auf eine zentrale Befürchtung reduziert: das Versagen der sexuellen Potenz. Tradierte gesellschaftliche Vorstellungen potenter Männlichkeit verstärken solche Befürchtungen zusätzlich. Dazu gehört auch die Angst vor der Homosexualität.

Ängste vor einer **homosexuellen Beziehung** kommen vor allem bei den Jungen vor. Nach Connell gehört männliche Homosexualität (in unserer Gesellschaft) zu den „untergeordneten Männlichkeiten".

Unter dem Druck unserer vorherrschenden Konstruktion von Männlichkeit werden Ängste, nicht ein richtiger Mann, sondern „weiblich" zu sein, (projektiv) an der Homosexualität festgemacht und verfolgt. In obszönen Ausdrücken wie „schwule Sau", „Arschficker" werden eigene Ängste vor passiven Wünschen und Hingabe bekämpft.

Weibliche Jugendliche sind sich ihrer erotischen Wirkung auf Männer bewusster. Dementsprechend wird in Gesprächen untereinander häufiger über Jungen gesprochen. **Erotische Fantasien** werden aber noch an Personen gebunden, die faktisch unerreichbar sind: (wie zum Beispiel) Stars aus der Musik- und Filmszene oder ältere Männer aus dem realen Umfeld. Viele Mädchen träumen in dieser Zeit davon, zu reiten oder ein Pferd zu besitzen. Diese Schwärmereien und Fantasien stellen eine wichtige Schutzfunktion vor einem vorzeitigen sexuellen Kontakt dar und dienen der Stärkung des Autonomiegefühls. Bewusst geäußerte Fantasien beziehen sich häufig auf tradierte Rollen der jeweiligen Gesellschaft. So drücken sich in den Tagträumen weiblicher Jugendlicher romantische Vorstellungen aus, während sie bei männlichen Adoleszenten häufig durch innere Bilder von Macht und Einfluss bestimmt sind. In beiden Fällen besteht die Gefahr, dass sich die Jugendlichen nur mit vorgegebenen Rollen identifizieren und dadurch nicht in Kontakt mit ihrer eigenen Vitalität kommen.

Im Lauf der weiteren Entwicklung werden die Fantasien grandioser: Erotische Wunschbilder stehen neben idealisierten Vorstellungen von Gerechtigkeit und den Vorstellungen einer besseren Welt. Masturbationsfantasien können homoerotisch oder heterosexuell gefärbt sein.

Homöopathische Rubriken

- idealistisch
- rasche Verliebtheit
- verehrt andere
- Liebe zum eigenen Geschlecht
- Liebe zu Verheirateten. Perversität
- möchte umarmt werden
- küsst jeden
- **Wahnideen:** verletzt sein; verletzt werden
- Tagträumen
- Liebe zu Tieren
- Träume von Pferden
- viele Wünsche, die zurückgewiesen werden, wenn sie erfüllt werden

3.2 Die sexuelle Notwendigkeit: Mittlere Adoleszenz (15–17 Jahre)

Die eigentliche Adoleszenz umfasst die Festigung der körperlichen, sexuellen, geistigen, psychischen und sozialen Entwicklung. Es müssen die damit zusammenhängenden Identifikationen neu geprüft und relativiert werden, damit die Jugendlichen sich allmählich eine eigene Identität vorstellen können.

Das Selbstwertgefühl hängt stark von der vorgestellten sexuellen Attraktivität und dem daraus zu erwartenden Echo ab. Ein solches wird durch die Wahl passender Kleidung zu beeinflussen versucht. Eigene Vorstellungen und die entsprechende positive Spiegelung von außen verstärken die Sicherheit und Festigkeit der eigenen Rolle.

Sexuelle Wünsche können zu Schuldgefühlen der Mutter gegenüber führen und Verlassenheitsängste verstärken.

In der Frage, wer die Initiative bei erotischen Annäherungen ergreift, haben sich die klassischen Geschlechterdifferenzen weitgehend aufgelöst. Die bisherige Biografie und die damit verbundenen psychischen Verarbeitungsmöglichkeiten, der Umgang mit dem eigenen Körper und die Stabilität des Gefühls von sich selbst, beeinflussen allerdings bei beiden Geschlechtern den Umgang mit dem anderen, dem Fremden.

Wie stark nach wie vor kulturell und gesellschaftlich tradierte Vorstellungen der gegenseitigen Annäherung die demonstrierte Sicherheit prägen, zeigt sich vor allem in den Möglichkeiten junger Frauen, bekannte weibliche Animier- und Rückzugsstrategien zu nutzen. Zudem sind sie häufiger in eine Gruppe von Freundinnen eingebunden. Dort gelingt es in der Regel leichter, über persönliche Erfahrungen mit Liebe, Sexualität und homoerotischen Empfindungen zu sprechen.

Die Neugierde auf sich und die Zukunft ist ein zentrales Merkmal gesunder Jugendlicher. Dadurch bekommt das Fremde eine bisher nicht gekannte Attraktivität. Aus dieser Perspektive gesehen kann verständlich werden, dass der erste Liebhaber gelegentlich ein auch ein vom Äußeren fremd wirkender Partner sein kann (vgl. S. 28). Dies hat für eine Jugendliche zudem den Vorteil, dass sein Erscheinungsbild kaum Gemeinsamkeiten mit demjenigen des eigenen Vaters aufweist. Die zärtlichen Gefühle ihm gegenüber können damit bewahrt und die Beziehung zu ihm geschützt werden.

In einer beginnenden Beziehung fürchten sich weibliche Jugendliche vor unangenehmen und schmerzhaften körperlichen und emotionalen Empfindungen. Die Angst, vom Partner ausgenützt, verletzt, enttäuscht oder betrogen zu werden, ist oft groß.

Männliche Jugendliche scheinen mit der Lösung aus traditionellen Rollensicherheiten größere Schwierigkeiten zu bekunden als weibliche. Sie können Annäherungen der Mädchen schnell als aufdringlich und einschränkend erleben. Sie unverkrampft abzuwehren fällt ihnen schwer.

Im Freundeskreis sprechen die Jungen weniger über ihre Gefühle. Vor allem die jede Entwicklung begleitenden homoerotischen Empfindungen lösen oft weitreichende Befürchtungen hinsichtlich der eigenen sexuellen Orientierung aus. Auch andere, durchaus normale Erfahrungen der Unsicherheit und des Misserfolgs entsprechen eben nicht den immer noch gesellschaftlich wirksamen, traditionellen Männlichkeitsidealen.

Es sind aber gerade die freundschaftlichen Beziehungen (unter Jungen), in denen homoerotische, liebevolle und auch schwärmerische

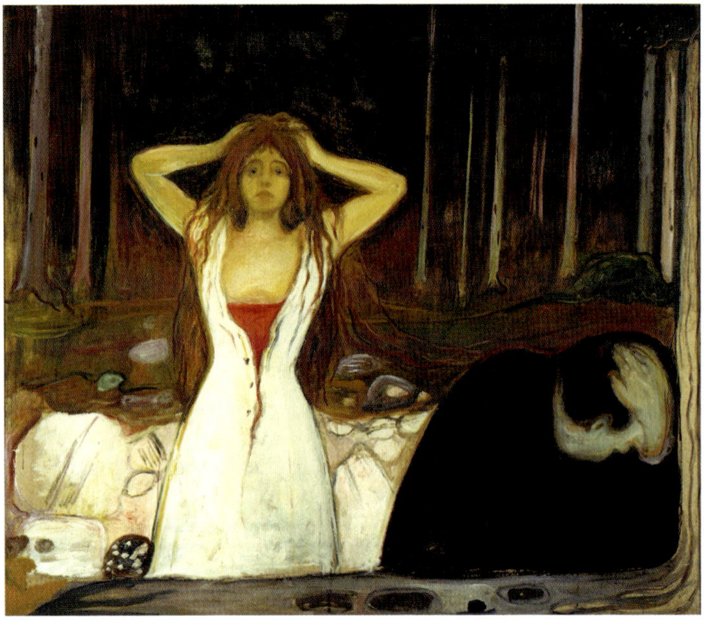

Abb. 8: Edvard Munch: Asche nach dem Sündenfall (1894), © The Munch Museum/The Munch Ellingsen Group/VG Bild-Kunst, Bonn 2007/akg-images

Eine erste sexuelle Begegnung kann bei Jugendlichen Schuld- und Schamgefühle auslösen.

Empfindungen normal sind, die während dieser Lebensphase außerordentlich wichtig werden.

Emotionalität und Sexualität bilden grundsätzlich keine Einheit. Ob Jugendliche sie in Beziehung zueinander empfinden lernen, hängt von vergangenen Beziehungserfahrungen und den damit verbundenen inneren Vorstellungen ab. Während der mittleren Adoleszenz beschleunigen sexuelle Erfahrungen die Entwicklung. Den dadurch entstehenden Vitalitätsschub und die dazugehörigen Fantasien können die Jugendlichen oft nicht richtig verarbeiten. So versuchen sie, Sexualität und Emotionalität getrennt zu halten, z.B. durch One-Night-Stands oder promiskuitives Verhalten. In großspurigem Auftreten und einer Abwertung des anderen Geschlechts wehren sie den herbei fantasierten Kontakt mit dem anderen Geschlecht gleichzeitig ab. Die Unterstützung durch die nach wie vor wichtigen Bezugspersonen kann den empathischen und empfindsamen Umgang mit den ersten Beziehungspartnern fördern.

Traditionell patriarchal autoritären Familien fehlen differenzierende, sprachlich kommunikative Umgangsweisen. Jugendliche lernen in solchen Konstellationen kaum, intime Beziehungen durch gegenseitige Verständigung zu gestalten.

Junge Männer möchten beim ersten sexuellen Kontakt gerne über einen Erfahrungsvorsprung verfügen. Diesen können sie aber nicht ohne den Kontakt zu einer Frau erreichen. Die Angst, etwas falsch zu machen, ausgelacht und bloßgestellt zu werden, Erektionsstörungen vor Aufregung, vorzeitiger Erguss oder die Befürchtung, dem Mädchen weh zu tun, hemmen sie in ihrem Bedürfnis nach Nähe und Zärtlichkeit.

Unter dem Druck einer Peergroup können sich die Jugendlichen gedrängt fühlen, sexuelle Erfahrungen als Beweis ihrer Potenz vorzuweisen. Unter solchen Voraussetzungen wird das sexuelle Erlebnis oft zu einer unerfreulichen Erfahrung. Der Eindruck des Überrumpeltseins, Schuld-, Scham- und Ekelgefühle überschatten eine wichtige Erfahrungsdimension auf dem Weg zum Erwachsenen.

Zwanghaft anmutende **Reinigungsrituale** sind bei Jugendlichen häufig passagere Symptome, die wichtige Funktionen in der Abwehr von Ängsten haben: Händewaschen, ständiges Baden oder Duschen, häufiger Kleiderwechsel und andere Handlungen, die die Grenze zwischen Innen und Außen wiederherstellen können.

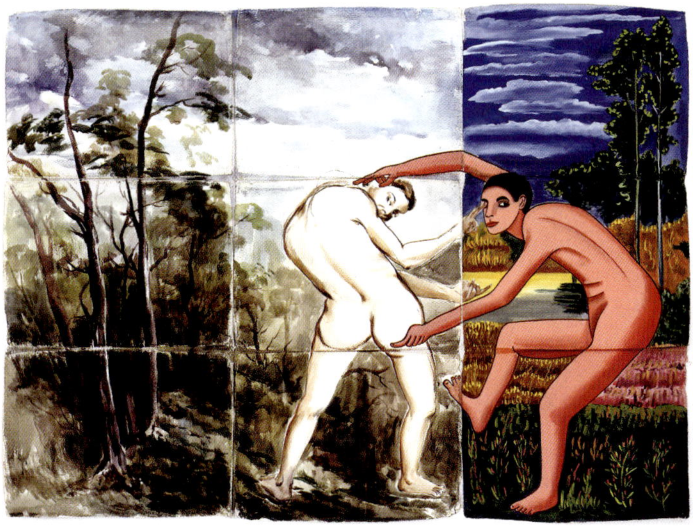

Abb. 9: Francesco Clemente: Dentro, fuori (Innen, außen [1980]),

Ich betrachte den Körper als einen Platz zwischen einer äußeren und einer inneren Welt. Dort treffen sie sich, und das ist ihr gemeinsamer Raum.

Die körperliche und psychische Verunsicherung überspielen Jugendliche in der homöopathischen Praxis oft mit einem betont coolen Auftreten. Zeichen der Verunsicherung können jedoch in einer leichten Gereiztheit, einem vorgeschobenen, körperlichen Symptom oder dem Besuch der Toilette vor einer Konsultation entdeckt werden.

Fallbeispiel

So kommt ein siebzehnjähriger Jugendlicher wegen starker Akne zu einer Konsultation. Beim Abschied fragt er, ob es möglich wäre, einen Aids-Test zu machen. Er berichtet darauf, dass er während eines vierzehntägigen Sprachaufenthalts in Frankreich verschiedene sexuelle Beziehungen gehabt und manchmal „vergessen" habe, ein Kondom zu benützen. Unter seinen Partnerinnen seien auch Frauen gewesen, die bereits mehrere sexuelle Beziehungen gehabt hätten und das mache ihm einer möglichen Infektion wegen Angst. Emotional sei es allerdings kein Problem für ihn.

Die wenigsten männlichen Jugendlichen können darüber sprechen, wie unsicher und schüchtern sie sich Mädchen gegenüber fühlen und dass sie sich wünschten, dass die Mädchen auf sie zugingen. Aus solchen Vorstellungen können Fantasien entstehen, lieber ein Mädchen zu sein, um wie diese erobert zu werden.

Die Jugendlichen fühlen sich angesichts ihrer Hemmungen und Ängste oft allein. Während früher die konservativen Eltern und die sexualrepressive Gesellschaft für Probleme in der Bewältigung der Sexualität verantwortlich gemacht werden konnten, werden heute die Schwierigkeiten vermehrt zu einem individuellen Versagen.

Dadurch wird nochmals deutlich, wie intensiv Jugendliche von ihren widerstrebenden aktiven und passiven Wünschen, Fantasien und Handlungsmöglichkeiten hin- und hergerissen werden. Dies zeigt sich nicht nur im Vermeiden der Gefühle und dem Sprechen darüber. Der sexuell reife Körper ermöglicht zudem die Konkretisierung früherer Inzestfantasien. Dadurch wird verständlich, dass Vieles, was für männliche Jugendliche mit Mütterlichkeit und Fürsorge verbunden wird, durch hegemoniales Gehabe überkompensiert werden muss. Eine Idealisierung des mütterlichen Vorbilds kann umgekehrt eine völlige Ablehnung männlich konnotierter Konkurrenz zur Folge haben.

Ängste vor Regression und überwältigende Triebregungen können sich in verschiedenen Träumen zeigen: Angst vor dem Ertrinken; von wilden Tieren verschlungen oder gefressen zu werden; Furcht vor Tieren (Schlangen, Hunden, wilden Tieren, Spinnen); Träume von Feuer.

In vertieft erlebten Liebesbeziehungen werden Fragen der sexuellen eigenen Identität neu beantwortet.

Adoleszente vertiefen während dieser Phase Vorstellungen und Entwürfe ihrer Selbst und ihres zukünftigen Lebens. Oft wird dabei wichtig, sich nicht mehr nur auf die tradierten Zuschreibungen von weiblich als mütterlich, fürsorglich, auf andere bezogen und männlich als selbstbezogen, aktiv, unabhängig zu stützen, um eine eigene geschlechtliche Identität entwickeln zu können. Es entstehen Wünsche nach Selbst- und Lebenskonzepten, die von **mütterlichen und väterlichen Erwartungen** unabhängiger sind.

Manche weibliche Jugendliche wollen bewusst nie so sein oder so leben wie ihre Mütter. Dieses „Anders-sein-Dürfen" setzt voraus, dass frühere Autonomiekonflikte einigermaßen gelöst sind. Nur so kann eine Jugendliche ihren authentischen Identitätsentwurf ohne allzu große Schuldgefühle entwickeln.

Die Möglichkeit, sich dabei an Frauen zu orientieren, die Berufsentfaltung, Partnerschaft und Mutterschaft kreativ miteinander kombinieren, ist noch selten.

Auch den männlichen Jugendlichen fehlen identifikatorische Vorbilder für die Herausforderungen unserer Zeit. Gerade wenn es darum geht, Fürsorge und Bezogenheit in überlieferte Entwürfe von Männlichkeit zu integrieren, überwiegt die Unsicherheit.

Die adoleszenten Entwicklungen Jugendlicher wirken sich verunsichernd auf die **Beziehung der Eltern** aus. Auch hier kommen bisher als stabil wahrgenommene Strukturen ins Wanken. Das geschieht gerade in einer Zeit, in der die Jugendlichen sich angesichts ihres eigenen inneren Durcheinanders äußere Stabilität wünschen und am liebsten die Entwicklung der Eltern einfrieren würden. Auf beiden Seiten entstehen konflikthafte Beziehungskonstellationen, die sich gegenseitig beeinflussen.

Jugendliche befinden sich häufig in einer Art Niemandsland, zwischen den Fronten des Feminismus und der traditionellen, hegemonialen Männlichkeit. Identifizierungen mit dem Vater sind nicht immer einfach, da die väterliche Männlichkeit an beruflichen Erfolg gebunden ist und er die Zuständigkeit für emotionale Belange meistens an die Frau abgegeben hat. Um sich vom väterlichen Erbe zu lösen, bleibt dem Jugendlichen oft nur, ihn zu übertreffen oder zu negieren, um sich von ihm unterscheiden zu können. Franz Kafka (1976) hat in seinem Brief an den Vater dieses Dilemma eindrücklich geschildert. Berufliche und soziale Misserfolge des Vaters erschweren die Entwicklung einer männlichen Identität.

Eine mangelnde Entmischung von Aggressivität und Sexualität als wichtige adoleszente Entwicklungsaufgabe kann Anlass für sexuelles Fehlverhalten darstellen. Bei Jugendlichen können in aggressiven Krisen nicht konforme Sexualfantasien ausagiert werden. Laufer (1966) hat Masturbationsfantasien in der Pubertät genauer untersucht und festgestellt, dass es zu unkontrollierten Abreaktionen kommen kann, wenn Masturbationsfantasien in starkem Widerspruch zu sozialen Konventionen oder zum Ich-Ideal stehen.

Wichtige Themen für die homöopathische Anamnese

- Hast du (haben Sie) in der Schule Sexualunterricht gehabt?
- Gab es Themen, die dich (Sie) besonders interessierten?
- Wie ist die sexuelle Atmosphäre im Elternhaus? (Tabus, traumatisierende Erlebnisse?)
- Welche Einstellung hast du (haben Sie) zur Selbstbefriedigung?
- Gibt es im Zusammenhang mit Selbstbefriedigung Schwierigkeiten?
- Bist du (sind Sie) im sexuellen Erleben zufrieden?

4 Beziehungen zu Gleichaltrigen (Peergroup)

In der Zeit von der frühen Kindheit bis zur Adoleszenz werden **Freundschaften** immer bedeutungsvoller. Gemeinsame Schul- und Freizeiterlebnisse schaffen die Basis für eine große Vertrautheit, die es erlaubt, sich gegenseitig Impulse und Halt zu geben.

Parallel zu den Entwicklungen in der Beziehung zwischen Jugendlichen und Eltern wandeln sich auch diejenigen zu Freunden und Freundinnen und es finden Veränderungen in den Freundschaften statt. So kann es im Rahmen des Austauschs Jugendlicher untereinander zur Verflüssigung oder zur Fixierung tradierter Vorstellungen der Geschlechterrollen und Geschlechterbilder kommen.

Die Gleichaltrigengruppe, die „Peergroup" mit ihren von der Familie abweichenden Wertsystemen und Ideologien, ermöglicht neue **Identifizierungen.** Gleichaltrige werden nun zu Quellen von Selbstwert, wie es in der Kindheit die Eltern gewesen sind. Die „Peergroup" kann die mütterliche **„Containerfunktion"** übernehmen, indem sie „versorgt" und „hält". Dies entlastet die Jugendlichen von Zuständen der Leere, die während des Übergangs der Adoleszenz häufig vorkommen.

Mit dem Beginn der eigentlichen Adoleszenz wird der Austausch in intimen **Gesprächen** besonders für Mädchen wichtig. Wechselseitige Offenheit wird zu einem Merkmal der Freundschaften. Jungen können sich oft „sprachlos" gut verstehen. Nicht im Austausch, sondern in ihren gemeinsamen Aktivitäten fühlen sie sich nahe und verbunden.

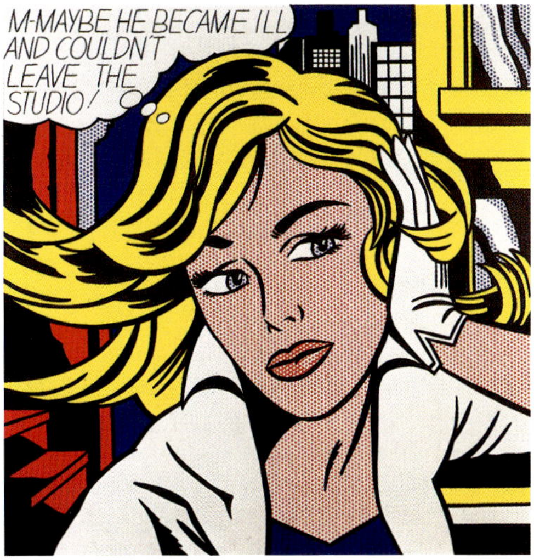
M-MAYBE HE BECAME ILL AND COULDN'T LEAVE THE STUDIO!

Abb. 10: Roy Lichtenstein: M-Maybe (1965),
© VG Bild-Kunst, Bonn 2007 / Rheinisches Bildarchiv, Köln

(Übersetzung der Sprechblase: Möglicherweise ist er krank geworden und konnte das Atelier nicht verlassen.)

Lichtenstein karikiert stereotype Ideale versus Individuation.

Das **Selbstwertgefühl** ergibt sich aus der Erfahrung von Kompetenz und Akzeptanz. Das Gefühl, von den Gleichaltrigen geschätzt zu werden, ist für Jugendliche von besonderer Wichtigkeit. Die Akzeptanz in der eigenen Familie kann spätestens in der Adoleszenz den Mangel an Anerkennung in der Gleichaltrigengruppe nicht mehr kompensieren (DuBois 2005).

In den Peergroups sind Jugendliche allerdings durch den großen **Konformitätsdruck** oft stärker belastet als im behüteten Elternhaus. Der zurzeit herrschende **Jugendkult** fordert eine **perfekte Selbstinszenierung.** Das tägliche **Styling** ist wichtig, man darf nicht dick, nicht hässlich, nicht arm sein. Es wird gnadenlos gemustert, gewertet und ausgegrenzt. Oft partizipieren die Erwachsenen an dieser Praxis. Ihre Mode unterscheidet sich nur noch wenig von derjenigen der Jugendlichen. Sie lassen sich im Kampf gegen das Alter Falten glätten und Fett absaugen. Dadurch verwischen sich die Grenzen zu den spezifischen Räumen der Adoleszenz immer mehr. Dies erschwert die Verselbständigung und Individuation und verlängert den adoleszenten Reifungsprozess.

Die bisher erlangte Fähigkeit, mit den eigenen Gefühlen zurechtzukommen, ist während der Adoleszenz zur **Emotionsregulierung** von großer Bedeutung. Besonders die frühe Adoleszenz ist durch starke Emotionen wie Trauer, Verlassenheitsgefühle, Wut und Ärger gekennzeichnet. Neben der inneren Regulierung geht es auch um die Fähigkeit der Kontrolle des **Ausdrucks** von Emotionen in Mimik und Gestik. Das **Verbergen von Gefühlen** nimmt mit zunehmendem Alter zu. Klinisch auffällige Kinder und Jugendliche haben meistens nicht die Fähigkeit, ihre Emotionen zu verbergen und drücken ihre Gefühle direkt und unvermittelt aus (Seiffge-Krenke, Seiffge 2005), was in der Kommunikation mit Gleichaltrigen zu einer Belastung werden kann.

Die Unfähigkeit, negative Emotionen zu bewältigen, zeigt sich im **narzisstischen Rückzug** und in extremer Empfindlichkeit oder im **Ausagieren von Impulsen. Kontraphobisches Verhalten** oder **Aggressionsdurchbrüche** können Ängste vor Beschämung innerhalb der Gruppe abwehren.

Während der Präadoleszenz streiten sich die Jungen oft. Bei diesen Konflikten zeigen sich die zentralen Themen der Adoleszenz, Abgrenzung und Autonomie, auch in der Peergroup. Konkret spielen Macht, Status und Rivalität eine große Rolle.

Für die Präadoleszenten typisch sind **physische und verbale Konfrontationen.** Später werden Konflikte häufiger mit der Strategie des „Cool-Seins" zu lösen versucht. Die Jungen sprechen kaum über ihre negativ gefärbten Emotionen. Enttäuschungen und Ärger werden im Streit ausgedrückt. Trotz vehementer Auseinandersetzungen halten die Freundschaften der Jungen oft lange.

Weibliche Jugendliche hingegen stellen bei Streitigkeiten die Beziehung zu ihren Freundinnen schneller in Frage und zeigen gelegentlich ein Wiederkäuer-Verhalten, ein Nichtwegkommen von einem Konflikt. Sie sind entsprechend nachtragender als die Jungen.

Ein immer häufiger diskutiertes Problem in diesem Zusammenhang ist die **Jugendgewalt** in ihren indirekten und direkten Ausprägungen. Davon müssen aggressiv gefärbte Fantasien und Spiele abgegrenzt werden. Diese werden von Erwachsenen, die sich auf die Vorstellung einer heilen Welt fixiert haben, mit Gewalt gleichgesetzt und dadurch pathologisiert. Filme, Videospiele, Bücher und Musik sind aber wichtige Möglichkeiten, um aggressive und entwicklungsimmanente Spannungen spielerisch auszuagieren.

Gewaltfantasien sind bei Jugendlichen als normaler Bestandteil der Entwicklung anzusehen. Dies gilt insbesondere dann, wenn sie in einer Peergroup integriert sind. Ein gewisses Ausmaß ritualisierter Beschäftigung mit fantasierter Gewalt kann ein wesentlicher Bestandteil des Zusammengehörigkeitsgefühls bilden. Die dadurch entstehende Stärkung des Gefühls einer Gruppenidentität ist bei der Bildung einer eigenen Identität in Abgrenzung von den Eltern hilfreich (Günther 2006).

Auch **reale Gewalt** kann Jugendliche faszinieren. Die Reaktionen auf diese Faszination unterscheiden sich stark. Einerseits löst Gewalt Ängste vor einer Beschädigung des eigenen Selbst und daher eine dagegen gerichtete Abwehr aus. Andererseits werden die mit Gewalt verbundenen Affekte ausgeblendet und abgespalten. Auf diese Weise werden brutalste Gewaltfilme als rein fiktives Geschehen anscheinend unberührt konsumiert. Reale Gewalt stützt aber – wie auch fantasierte – das **Größenselbst der Gruppe** und somit auch die eigenen Vorstellungen von einem selbst.

Bei real ausagierten **Gewalttätigkeiten** Jugendlicher handelt es sich häufig um Folgen von Kindheitstraumatisierungen vor dem Hintergrund unsicherer oder hochambivalenter Bindungen.

Wie wichtig die **Containerfunktion der Gleichaltrigengruppe** ist, zeigt sich gerade im Hinblick auf Aggression, Gewalt und Schuld. Können die noch wenig integrierten Gefühle nicht ausgehalten werden, dient die eigene und fremde Gruppe als Container und Projektionsschild: „Die anderen sind noch viel schlechter", so ein Präadoleszenter nach einer misslungenen Prüfung. Die Ausrede „Die anderen sind schuld" entlastet einen Jugendlichen von den eigenen Gewissensbissen. In der Begleitung gewalttätiger Jugendlicher wird der Therapeut zum Container für die wenig integrierbaren Emotionen. Dies ermöglicht dem Jugendlichen, destruktive Handlungen völlig emotionslos zu schildern.

Besonders schüchterne Jugendliche fantasieren zuweilen eine Bandenzugehörigkeit auch nur. In ihren Größenfantasien fühlen sie sich dann als Kämpfer oder Helden wie ihre Filmvorbilder, während sie in der Realität noch kindlich und ängstlich sind.

Jugendliche identifizieren sich mit den „Codes" ihrer jeweilig wichtigen Gruppe. Die damit verbundene Resonanz prägt dementsprechend ihre Haltungen und Handlungen. Für die Entwicklung gefährdend wirken sich eine individuelle schwache soziale Kompetenz und ein geringes soziales Echo aus der Gleichaltrigengruppe aus. Diese erhöhen die Wahrscheinlichkeit, **ohne Abwägen eines Risikos zu handeln** und forcieren **soziale Regelübertretungen** und **delinquente Verhaltensweisen.** Asketische Rituale, Rasen mit dem Moped oder dem Motorrad, riskantes Sexualverhalten u.a. gehören in diese Kategorie. In Identifikation mit dem Gruppengrößenselbst kommt es zu einer narzisstischen Selbstüberschätzung. An Vorsichtsmaßnahmen wird daher gar nicht mehr gedacht.

Entsprechend der Multioptionsgesellschaft (Gross 1994) ist auch eine **Pluralisierung** der **Jugendkulturen** oder „Szenen" zu beobachten: Techno-Szene, Hip-Hop-Szene, Hardcore-Szene, Skater-Szene, Grafitti-Szene, Drogen-Szene usw. In jeder Szene geht es um spezielle Themen, wodurch der Individualität des Einzelnen mehr Raum geboten wird. Dadurch erhöht sich das Spektrum der Resonanz und bisher ausgeschlossene Jugendliche haben die Möglichkeit, in einer der Außenseitergruppen einen Unterschlupf zu finden. Auf der anderen Seite beinhaltet die größere Aufsplitterung in einzelne Szenen, die untereinander kaum Kontakt haben, auch die Gefahr der Radikalisierung.

Wichtige Themen für die homöopathische Anamnese

Hilfreiche Fragen im homöopathischen Gespräch, die Hinweise auf die individuelle Wahrnehmung der sozialen Realität Jugendlicher geben können, sind:

- Wie ist die Beziehung zu anderen Jungen oder Mädchen?
- Welche sind besonders beliebt, ungeliebt? Warum? Wie und wodurch wurden sie beliebt?
- Mit welchen kommst du gut, mit welchen nicht gut aus?
- Was sind eure gemeinsamen Freizeitaktivitäten?

Exkurs: Größenfantasien

Ein gesunder Narzissmus ist ein notwendiges Element jeder Entwicklung. Die Verinnerlichung der allmächtigen Elternimagines bildet eine Kompensation für Gefühle der Hilflosigkeit; sie beginnt in der frühen Kindheit. Die introjizierten Imagines lassen Größen- und Allmachtsfantasien entstehen, die in der magischen Phase der Entwicklung zu den Grundpfeilern des Selbstgefühls und der Selbstbehauptung des Kindes gehören. Es ist bekannt, dass ein Teil dieser Größenfantasien, wenn auch unbewusst, lebenslang bestehen bleibt (Lampl-de Groot 1959).

Der **adoleszenzspezifische Narzissmus** ist die entscheidende kreative Kraft, die die adoleszente Entwicklung ermöglicht (Erdheim 1982, Streeck-Fischer 1994). Größenfantasien, besonders wenn sie mit Aggression verbunden sind, stabilisieren die noch fragile Persönlichkeit Jugendlicher. Ihre belebende und stimulierende Wirkung strukturiert die bereits erwähnte Leere, die Jugendliche so oft und schmerzlich empfinden. Dadurch dienen sie der **Abwehr von Ohnmachts- und Unterlegenheitsgefühlen**, die einen Jugendlichen all seiner Entwicklungskräfte berauben und ihn wegen damit verbundener Schamgefühle von der Peergroup zu isolieren drohen. Demgegenüber erscheinen Fantasien unumschränkter Herrschaft äußerst attraktiv. Sie beinhalten ein Stück des archaischen magischen Denkens der Kindheit, mit einem Wink des kleinen Fingers die Welt zu bewegen.

Die Selbstüberschätzung ist bei den Adoleszenten ein notwendiger Zug, um die Infragestellung der äußeren Welt zu wagen und die dadurch bedingten Verunsicherungen ertragen zu können. Der Heranwachsende ist dadurch in der Lage, die Außenwelt mit einer einzigartigen sensorischen Qualität zu erleben, von der er glaubt, dass andere sie nicht haben: „Niemand hat so gefühlt wie ich! Niemand sieht die Welt so wie ich!" (Landauer 1935, S. 111)

Die Größenfantasien machen zwar die Stärke der Adoleszenten aus, gleichzeitig sind sie aber auch ihre Achillesferse. Jugendliche finden es schwierig, nur eine Sache in den Fokus ihrer Aufmerksamkeit zu stellen und zum Abschluss zu bringen. Dies bedeutete nämlich, sich nur etwas zu widmen und andere Möglichkeiten aufzugeben.

Homöopathische Rubriken

- Angeberei, möchte reich erscheinen; verschwendet demonstrativ
- Hellseherei; hellsichtige Träume; Prophezeien
- vermehrte geistige Kräfte
- macht Verse
- manisches Delirium
- **Wahnideen:** alles ist schön;
  In der Luft schweben, wie ein Geist; fliegen; besser als andere sein; Christus sein; göttlich sein; in Kommunikation mit Gott stehen; alle

sind niedrig und gering, während er/sie groß ist; eine große Person sein; im Himmel sein; unter dem Einfluss einer höheren Macht stehen; Licht ohne Körper sein; nobel sein; besessen sein; schwanger sein; Prinz/ Königin sein; stolz sein; Reichtum; gesund sein; stark sein

- **Träume:** bei geistigen Arbeiten glänzen; Schwelgen; Erleuchtung; Geld; Gold; hohe Orte
- Egoismus
- Hochmut
- Heuchelei
- fühlt seine Wichtigkeit
- Furchtlosigkeit
- Idealistisch
- Geisteskrankheit mit erhöhter Kraft
- Kleptomanie
- stiehlt Geld
- Lügen
- Fähigkeit zur Philosophie
- Verlangen, um Geld zu spielen
- Ehrgeiz nach Ruhm; Geld
- Machtliebe

Exkurs: Aggression

Das Thema Aggression spielt sowohl im Zusammenhang mit der Ablösung von familiären Strukturen (vgl. Kap. 5, S. 25) wie auch in der Entwicklung der sexuellen Identität eine große Rolle (vgl. Kap. 3, S. 14). Die Behandlung im Kapitel „Gleichaltrigengruppe" hat deshalb keine schubladisierende Bedeutung.

Obwohl Forschungen schon lange gezeigt haben, dass der **Höhepunkt körperlicher Aggression im Alter zwischen 3 und 4 Jahren** liegt, hält sich seit Jahrhunderten der Mythos, die Adoleszenz sei einer der Lebensabschnitte mit verstärkter Aggressivität.

Dabei ist offensichtlich, dass Wut und Gewalt weitaus bedrohlicher auf Erwachsene wirken, wenn sie von Jugendlichen geäußert werden.

Aggressives Verhalten bewegt sich in einem **Spannungsfeld** zwischen **Allmacht und Ohnmacht, Autonomie und Abhängigkeit.** Bereits im Kleinkindesalter wird diese Spannung zum Thema, sind doch kindliche Trotzanfälle häufig ein Zeichen kindlichen Autonomiestrebens. Solche Trotzanfälle werden von Allmachtsfantasien begleitet. Da Kinder jedoch noch wenig fähig sind, ihre Fantasien auch in die Realität umzusetzen, kippen solche im Dienste fantasierter Autonomie stehenden Fantasien: Aus Allmacht wird dann Ohnmacht, aus Selbständigkeit Abhängigkeit. Solche Prozesse wecken erneut regressive Bedürfnisse, was während der Kindheit durchaus normal ist (DuBois 2005). Bei den Jugendlichen finden sich manchmal ähnliche Extreme nahe beieinander. So will ein Heranwachsender immer Recht haben und lehnt in ständiger Opposition jede Unterstützung ab. Gleichzeitig hängt er aber wie eine Klette an den Erwachsenen.

Auslöser für aggressive Reaktionen Jugendlicher können **Ohnmachtserfahrungen** sein, die an Situationen der Kindheit erinnern. Erfährt ein Adoleszenter allerdings aktuell eine starke Abwertung, kann dies auch ohne Spuren aus der Kindheit eine mehr oder minder starke aggressive Reaktion nach sich ziehen. Generell reagieren Jugendliche aggressiv auf Einschränkungen ihrer Autonomiebestrebungen. Dies ist vor allem auch im Gespräch mit ihnen zu berücksichtigen.

Psychodynamisch betrachtet dient die Aggression der **narzisstischen Selbsterhaltung. Gefühle von Abhängigkeit** stellen für einige Jugendliche eine zu starke **Bedrohung ihres Größenselbsts** dar. Daher müssen sie auf beinahe zwanghafte Art jede nähere Beziehung durch destruktives Verhalten zerstören.

Negativismus ist eine der Möglichkeiten, regressiven Bedürfnissen zu widerstehen. Die **Unfähigkeit, negative Emotionen zu bewältigen**, kann von Jugendlichen durch das Ausagieren negativer Impulse erträglich gemacht werden. Sie folgen dem Motto: „Lieber Angst verbreiten, als Scham aushalten zu müssen!" (Hopf in Seiffge-Krenke, Seiffge 2005)

Oft dient **Aggression** im kontraphobischen Sinne zur **Entlastung** und zur Bewältigung angsterregender Situationen.

Der pubertäre Triebschub reaktiviert während der Adoleszenz auch archaischere Erlebnisweisen. Dadurch kann die Kohäsion des Selbst bedroht werden. Kann das Erschreckende nach außen verlagert und dort wahrgenommen werden, fühlt sich ein Jugendlicher wieder intakt und in Ordnung. Die große Faszination, die **Gewalt- und Horrorfilme** auf Jugendliche ausüben, beruht unter anderem auf demselben psychischen Mechanismus. In diesen Darstellungen finden sie Formulierungen ihrer eigenen inneren Zustände, was über die Externalisierung zu einer psychischen Stabilisierung verhelfen kann.

Gesunde Jugendliche können sich auf solche projizierende Weise mit ihrem Innenleben und den sie bedrohenden Ängsten beschäftigen. Gerade Filme, es müssen ja nicht die gewalttätigsten sein, ermöglichen, mit inneren Bedrohungen im Sinne einer **„Angstlust"** (Günter, 2006) sogar lustvoll umzugehen. Es besteht ja aufgrund des Drehbuchs die begründete Erwartung, es werde schon alles gut ausgehen. Darüber hinaus können die Erfahrungen mit Filmen dieser Art in der Peergroup geteilt und die Ängste damit entschärft werden. Falls es während der adoleszenten Entwicklung gelingt, solche Fantasien und Ängste so zu regulieren, dass die Flexibilität der Reaktionsweisen erhalten bleibt, können aus diesen aggressiven Identifikationen wichtige Antriebskräfte für die weitere Entwicklung bezogen werden.

Homöopathische Rubriken aggressiver Fantasien

- **Wahnideen:** Ermordet werden; Jemanden ermorden müssen; Im Krieg sein; Unfälle sehen
- **Träume:** Zähne fallen aus. Zähne brechen ab. Grausamkeit. Feuer. Mord. Streit. Aufruhr. Schießen. Erstechen. Gewalt. Krieg. Unfälle
- Kann kein Messer oder Blut sehen. Tötungsverlangen beim Anblick eines Messers. Plötzliche Tötungsimpulse
- Grausamkeit zu Tieren
- Möchte Feuer legen

Homöopathische Rubriken aggressiver Auseinandersetzung

- **Beschwerden nach** unterdrücktem Ärger; Ärger mit blassem, mit rotem Gesicht; Angst nach Streit; Traurigkeit nach Ärger
- Kinder beschimpfen die Eltern
- Anarchist
- Kritisch. Verächtlich. Fluchen. Listig. Herausfordernd. Diktatorisch. Ungehorsam. Unhöflichkeit. Unverschämtheit
- Verlangen zu widersprechen. Wut, Ärger nach Widerspruch. Intoleranz von Widerspruch
- Hass auf Menschen, die verletzt haben. Hass und Rache. Grausamkeit. Bösartigkeit
- Rechthaberei. Anmaßendes Verhalten. Streitet mit der Familie
- Tötungsverlangen, mit einem Messer Tötungsverlangen geliebten Menschen gegenüber. Nach einer leichten Verletzung
- Verlust der Selbstkontrolle. Wut mit Fluchen. Grobheit. Schlagen aus Ärger. Schlägt Umstehende. Verleumden. Spuckt anderen ins Gesicht. Neckt andere. Droht
- Verlangen, Dinge zu zerbrechen. Zerstören. Wirft Dinge weg. Wirft Dinge auf Menschen. Zerreißen von Dingen oder Kleidung
- Gewalttätigkeit, bei Kleinigkeiten. Neigt zu Gewalttaten. Wildheit

5 Lösung aus familiären Bindungen

Die Adoleszenz ist die Zeit der **äußeren und inneren Ablösung von den Eltern**, ein Prozess, der von den Adoleszenten nicht auf einer rein kognitiven Ebene bewältigt werden kann. Die Auflösung der Gefühlsbeziehung ist nur durch **„Trauerarbeit"** möglich, die, wenn sie misslingt, Gefühlskälte, **Depression** und schattenhafte menschliche Beziehungen zur Folge haben kann (Laufer 1966). Nur ein einigermaßen gelungener **Trauerprozess** führt zu einer wirklich gefestigten Erwachsenenidentität.

Ein großer Teil des Schmerzes, der manischen Höhenflüge, der Größenfantasien und der verzweifelten Abstürze Jugendlicher gilt dem Abschied von den Eltern. Um die Bindung an die Eltern allmählich aufzulösen, braucht es die **Entidealisierung** der elterlichen Werte und die schrittweise Hinwendung zu neuen Partnern. Die Trauer umfasst allerdings nicht nur das Aufgeben der kindlichen Beziehungsformen, sondern auch den Verlust der Selbstverständlichkeit, mit der bisher die Welt geordnet war.

Wie Jugendliche die Trennung von den elterlichen Bezugspersonen bewältigen und welche Abwehrstrukturen ihnen gegen den in diesem Zusammenhang erlebten Schmerz und die Ängste, die dabei wirksam werden, zur Verfügung stehen, hängt stark von der **Qualität der primären ersten Bindungen** ab. Wurden die ersten Bindungen als „genügend gut" (Winnicott 1997), d.h. als nicht zu übergriffig klammernd und auch nicht zu vernachlässigend erlebt, sind die lähmenden oder schuldbehafteten Gefühle der Abhängigkeit und Unabhängigkeit sowie die Emotionen im Zusammenhang mit Trennungen zu bewältigen (Trimborn 2003).

Auf die Kultur bezogen, erscheint die Adoleszenz als ein ständiges **Oszillieren** zwischen **expansivem**, die Welt eroberndem **Verhalten** und **Rückzug**, in dem alle gewonnenen Positionen wieder aufgegeben werden. Man spricht von der Labilität der Jugendlichen, aber man kann man die Adoleszenz auch eine Experimentierphase nennen.

Die Abhängigkeit von den realen Eltern wird in der **Präadoleszenz** noch wenig in Frage gestellt. Häufig kommt es vorübergehend zu einer verstärkten Zuwendung zu Vater oder Mutter, begründet durch den Wunsch, bei der Verunsicherung hinsichtlich eines sich rapide verändernden Körpers Unterstützung zu erhalten.

Den Erfahrungen von Kummer und Schmerz wird in der Beziehung mit dem Vater oft wenig Raum gegeben. Die Ansprechpartnerin bei **emotionalen Problemen** bleibt häufig die **Mutter.** Dadurch bleibt die Zuständigkeit für emotionale Nähe weiterhin den Frauen überlassen (Flaake 2005).

Homöopathische Rubriken bei Pubertätsdepressionen

- Abneigung gegen Gesellschaft, vermeidet den Anblick von Menschen; kann niemanden um sich ertragen.
- Wahnidee, allein auf der Welt zu sein. Fühlt sich verlassen. Wahnidee, von zu Hause weg zu sein.
- Verlassenheitsgefühl, fühlt sich ungeliebt von den Menschen.
- Heimweh. Verlangen nach Hause zu gehen.
- Verbittert. Lacht nie.
- Kummer: stiller; nicht gezeigter; grundloser; Mädchen vor der Pubertät; Mädchen in der Pubertät; von enttäuschter Liebe.
- Verzweiflung wegen enttäuschter Liebe.
- Gleichgültigkeit: gegen äußere Dinge; gegen Vergnügen; gegen die Familie; gegen geliebte Menschen; in der Pubertät.
- Empfindlichkeit in der Pubertät.
- Unaufhörliches Weinen. Weinen beim Erzählen der Symptome.

Bewährte homöopathische Mittel bei depressiven Zuständen

Es gibt verschiedene homöopathische Mittel, die im Zusammenhang mit depressiven Störungen in der Pubertät hilfreich sein können. Zur Unterscheidung der Mittel hat es sich bewährt, neben der Gesamtheit der Symptome auch auf die Psychodynamik, die den Hintergrund der depressiven Krise bildet, zu fokussieren:

- Autonomiekonflikte (zwischen Abhängigkeit und Unabhängigkeit): Calcarea carbonica, Ignatia amara, Lycopodium clavatum, Natrum muriaticum, Pulsatilla pratensis, Sepia succus, Silicea terra.
- depressiver Rückzug bei Themen der **Minderwertigkeit**: Baryta carbonica, Lycopodium clavatum, Medorrhinum, Silicea terra, Sulphur lotum.
- depressiver Rückzug bei vorherrschenden **Schamgefühlen**: Baryta carbonica, Natrum muriaticum, Sulphur lotum, Thuja occidentalis.
- depressiver Rückzug bei überwiegend **schuldhaften Ablösungskonflikten**: Arsenicum album, Causticum Hahnemanni, Lachesis muta, Medorrhinum, Sulphur lotum, Silicea terra, Thuja occidentalis.
- vernichtende **Trennungsangst** (bei „frühen" Bindungsstörungen): Calcarea phosphorica, Carcinosinum Burnett, Phosphoricum acidum.
- Störungen der Identität (Entfremdungs- und Depersonalisationszustände): Medorrhinum, Natrum muriaticum, Tuberculinum.

Mit der Entwicklung der Jugendlichen finden auch bei den Eltern „adoleszente Veränderungen" statt: erotische Wünsche können neu belebt werden und Bilder der eigenen Pubertät prägen die Beziehungen zu den Heranwachsenden.

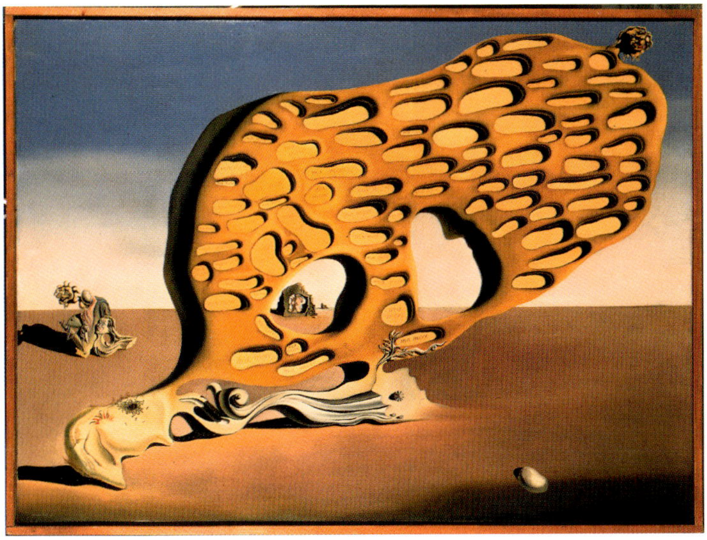

Abb. 11: Salvador Dali: Das Rätsel der Begierde – Meine Mutter, meine Mutter, meine Mutter (1929), © Salvador Dali, Fundació Gala-Savador Dali / VG Bild-Kunst, Bonn 2007 / akg-images

Der unten links liegende Kopf ist am Verwesen, ohne Mund, Ameisen fressen sich hinein. Dem honigwabenartigen Gebilde sind immer wieder die Wörter „ma mère" eingeschrieben.

Die in der Adoleszenz nicht selten gehäuft auftretenden **Infekte**, oft verbunden mit Erschöpfung oder Anämie, können als Zeichen der fortschreitenden Entwicklung verstanden werden. In der Krankheit dürfen die Jugendlichen vorübergehend noch einmal ganz Kind sein und die Sicherheit der elterlichen Fürsorge genießen. Das warme Bett bietet angesichts der steigenden Herausforderungen einen sinnvollen und angenehmen Ort des Rückzugs.

In der Beziehung zwischen **Vater und Sohn** spielen rivalisierende körperliche Auseinandersetzungen eine große Rolle: Wer ist stärker im Biken, im Armdrücken oder bei handwerklichen Beschäftigungen?

Bei Mädchen kann eine **beste Freundin** oder das **Schwärmen** für einen idealisierten Lehrenden eine Hilfe im Loslösungsprozess von der Mutter sein.

Im Rahmen der Ablösung aus den elterlichen Bindungen kann es zu extremem **Rückzug**, Introversion, depressiven Verstimmungen, Unlustgefühlen und Selbstzweifeln kommen. In diesem Prozess gibt es vieles abzutrauern: Viele Jugendliche haben besonders in der **frühen Adoleszenz** Schwierigkeiten, auf ihren bisherigen Körper sowie auf die gewohnten Aktivitäten und Beziehungen zu verzichten. Elterliche Moral- und Wertvorstellungen werden schwächer. Rebellion, Rückzug in beleidigtes Schweigen, Tränenausbrüche oder Verleugnen von Gefühlsregungen den Eltern gegenüber sind jetzt typische Verhaltensweisen. Frühere und überwunden geglaubte Muster aus der Kindheit können wieder auftauchen.

In der **eigentlichen Adoleszenz** ist der Bruch mit den kindlichen Bezugspersonen, der Abschied von der Kindheit meistens auf dem Höhepunkt. Die Eltern sind nicht mehr in der Lage, die nun auch erotisch-sexuellen Liebesbedürfnisse der Heranwachsenden zu befriedigen.

Aus Enttäuschung und Protest können Liebesbeziehungen mit Partnern, die der Schicht, Religion oder Weltanschauung der Eltern diametral entgegengesetzt sind, eingegangen werden.

Gelegentlich ist der erste Liebhaber ein Ausländer, der möglichst wenig Gemeinsamkeiten mit dem eigenen Vater aufweist.

In Fantasien und Träumen spielt der Unbekannte oft eine Rolle im Sinne des triangulierenden Elements.

Die Lösung aus der kindlichen Beziehung zu den Eltern gelingt nicht ohne Aggression. Nicht selten sind beide Seiten von starken Schuldgefühlen gequält. Die Jugendlichen fühlen sich oft zerrissen zwischen den liebevollen Regungen, den Bedürfnissen nach Sicherheit und der Lust, diese Beziehungen dauernd auf eine Zerreißprobe zu stellen.

Die Thematik kann sich verschärfen, wenn einer der **Elternteile** oder beide im **Kontakt mit eigenen unterdrückten adoleszenten Wünschen** und Sehnsüchten **überfordert** sind. Nicht selten reagiert ein Elternteil in dieser Zeit mit Depression oder dem Ausbruch einer körperlichen Krankheit, was die Schuldgefühle im Rahmen der Ablösung des Heranwachsenden verstärkt.

Bei einer konflikthaften Ablösung können Gewissensnöte und Bestrafungsängste bei den Jugendlichen überhandnehmen und zu zwanghaft einengenden oder selbstquälerischen Verarbeitungen führen. Auch die Tendenz Adoleszenter, sich fanatisch religiösen Themen zuzuwenden, kann Wurzeln in übermächtigen Schuldgefühlen und Wiedergutmachungswünschen haben.

Typische **adoleszente Abwehrmechanismen**, die bei Konflikten zum Tragen kommen können, sind Rationalisieren, Askese, Intellektualisieren oder übertriebene Körperaktivität.

Destruktive **Trennungen der Eltern** oder heftige Konflikte in den Paarbeziehungen können die adoleszente Ablösung erschweren.

Einen großen Einfluss auf die Beziehung zwischen den einzelnen Elternteilen und den Jugendlichen spielt die **Auseinandersetzung der Eltern mit der Adoleszenz** der Tochter oder des Sohns. Gelingt ihnen eine Neuorientierung durch die zunehmende Ablösung ihrer Kinder, werden diese nicht als Adressaten eigener Bedürfnisse missbraucht. Sonst kann es vorkommen, dass vor allem Mütter an der kindlichen Beziehung zum Sohn festhalten und das verändernde Potenzial der Adoleszenz einfrieren. Der Sohn kann zur inzestuösen Verjüngung oder emotionalen Unterstützung missbraucht werden, die der Partner vielleicht nicht gibt, womit die Sexualität des Sohnes weitgehend verleugnet oder domestiziert wird (Flaake 2005).

Erfahrungen von Ungerechtigkeit, Ausbeutung, Vernachlässigung oder Betrug können sich über Generationen fortsetzen und Jugendliche zum Glauben führen, zu destruktiver Vergeltung berechtigt zu sein. Die Rache kann sich gegen andere oder gegen sich selbst und den eigenen Körper richten (Boszormeny-Nagy 1981). Gewalttätigkeit stellt häufig einen Befreiungsversuch aus der Frustration gegenüber Kultur und Zivilisation dar. Die Missachtung und Demütigung jugendlicher Arbeitsloser durch die Erwachsenenwelt stellt ebenfalls eine destruktive Konfliktlösung dar.

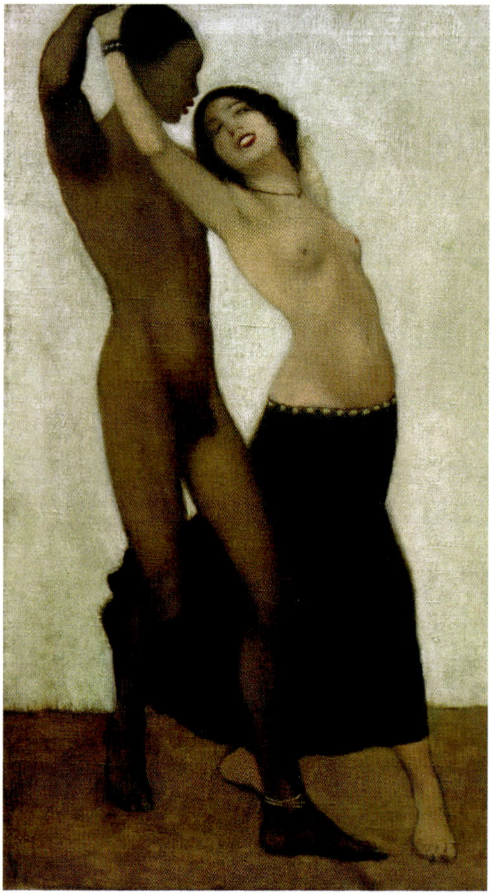

Abb. 12: Otto Mueller: Neger und Tänzerin (1903), © akg-images

Die Faszinaton des Andersartigen hilft bei der Ablösung von elterlichen Werten.

In der **Spätadoleszenz** stabilisiert sich die Ablösung von den „inneren Eltern" immer mehr, und es gelingt den Jugendlichen zunehmend, sich auch von den äußeren Eltern zu lösen. Die aktive Suche nach einer stimmigen Partnerschaft verstärkt sich. Das Machtgleichgewicht innerhalb der Familie verschiebt sich in Richtung einer **Emanzipation des Jugendlichen**. Die Familie

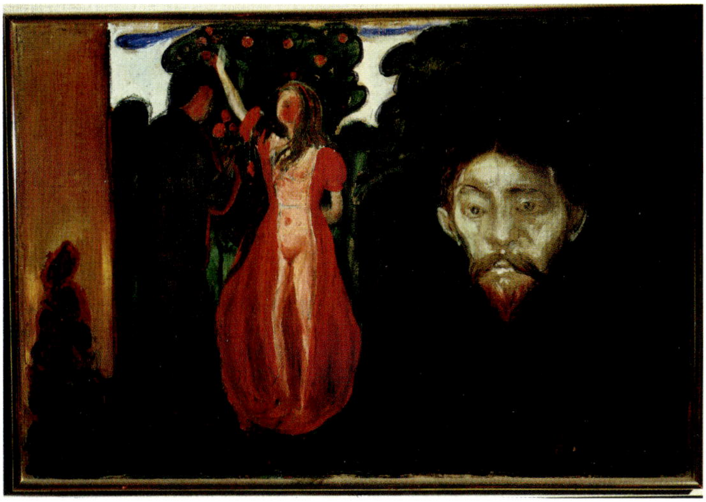

Abb. 13: Edvard Munch: Eifersucht (1894/95), © The Munch Museum/The Munch Ellingsen Group/VG Bild-Kunst, Bonn 2007/akg-images, Erich Lessing

Eine Liebesbeziehung des Sohnes oder der Tocher kann Eifersucht der Eltern im eigenen Erleben klimakterischer Veränderungen auslösen.

dient vor allem noch als versorgendes „Hotel Mama", während die maßgeblichen Orientierungen für die Identitätsbildung eher im Kontext der gleichaltrigen Gruppen vermittelt werden.

Auf der Seite der **Eltern** kann es zu einer **Überforderung** und einem **Überdruss** in der Wahrnehmung der **Elternrolle** kommen, so dass sie keine Erziehungsverantwortung mehr übernehmen. Nicht selten kompensieren sie ihre erzieherischen Defizite durch Konsumangebote und einen hohen Leistungsdruck.

Die **körperlichen Kontakte mit den Eltern** sind mit den pubertären Veränderungen nicht mehr die gleichen. Können zärtliche, liebevolle Körperkontakte noch stattfinden oder werden sie – weil sie mit Erotik verbunden werden könnten – tabuisiert? Ein Beispiel gibt eine Szene aus dem Film „Giganten" mit James Dean, in der der Vater seine adoleszente Tochter ohrfeigt, weil sie ihm immer noch einen Abschiedskuss geben will.

Notwendige Veränderungen der Beziehung zwischen Jugendlichen und ihren Eltern beschränken sich nicht auf die körperliche Ebene. Es kann ein Hinweis auf **persistierende kindliche Beziehungsformen** sein, wenn junge Erwachsene ihre Eltern weiterhin mit „meine Mami" oder „mein Papi" bezeichnen. Diese Ausdrücke zeigen eine kindliche Nähe, die neben den Anzeichen einer erwachsenen Sexualität im Kontakt eher einen peinlichen Eindruck macht. Wenn der oder die Jugendliche bei Schilderungen gemeinsamer Aktivitäten ausschließlich die „Wir-Form" der Beschreibung gebraucht, ohne zu differenzieren, was der Vater, die Mutter oder sie selber gemacht haben, weist das auf eine Familienstruktur mit wenig eigenen Entwicklungsräumen hin (Flaake 2005). Infantile Beziehungsformen herrschen auch vor, wenn Eltern das Gefühl haben, der/die Adoleszente sollte selbstverständlich auch von intimen Beziehungen, Umarmungen, Küssen oder sexuellen Erfahrungen berichten.

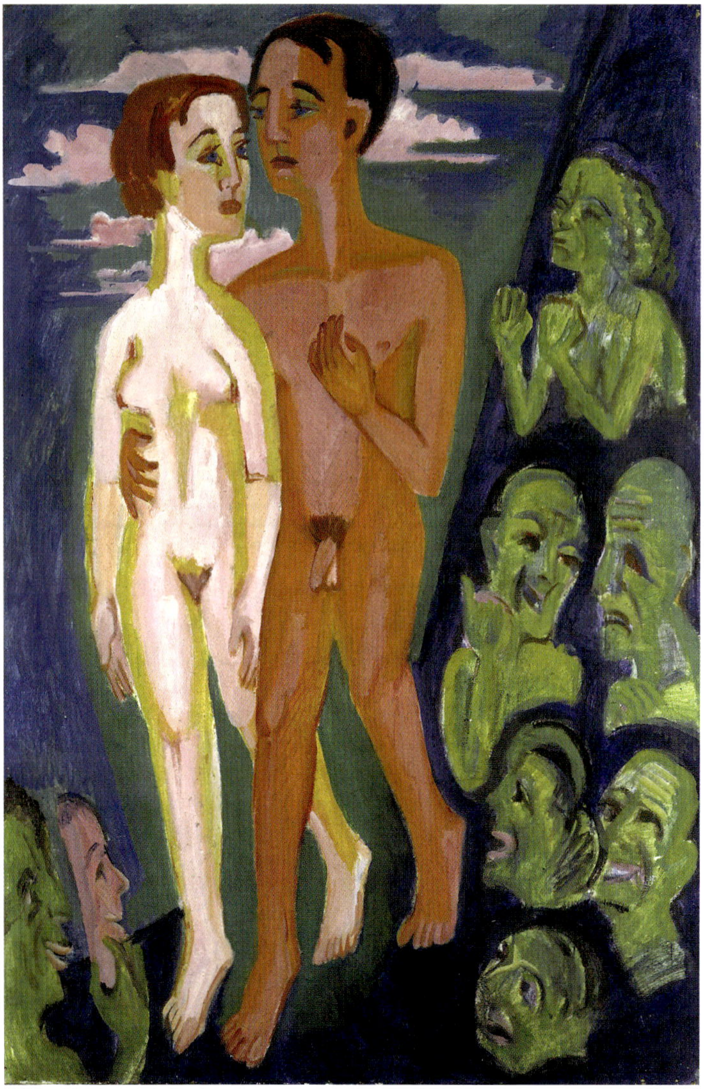

Abb. 14: Ernst Ludwig Kirchner: Das Paar vor den Menschen (1924),

Sich als Paar erstmals in der Gesellschaft zu zeigen, erleben viele Jugendliche als ein Gefühl, sich nackt den Blicken anderer auszusetzen.

Wichtige Themen für die homöopathische Anamnese

- Welche Dynamik zeigt sich in den Beziehungen der beiden Elternteile zum Sohn oder der Tochter?
- Was für eine Familiendynamik wird durch die adoleszente Tochter oder den adoleszenten Sohn ausgelöst?
- Welche Wünsche oder Erwartungen haben Mutter oder Vater?
- Gibt es Vorstellungen der Jugendlichen, wie sie die Beziehung zu eigenen Kindern gestalten würden?

6 Schulische und berufliche Entwicklung

Schule und Arbeit als Aspekte der Realität stehen in Spannung zu den subjektgebundenen Größen- und Allmachtsfantasien. Der Kampf mit der Arbeit ist zusammen mit dem Ablösungsprozess das zentrale Drama der Adoleszenz (Erdheim 1982). Wenn es nicht gelingt, die Größen- und Allmachtsfantasien einigermaßen mit realen Zielen zu vereinbaren und zu sozialisieren, kann es zur Verwahrlosung kommen. Es würde in diesem Zusammenhang zu weit führen, die Ängste, die mit den persistierenden Größenfantasien zusammenhängen, auszuführen.

Im Exkurs „Größenfantasien" (vgl. S. 23) wurde bereits darauf hingewiesen, dass Größenfantasien auch ein Motor eigener Ideen und die Gestaltung derselben sind. Lassen sich reale Umstände und Fantasien in keiner Weise miteinander in Verbindung bringen, wird Arbeit und die damit assoziierten Forderungen nur als narzisstische Kränkung erlebt.

Erleben Jugendliche Schule und Arbeit vor allem als einschränkenden Eingriff in die Welt ihrer wichtigsten Fantasien, fällt es ihnen schwer, einen narzisstischen Gewinn aus ihrer Tätigkeit zu ziehen. Wenn sie sich im Konflikt zwischen ihren Größenfantasien und den alltäglichen Erfordernissen wahrnehmen, kann es ihnen gelingen, das Heldenhafte ihrer Fantasien zu bewahren. Die Arbeit, der sie trotz der Widerstände ihrer Größenfantasien nicht ausweichen, wird zu ihrem Erfolgserlebnis und das Gelingen der Lehre zum wahren Gesellenstück. Wiederholtes Versagen und Misserfolge führen zu narzisstischen Kränkungen. Es kann zu destruktiven Auseinandersetzungen am Arbeitsplatz, suizidalen Krisen und delinquentem Verhalten kommen.

Solange Arbeit nur Pflicht ist, entsteht kein narzisstischer Gewinn durch die Arbeit, allenfalls ein vager Stolz, dass man trotz allem die notwendige Arbeit erledigt.

Vor allem männlichen Jugendlichen bedeutet es viel, damit angeben zu können, dass sie nicht schwer arbeiten müssen, um Erfolge haben zu können. Helden sind sie dann, wenn sie ihre Arbeit cool und mit Leichtigkeit bewältigen. Als ein „Streber" zu gelten, empfinden sie als Abwertung und innerhalb ihrer Peergroup als degradierend. Teilweise ist der männliche Protest gegen schulische Pflichten ein Ausdruck des Wunschs, sich aus kindlichen Abhängigkeiten zu befreien. Engagement in der Schule wird eher als weiblich konnotiert.

Die **Schule** ist ein bedeutender Schauplatz für die **Gestaltung unterschiedlicher Männlichkeiten und Weiblichkeiten** und bildet eine **Bühne für Erfolg und Misserfolg, Ehrung und Demütigung.** Sie kann aber auch zum Schauplatz größter Not werden. Dies gilt vor allem für Jugendliche, die in ihrer Kontaktfähigkeit und ihrer intellektuellen Leistung eingeschränkt sind. Falls Eltern und Lehrerschaft nicht helfend reagieren können, müssen die Adoleszenten ohnmächtig mit ansehen, wie sich die sozial Stärkeren entfalten. Dabei nehmen auch die Eltern Anteil am sozialen Bewährungsdruck, dem die Kinder ausgesetzt sind.

Oft genug kann die Schule ihre Rolle als wichtiger Schrittmacher der sozialen Integration nicht mehr genügend leisten. Bei Schulangst kann es sich um Trennungsängste aus Gründen einer familiären Verstrickung handeln.

Familiäre Auflösungserscheinungen absorbieren die Kräfte von Jugendlichen manchmal so stark, dass für schulische Aufgaben keine Energie mehr übrig bleibt.

Besonders wenig aggressive Jungen neigen in diesem Alter dazu, sich in einer **Welt der Bücher oder Computer** Sicherheit und Aufschub zu suchen. So gelingt es ihnen oft besser als den Mädchen, aus dem Kontrollbereich der Mutter zu entkommen und sich trotzdem noch in keine neuen Beziehungen zu verwickeln. Diese Situationen sind besonders für aktive Mütter eine Herausforderung, zumal es oft schwierig ist, die emotionale Befindlichkeit von extrem zurückgezogenen Jugendlichen abzuschätzen. Computerspiele dienen dazu, aggressive oder sadistische Fantasien, die von den Spielen angeregt werden, zu kontrollieren. Sie können jedoch auch autistische Beziehungsabwehr fördern und der gesunden Integration aggressiver Impulse innerhalb von Beziehungen im Weg stehen.

Computer können einen Ort des Rückzugs ermöglichen. Sie helfen den Jugendlichen aber auch, in Bereiche einzudringen, die den Erwach-

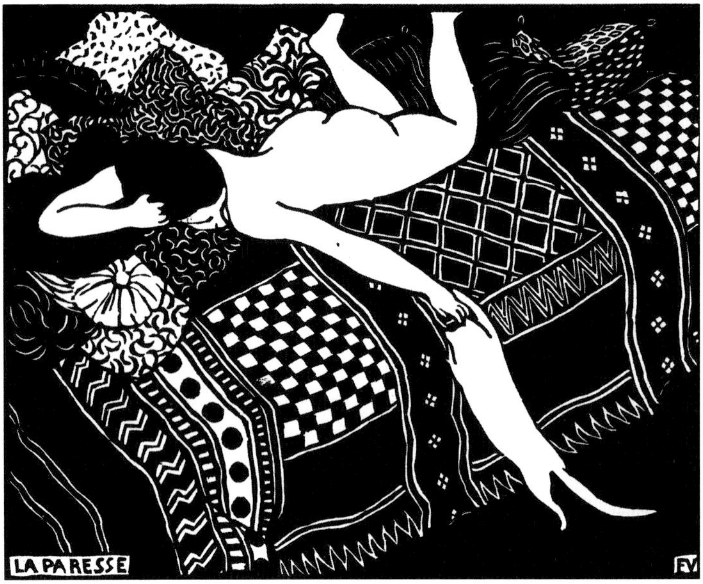

Abb. 15: Félix Vallotton: Faulheit (1896), © bpk Berlin

Faulheit bedeutet für die Jugendlichen einen wichtigen Schonraum angesichts oft drängender äußerer und innerer Aufgaben.

senen weniger zugänglich sind und fördern damit die Entwicklung einer gesunden Autonomie.

In der Frühadoleszenz werden **Beziehungs- und Reifungskrisen** häufig nicht bemerkt, da sie still verlaufen. Sie sind durch soziale, affektive und intellektuelle **Hemmungen** gekennzeichnet. Wiederholtes **Versagen** und **Misserfolge** führen zu immer schwereren **narzisstischen Kränkungen**, es kann zu einem **Entwicklungszusammenbruch** mit **Suizidalität** oder zu **delinquentem Verhalten** kommen.

Die starken **Stimmungsschwankungen** der eigentlichen Adoleszenz zwischen „himmelhoch jauchzend" und „zu Tode betrübt" und Wechsel zwischen **Selbstüberschätzung** (Tagträume: „Ich bin der Größte, Klügste, Stärkste…") und Gefühlen von **Unzulänglichkeit** („Ich kann gar nichts; ich bin absolut wertlos…") lösen in der Regel schulische Schwankungen aus.

Bei zunehmendem Realitätsbewusstsein treten die Größenfantasien in den Dienst der Durchsetzung eigener Ziele auch im schulischen oder beruflichen Bereich.

Falls sich Omnipotenzfantasien nicht entwickeln können oder zu schnell desillusioniert werden, entstehen häufig Angst und Gewalt aufgrund einer unsicheren Identität (Leuzinger-Bohleber, Mahler 1993).

Homöopathische Rubriken Schule

- Abneigung; Gleichgültigkeit gegenüber Geschäft (Schule)
- Abneigung gegenüber geistiger Arbeit
- Mangel an Ehrgeiz; Disziplin. Langeweile
- Tagträumen. Verschiebt alles auf den nächsten Tag
- Konzentrationschwierigkeiten: Konzentration unmöglich. Leeregefühl. Fehler während dem Rechnen, beim Sprechen, Studieren. Gedächtnisschwäche von geistiger Anstrengung
- Schnelle Auffassungsgabe. Leichtes Lernen Aktive Konzentration
- Mühe zu lernen. Unfähigkeit, Sprache zu lernen; ungeeignet für Mathematik

Wichtige Themen für die homöopathische Anamnese

- Wie würdest du dich in der Schule beschreiben?
- Wie sind die Beziehungen unter Schülerinnen und Schülern, mit Lehrkräften?
- Berufswünsche? Hobbys?
- In welchem Verhältnis stehen Mutter-Tochter/Sohn-Beziehung und Vater-Tochter/Sohn-Beziehung und Schulentwicklung, Berufsbildung?

7 Übernahme von Verantwortung

Die mit der Industrialisierung einhergehende Entritualisierung der Adoleszenz hat die **Individualisierung des Chaos** vorangetrieben. Inititiationsriten als Maßnahmen, die Gefahren adoleszenter Entwicklungen einzudämmen, waren Mittel, das herrschende Wertesystem dem familiären und individuellen Gewissen anzupassen. Damit wurden in **„kalten Kulturen“** (Devereux 1988) individuelle Entwicklungen **„eingefroren“**, um Strukturen innerhalb der Gesellschaft zu erhalten (Erdheim 1982). Im Mittelalter war die Gesellschaft durch tradierte Riten, Brauchtum und Religion, die im Sinne göttlicher Ordnungen weitgehend unveränderlich waren, klar definiert.

Heute sind junge Menschen in ihrer Aufgabe, das **Chaos der Adoleszenz** in Ordnung zu verwandeln, weitgehend auf sich gestellt. Dieser Prozess nimmt immer längere Zeit in Anspruch, besonders, wenn es an unterstützenden familiären Bindungen fehlt, die Halt und Richtung geben könnten.

Eine der wichtigsten entwicklungspsychologischen Aspekte der Spätadoleszenz ist das Heranreifen eines **kongruenten Identitätsgefühls**. Die während der mittleren Adoleszenz rasch wechselnden Lebensentwürfe werden während dieser Phase zunehmend realistischer. Berufs- und Geschlechtsrollen werden geprüft, inwieweit sie mit den eigenen Vorstellungen und Fantasien zu vereinbaren wären. Die Jugendlichen realisieren, dass der Prozess der Reifung und Entwicklung mit irreversiblen Entscheidungen verbunden ist. Wie schon beim kleinen Kind der „Glanz im Auge der Mutter“ (Kohut 1973) ist auch bei den spätadoleszenten Identitätsbildungsprozessen die empathische Unterstützung durch bedeutsame andere eine zentrale Erfahrung. Obwohl es paradox klingen mag, ist das durch Menschen Gespiegeltwerden von **Separationsprozessen** nicht zu trennen. Das emotionale Echo anderer Menschen bleibt ein Leben lang bedeutsam. Durch diese Rückversicherung können gerade während turbulenter Lebensphasen (die Adoleszenz ist nur eine davon) Spiegel- und Selbstbild wiederholt miteinander verglichen werden. Dadurch bekommt das Eigene auch in seinem unaufhörlichen Wandel Kontur. Ideale Entwürfe können so korrigiert oder gänzlich verworfen werden. Somit bleibt die psychische, soziale und geistige Entwicklung mitsamt ihrer unvorhergesehenen Wendungen und Veränderungen in Gang. Das Gefühl einer eigenen Identität bildet sich.

Immer wieder geht es um das Aushalten sich widersprechender Wünsche, nämlich dem anderen ähnlich zu sein und sich zugleich mit der eigenen Identität vom anderen zu unterscheiden. Tragende Beziehungen zu Menschen wie auch eine zunehmend stabile innere Repräsentanzenwelt sind eine wesentliche Voraussetzung, dass notwendige **aggressive Impulse** das lebensnotwendige innere und äußere Netz nicht zerreißen.

Trotz solcher Voraussetzungen ist die Entwicklung zum Erwachsenen vor verschiedensten Ängsten und depressiven Reaktionen nicht geschützt.

Heute verlängert die Möglichkeit diverser Ausbildungsmöglichkeiten die Adoleszenz in vielen Fällen. Die lange Zeit der Ausbildung bindet die Jugendlichen aber nochmals an ihre Eltern. Fast gezwungenermaßen kommt es dadurch zu einer **Wiederannäherung an die Eltern**, die die Jugendlichen finanziell und moralisch unterstützen müssen.

Die multioptionale Gesellschaft (Gross 1994) bietet den Jugendlichen bedeutend mehr Freiheit als den früheren Generationen. Die im Zuge dieser Entwicklung schwächer gewordenen familiären und gesellschaftlichen Gefäße schützen und verwurzeln die Heranwachsenden entsprechend weniger. Dadurch wird die Suche nach der eigenen Identität nicht einfacher.

Manche Adoleszenten tun sich mit dieser Situation schwer und schrecken vor jeder neuen Herausforderung zurück. Sie finden immer wieder Gründe, ihr **Moratorium** und somit die Sicherheit der Abhängigkeit zu **verlängern.** Statt einer aktiven Bewältigung der anstehenden Aufgaben, Berufsfindung und Partnerschaft, hoffen sie, dass andere Personen oder die Lebensumstände diese Aufgaben stellvertretend für sie bewältigen könnten.

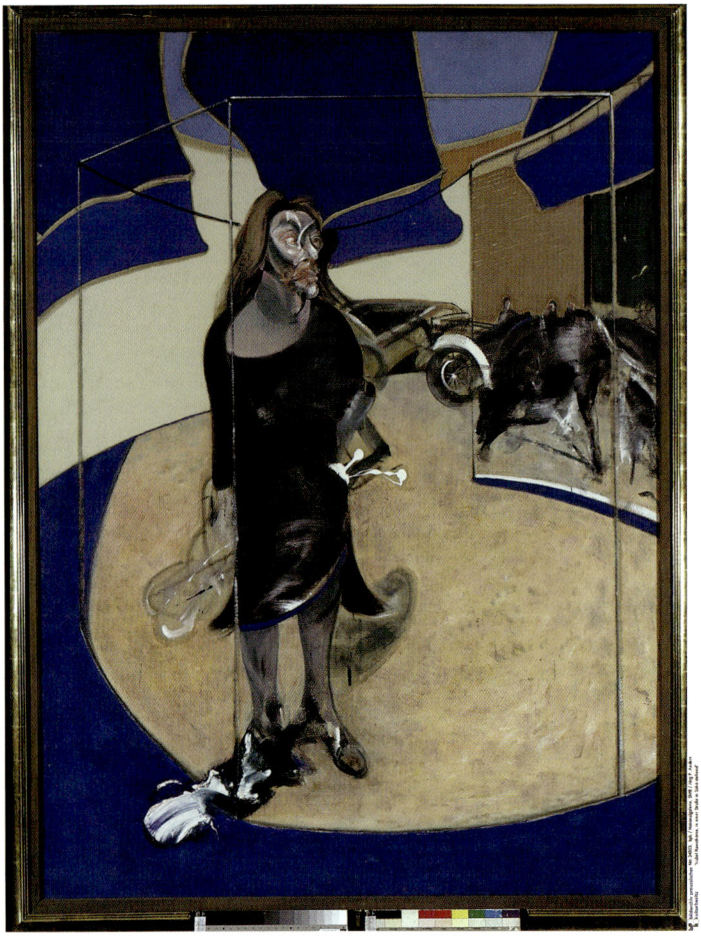

Abb. 16: Francis Bacon: Portrait Isabel Rawsthorne (1967),
© The Estate of Francis Bacon / VG Bild-Kunst, Bonn 2007 / bpk Berlin, Nationalgalerie, SMB, Jörg P. Anders

Eine Protagonistin seines zerrissenen Welttheaters.

Die postadoleszenten Jugendlichen müssen entscheiden, welche Aspekte von **Vater- und Mutterbildern** sie übernehmen und welche sie verabschieden wollen. Die bewussten Entscheidungen bei der **Partner- und Berufswahl** sind durch unbewusste Identifikationen mit einem Elternteil überlagert.

Die existenzielle psychische Verunsicherung weckt bei vielen Jugendlichen das **Interesse** an **Mystik und Esoterik** und führt gelegentlich zu einem regressiven Rückzug in die Innerlichkeit. Manche finden in neuen religiösen Bewegungen „Gurus", die als omnipotent angesehen werden und die alte Sicherheit in neuem Gewand verkörpern.

Durch die damit verbundene psychische und kognitive Regression können Jugendliche einem solchen Führer unkritisch und beinahe willenlos zu folgen beginnen.

Jugendliche wollen sich aus der Intimität der Familie lösen und in eigene Beziehungen und die Gesellschaft hineinwachsen. Doch will diese Gesellschaft sie auch? Vielen wird eine abschlägige Antwort erteilt. Der harte, oft gnadenlose Arbeitsmarkt, Arbeitslosigkeit und Stellenverlust lassen sie eine Kälte spüren, von der sie sich zurückgestoßen fühlen. Solche Umstände lassen einen Rückzug in die Intimität persönlicher und familiärer Beziehungen und eine Flucht in Freizeitaktivitäten nachvollziehbar werden.

Hedonistische Subkulturen (Disco, Musikszene usw.) können dann dazu animieren, die Welt der hoffnungstragenden Fantasien zu retten.

Wenn die Anpassung an gesellschaftliche Institutionen nicht gelingt und die Jugendlichen auch keine alternative Orientierung finden, droht ihnen, dass sie in einen ohnmächtigen und hilflosen Zustand geraten, in die **„ausgebrannte Adoleszenz“**. Die Wurzeln solcher hoffnungsloser Entwicklungen liegen meist in unlösbaren Verstrickungen mit den familiären Bezugspersonen. Solch schwierige Entwicklungsverläufe können aber im Dampfkessel der Adoleszenz und mit außerfamiliärer Unterstützung eine Veränderung zum Positiven erfahren.

Gelingt dies nicht, besteht die Gefahr, dass die Jugendlichen sich durch delinquente Handlungen und Straffälligkeit die Zukunft verbauen und alle Bindungen, sowohl die zur Familie als auch die zur Gesellschaft, zerstören.

Im Extremfall können solche Entwicklungsverläufe zu schweren **Identitätskrisen** mit psychotischen Symptomen führen. Archaische Größenideen sind in diesen häufig zu finden.

Neben einer homöopathischen Betreuung benötigen diese Jugendliche immer auch intensive psychotherapeutische Hilfe.

Unter dem Diktat von Leistungsanforderungen schrumpfen für viele Jugendliche adoleszente Möglichkeitsräume. Die peinlichste Durchstrukturierung der äußeren Realität verdrängt alle unkontrollierten und spielerischen Bereiche. Bei einer **Verkürzung der Identitätsentwicklung** durch eine zu frühe Übernahme von Verantwortung fehlt der Freiraum **des Träumens**, und es kann zur Bildung einer überangepassten **„Pseudoidentität“** kommen.

Jugendliche wachsen immer in eine von den Erwachsenen strukturierte Welt hinein. Diese ist seit 1968 immer wieder durch Jugendrevolten erschuttert worden. Nicht immer ist es den Jugendlichen gelungen, ihre Träume und Fantasien spielerisch darzustellen. Die oft aufs peinlichste durchstrukturierten Räume unserer Leistungsgesellschaft provozieren ihrerseits die Bereitschaft Jugendlicher, destruktiv zu reagieren und sich aus dem gesellschaftlichen Diskurs zurückzuziehen. Oft fehlt der Freiraum des Träumens, die Leichtigkeit des Seins und die Möglichkeit, trotz aller Enge und Schwere das Fliegen zu lernen. Fehlt dem Jugendlichen die Kraft, vehement zu opponieren, passt er sich möglicherweise an die gespürten und formulierten Erwartungen an und flüchtet in eine schützende Pseudoidentität. Somit scheitert der Versuch vorderhand, flügge und auch in einem kulturellen Sinne kreativ zu werden. Ein Sturz vom Dach könnte eine der Möglichkeiten bleiben, sich die Illusion, das Fliegen doch noch zu lernen, zu erhalten.

8 Die Anamnese bei Adoleszenten

Zur Zeit Hahnemanns gab es die soziokulturelle Kategorie Jugendalter noch nicht. Entsprechend fehlen spezielle Angaben in seinen Ausführungen zur Anamnese von Jugendlichen. Aufgrund des Schattendaseins, das die Adoleszenz in der Homöopathie bis heute spielt, gibt es noch kaum Untersuchungen, die sich der Frage des homöopathischen Interviews mit Jugendlichen widmen. Die meistens aufwühlende Zeit wird gerne vergessen. Bei aller Glorifizierung von Jugend möchten die wenigsten Erwachsenen nochmals fünfzehn sein.

Fallbeispiel

Eine Mutter meldet ihren Sohn René für eine homöopathische Konsultation an. Weinend berichtet sie, dass ihr 17-jähriger Sohn seit Monaten nicht mehr für das Gymnasium arbeite, dass er kiffe und auch schon mit der Polizei zu tun gehabt habe, keinen Kontakt mehr zu Gleichaltrigen pflege, sich nach der Schule in sein Zimmer zurückziehe und Ruhe haben wolle. Psychiatrische Hilfe käme überhaupt nicht in Frage, die würden andere benötigen, nicht er. Homöopathischen Medikamenten gegenüber sei er nicht völlig ablehnend.

Es kommt zu einem ersten Treffen zwischen René und mir.

Ich stelle eine der Routinefragen: „Was führt Sie zu mir?“

Er antwortet: „Meine Mutter schickt mich“

Pause. René schweigt und wirkt abweisend.

Ich fühle mich verunsichert, da er auch nach einer längeren Pause nicht den Eindruck macht, etwas sagen zu wollen und versuche es mit einer neuen Frage: „Gibt es etwas, von dem Sie sich wünschen würden, dass es geändert werden könnte?“

„Keine Ahnung“, lautet die Antwort.

Diese kleine Gesprächsfacette zeigt, wie stereotype Fragen auf einen desinteressierten Jugendlichen im Sinne einer kalten Dusche wirken können. René, der sich von seiner Umwelt stark zurückgezogen hat, soll seine Hauptsymptome schildern. Er weiß jedoch selber nicht, was er will oder was er nicht will. Vor allem männlichen Jugendlichen fällt es schwer, Empfindungen von Einsamkeit und Hilflosigkeit auszudrücken, als ob sie es sich zu einem Prinzip gemacht hätten, allein klarkommen zu müssen und keine Hilfe annehmen zu dürfen.

Trotz der spärlichen Angaben ist es möglich, auch in einer solchen Situation erste Hinweise für eine Mittelwahl zu finden, die im weiteren Kontext in Erwägung gezogen werden können.

Homöopathische Rubriken

- antwortet kurz angebunden
- Abneigung gegen Geschäft
- Wunsch nach Einsamkeit
- keine Wünsche
- abstoßende Stimmung
- Wunsch nach Ruhe
- Abneigung angesprochen zu werden
- reserviert

Wie kann das Gespräch mit **„desinteressierten“** Jugendlichen gestaltet werden, denen jegliche Problemeinsicht zu fehlen scheint?

Bevor wir uns in der gewohnten Art und Weise einer homöopathischen Anamnese zuwenden können, geht es darum, die Vorbehalte oder die Ablehnung gegenüber einer homöopathischen Behandlung zu thematisieren. Das Beispiel von René zeigt, dass wir nicht davon ausgehen können, dass Jugendliche die von uns zugedachte **Rolle des Patienten** übernehmen. Sie akzeptieren auch nicht unsere Rolle als Homöopathen, die als sog. **„vorurteilslose Beobachter“** eifrig jedes Wort in den Computer eintippen. Renés Misstrauen und Abgrenzungsbedürfnis ließ keine Motivation für eine homöopathische Behandlung erkennen. Seine Ambivalenz, einerseits zur Konsultation zu kommen, aber dort zu schweigen, stellte bereits in den ersten Minuten den für die Adoleszenz typischen Konflikt zwischen dem Streben nach Autonomie und Abhängigkeit dar. Der Junge fühlt sich in seiner Einsamkeit zwar nicht wohl, aber er ist allein nicht in der Lage, seine Bedürftigkeit und seinen Wunsch nach Unterstützung direkt aussprechen zu können. Über die Frage, warum wohl seine Mutter ihn zu mir geschickt habe, gelang es, ins Gespräch zu kommen.

Die adoleszente Größenfantasie, alles allein zu können, dient der Stabilisierung des Selbstwertgefühls. Erst im Zuge langsamer Reifungsprozesse, kann das Gefühl von Abhängigkeit ohne Kränkung ertragen werden. Lange Zeit schwankt das innere Erleben zwischen Trotz und Abhängigkeit. So muss man sich als Homöopath auf unregelmäßige Konsultationen, unpünktliches Erscheinen oder vergessene Termine einstellen.

Pünktliches bzw. unpünktliches Erscheinen zu Konsultationen hat viel mit dem Körpergefühl zu tun, wobei Pünktlichkeit meistens mit einem guten Körpergefühl korreliert. Unpünktlichem Erscheinen liegt oft weniger Aggression als die Angst, sich festlegen zu müssen, zugrunde.

In der Regel macht es Sinn, bei Jugendlichen die Abstände der Konsultationen kürzer als bei Erwachsenen zu gestalten, da die Entwicklungsprozesse schneller ablaufen und Dekompensationen wie Anorexie, Delinquenz oder Suizidalität drohen. Bei suizidalen Jugendlichen kann durch ein passendes homöopathisches Mittel der Antrieb gestärkt werden, dadurch kann anfangs die Gefahr einer suizidalen Handlung erhöht sein.

Falls ein Jugendlicher nicht zur Konsultation erscheint, empfiehlt es sich, sich zu erkundigen, was los ist. Es kann hilfreich sein, dem eigenen Bedauern Ausdruck zu geben, dass die reservierte Zeit nutzlos verstreicht und die Frage zu stellen, warum er sich so wenig um sich selber kümmere.

Hahnemann empfiehlt bei **zurückhaltenden** Patienten, die „theils aus Trägheit, theils aus mißverstandner Schaam, theils aus einer Art milder Gesinnung oder Blödigkeit, mit einer Menge Beschwerden“ (*Organon* § 97) zurückhalten, durch „klügliche Wendungen der Fragen oder durch andre Privat-Erkundigungen auf die Spur zu kommen" (Anmerkung zu *Organon* § 93).

Um Jugendliche besser verstehen zu können, braucht es eine Haltung, die weiter geht als Hahnemanns empathische Empfehlung: „Um das an Kranken zu Beobachtende genau wahrzunehmen, muss man alle seine Gedanken darauf richten, sich gleichsam aus sich selbst zu setzen" (RAL Bd. 4). Wenn wir unsere gewohnte Rolle als Homöopathen verlassen, unsere eigenen adoleszenten Reaktionen spüren und uns die spezifischen Interaktionsszenen bewusst machen, nähern wir uns der Thematik der Jugendlichen eher.

Die Behandlung von Adoleszenzstörungen bleibt in ihrer Stiefkindposition, wenn die Erwachsenen die Verunsicherungen der Adoleszenz meiden. In der Begegnung mit Jugendlichen wird die **eigene Adoleszenz aktualisiert** und die jeweilige Lebenssituation vor Augen geführt. Dabei können Gefühle wie Trauer, Neid, Resignation oder Unterlegenheit empfunden werden:

Wie zufrieden, wie resigniert fühle ich mich? In welchen krisenhaften Beziehungen bewege ich mich derzeit? (Sohni 1997). In welcher (Übergangs-) Phase stehe ich selber? Wie nehme ich die Veränderungen meines Körpers im eigenen Lebenszyklus wahr?

Winnicott sieht die größte Herausforderung, die von Jugendlichen ausgeht, dort wo die Adoleszenten es (im Erleben der Erwachsenen) besser haben, als man es selbst hatte. Jugendliche stellen jenen Teil in uns in Frage, der keine richtige Jugend gehabt hat. Der aufkommende Neid und Groll flößt den Erwachsenen den Wunsch ein, schnelle Lösungen für die Jugendlichen zu finden und damit auf die unvermeidliche Phase der Stagnation der Jugendlichen zu reagieren (Winnicott 1997).

Im unmittelbaren Dialog spürt der Jugendliche unsere Haltung. Suchen wir bei ihm nur nach etwas, was ihm fehlt, oder sehen wir auch seine Potenzen und Möglichkeiten, aus einer kritischen Situation heraus selbst kreative Lösungen zu entwickeln (Leyting 1994).

Im Interview mit Jugendlichen ist es sinnvoll, die **eigene Arbeit und sich selbst zu definieren.** Die meisten Jugendlichen sind interessiert, zu erfahren, wie sich der/die Homöopath/in die Methode und Wirkungsweise der Homöopathie vorstellt. Aus der Erläuterung des Ähnlichkeitsprinzips können Jugendliche darauf vorbereitet werden, dass in der Homöopathie die verschiedensten Bereiche von Körper- oder Seelereaktionen für die Wahl eines passenden Mittels von Bedeutung sein können. Es ist wichtig, im Interview genügend Raum für Fragen von Adoleszenten offen zu halten. Nach dem Sichvorstellen kann geklärt werden, ob die Jugendlichen (normalerweise ab 16-jährig) mit Sie und Vornamen angesprochen werden wollen. Mit Nachfragen, ob der Jugendliche bequem sitzt, kann eine gute Orientierung in der Praxis ermöglicht werden.

Idealerweise lässt man die Jugendlichen erzählen und überlässt ihnen die **Gestaltung des Gesprächs.** Zu früh und direkt emotionale Bereiche anzusprechen, macht wenig Sinn, weil dies häufig Ängste und Rückzugstendenzen auslösen kann. Intellektualisierungen, Amnesien oder Distanzierungen sind häufige Mittel, innere Bereiche zu schützen. Viele Jugendliche machen sofort „dicht", wenn sie mit Erwachsenen konfrontiert sind, die „übergriffig" in ihre Autonomiebereiche eindringen wollen, ihre „Geheimnisse" nicht taktvoll respektieren oder sich gar in ein Bündnis mit den Eltern einlassen. Auch Fragen nach Träumen können abrupt abgewehrt werden, wenn nicht bereits ein gutes Vertrauensverhältnis entstanden ist.

Jedes **Gespräch mit Bezugspersonen** des Adoleszenten sollte mit dessen Wissen stattfinden, da bereits geringe Vertrauensbrüche sofort mit dem Rückzug aus der Behandlung beantwortet werden. „Privat-Erkundigungen" (Hahnemann) sollten daher besser unterlassen werden können.

Eine der größten Schwierigkeiten ist es, die Mauern des Schweigens und des Trotzes, die manche Jugendliche als Schutzwall um sich aufgebaut haben, aufzulösen. In einer solchen Situation ist es hilfreich, speziell auf Gestik und Mimik zu achten. Stirnrunzeln, Verschränken der Arme, sich an den Stuhl klammern, eine Faust machen, den Atem anhalten, wegschauen, usw. können bestimmte Äußerungen begleiten und uns damit wertvolle Hinweise auf deren tiefere emotionale Bedeutung geben.

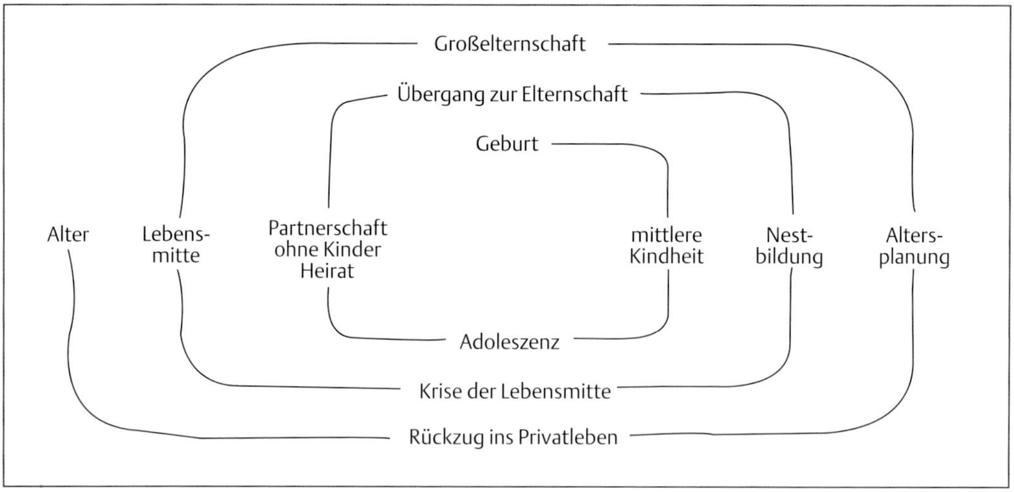

Abb. 17: Der Familienlebenszyklus nach Combrinck-Graham.

Die Abbildung demonstriert, in welcher Weise verschiedene Generationen und deren Anliegen im familiären und gesellschaftlichen Leben aufeinander treffen.

In der Behandlung bei Jugendlichen mit vorwiegend **aggressiven Themen** geht es zunächst darum, ein ausreichend stabiles Arbeitsbündnis herzustellen, da die Destruktivität dieser Adoleszenten sich häufig gegen alle „helfenden" Personen richtet. Beziehungsabbrüche beim leisesten falschen Ton gefährden einen ausreichenden Behandlungsrahmen. In der therapeutischen Arbeit müssen wir uns immer wieder vergegenwärtigen, dass hinter Gewalttaten ein großes Ausmaß an Angst, Verlassenheit und Ratlosigkeit verborgen liegt. Eine typische adoleszente Abwehrleistung besteht darin, einen inneren Vorgang in einen äußeren zu verlagern.

In der Auswahl der Symptome hat es sich für uns bewährt, zwischen aggressiven Fantasien und Vorstellungen, die sich vor allem in den Träumen und Wahnideen finden und der Aggression, die der direkten Auseinandersetzung in Beziehungen dient, zu unterscheiden (siehe S. 25).

Das Kennenlernen der individuellen Gestaltung der Beziehungen des Jugendlichen zu wichtigen Menschen ist von großer Bedeutung für die Mittelfindung.

Wo wird Nähe oder Distanz gesucht, wie ist der Umgang mit Ärger oder Streit, wie und wie heftig werden Aggressionen ausgedrückt und gegen wen richten sie sich? (Vater, Mutter, Großeltern, Geschwister, sonstige Verwandtschaft, Gleichaltrige, Lehrer, Freund, Freundin oder allgemein einfach „die Gesellschaft").

Sehen wir Möglichkeiten, wie es Jugendlichen gelingt, aus einer kritischen Situation heraus selbst kreative Lösungen zu entwickeln?

Nachstehende Fragen sind als **Anregung** (nicht als zu eruierender Fragenkatalog) gedacht, um ins Gespräch über adoleszente Themen kommen zu können.

Wichtige Themen für die homöopathische Anamnese

- Hat sich das Verhältnis zwischen dir und deinen Eltern in der letzten Zeit verändert?
- Was könnten deine Eltern machen, dass du ganz glücklich bist? Was würdest du dir von einer idealen Mutter, von einem idealen Vater wünschen?
- Was sind typische Sätze des Vaters, der Mutter?
- Welche Beziehungen sind wichtig? Auf wen kannst du dich verlassen?
- Welche Wünsche, Erwartungen und Befürchtungen bestehen im Zusammenhang mit wichtigen Beziehungen?
- Lässt sich in diesen Beziehungen etwas verbessern oder ändern?

- Wie könnte ein perfekter Tag aussehen?
- Wann bist du am glücklichsten?
- Wann warst du in deinem bisherigen Leben am unglücklichsten? Hast du schon daran gedacht, das Leben zu beenden?
- Was sind die Hauptgefühle, die du am Tag hast? Kannst du anderen diese Gefühle zeigen?
- Hast du das Gefühl, dass die Menschen dich so nehmen, wie du bist?
- Hast du das Gefühl, andere Menschen verstehen dich? Wie bewerten dich andere?
- Hast du das Gefühl, du machst etwas falsch?
- Wo kannst du dich behaupten?
- Wie, glaubst du, wird dein späteres Leben?
- Hast du Ideen, was man bewegen könnte?

Teil 2 Materia medica

Einleitung

Unsere Verschreibungen basieren zu einem großen Teil auf der Beschäftigung mit den inneren Bildern und Phantasien, die dem jeweiligen Zustand des Jugendlichen zugrunde liegen und die in den Träumen und Wahnideen bereits in den Prüfungen Hahnemanns in erstaunlich differenzierter Form beschrieben sind. Die vorliegende Arbeit stellt einen Versuch dar, die im Kontakt mit den Adoleszenten wahrnehmbaren Phänomene mit inneren Bildern und Gefühlen in Verbindung zu bringen – die Oberfläche mit der Tiefe zu verbinden.

Gerade Adoleszente zeigen sich äußerlich häufig schillernd mit vielen, häufig wechselnden Gesichtern. Allein von direkt wahrnehmbaren Phänomenen auszugehen, besonders, wenn man sie isoliert betrachtet, kann in die Irre und zu häufigen Mittelwechseln führen. Nach unserer Erfahrung ist die Arbeit erfolgreicher, wenn die Ähnlichkeit des Mittels gerade auch auf die inneren Bilder abgestimmt werden kann. Die Fokussierung auf den Charakter der therapeutischen Beziehung ist dabei eine wichtige Hilfe, da sich in den Übertragungs- und Gegenübertragungskonstellationen – oft weitgehend unbewusst – zentrale innere Themen konstellieren können.

Da in der vorliegenden Materia medica aus Platzgründen nicht immer auf diese komplexen Wege eingegangen werden kann und an vielen Stellen vor allem die tiefere Thematik der Mittel beschrieben wird, wird das Buch kaum für Laien oder für Adoleszente selbst hilfreich sein. Es braucht die Bereitschaft und Erfahrung des homöopathisch tätigen Behandlers, gemeinsam mit den Jugendlichen die verschlungenen Pfade, die das Äußere mit dem Inneren verbinden, zu erkunden, um die folgenden Materia-medica-Darstellungen in der Praxis anzuwenden.

Die Hervorhebungen in den Zitaten erfolgten durch die Autoren.

Fettgedrucktes verweist auf Rubriken. Diese wurden aus dem englischen Complete Repertory von Zandvoort (1994) durch die Autoren ins Deutsche übersetzt. Die Differenzialdiagnosen (DD) sind so angeordnet, dass die wichtigen Mittel am Anfang stehen und die kleineren Arzneien, an die man auch noch denken könnte, folgen.

Abkürzungsverzeichnis

Al	Allen TF: The Encyclopedia of Pure Materia Medica. 12 Bde. New York: B. Jain; 1874–1880.
Al HC	Allen HC: Nosoden. Übs. von T. v. Grudzinski. Berg: Barthel & Barthel; 1987.
Berridge	Berridge EW: Prüfung von Medorrhinum. International Hahnemannian Association.
Candegabe	Candegabe EF: Vergleichende homöopathische Arzneimittellehre. Göttingen: Burgdorf; 1990.
CK	Hahnemann S: Die chronischen Krankheiten. 5 Bde. Stuttgart: Haug; 2003.
Clarke	Clarke JH: Der Neue Clarke. 10 Bde. Hrsg. von P. Vint. Bielefeld: Burgdorf; 1990–96.
He	Hering C: The Guiding Symptoms of our Materia Medica. Vol. I–X. New Delhi: Jain; 1988.
HT	Hartlaub CGC, Trinks CF: Reine Arzneimittellehre. Hamburg: Homöopathisches Wissen; 1991.
Jahr	Jahr GHG: Symptomen-Kodex der homöopathischen Arzneimittellehre. Leipzig: Lieth B v d; 1848.
Kent	Kent JT: Homöopathische Arzneibilder. Vorlesungen zur homöopathischen Materia medica. Übs. von R. Wilbrand. 3 Bde. Heidelberg: Haug; 1998.
Lippe	Aus: Kastner RF: Bönninghausens Physiognomik der homöopathischen Arzneimittel. Heidelberg: Haug; 1995.
Paschero	Rampold V: Mindmat. Vollständige Materia medica der ichnahen Symptome. 10 Bde. Ruppichteroth: Similimum; 1998–2002.
Phatak	Phatak SR: Homöopathische Arzneimittellehre. Göttingen: Burgdorf; 1999.
RAL	Hahnemann S: Reine Arzneimittellehre. 6 Bde. Heidelberg: Haug; 1979.
Roberts	Rampold V: Mindmat. Vollständige Materia medica der ichnahen Symptome. 10 Bde. Ruppichteroth: Similimum; 1998–2002.
P. Schmidt	Rampold V: Mindmat. Vollständige Materia medica der ichnahen Symptome. 10 Bde. Ruppichteroth: Similimum; 1998–2002.
Stapf E	Archiv für die homöopathische Heilkunst. 15 Bde. Leipzig: Reclam; 1822-1836.

Anacardium orientale

Themen

- Überstrenges Familiensystem. Pflichterfüllung ist oberstes Gebot.
- Mangel an Selbstvertrauen. Wertlosigkeit. Die Jugendlichen haben das Gefühl, Dinge nie gut genug machen zu können und dass ihnen nichts mehr gelingen kann. Prüfungsängste. Furcht zu scheitern.
- Zwanghaftigkeit. Festgefahren.
- Innere Zerrissenheit. Gespaltenheit. Widersprüchlichkeit. Liebe kippt in Hass.
- Versteckte Aggression. Grausamkeit.
- Fühlen sich von der Welt getrennt. Gefühle der Unwirklichkeit und Isolation.
- Gefühllosigkeit.

Beobachtungen im Interview – Emotionen

Anacardium orientale kann bei Jugendlichen hilfreich sein, die aufgrund von **Prüfungs-** und **Versagensängsten** in großen inneren Druck geraten.

Die Adoleszenten wirken **schüchtern**, angespannt und unsicher.

Die Situation des Interviews rührt an ihre unsicheren Seiten und an ihre inneren Gefühle der **Wertlosigkeit.**

Das Gespräch verläuft stockend. Die Jugendlichen **überlegen lange**, bevor sie eine Antwort finden und wirken in ihrem **Bemühen, alles richtig zu machen**, verkrampft. In ihren Antworten und ihrer Art an unpassenden Stellen im Gespräch zu lachen drücken sich die **inneren Widersprüche** aus. Typisch sind Äußerungen wie: „Ein Teil von mir sagt so, ein anderer so" oder „Ich kann ganz lieb und nett sein und dann bricht plötzlich eine riesige Wut aus mir heraus", „ich fluche und beschimpfe andere Menschen, obwohl ich das nicht will".

Manche Jugendlichen zeigen sich in ihrem **schlechten Selbstvertrauen** fast **devot** – im Grunde suchen sie nach einer Halt gebenden Person.

Hinter einer netten, sogar **herzlichen** Fassade verbirgt sich ein Abgrund an **Gefühllosigkeit**, der an die Folgen einer traumatischen Kindheit denken lässt.

Es ist, als ob sich in einem verkrampften Körper ein tiefer Schmerz ausdrückte. Der Händedruck ist schlaff, die **Hände** sind **bläulich** und **eiskalt** und im Gesicht können **Zuckungen um den Mund** auffallen.

> Er **lacht, wenn er ernsthaft seyn soll** (CK).

Akzeptanz des Körpers

Die Tendenz, sich wertlos und hässlich zu fühlen prägt die körperliche und sexuelle Reifung in der Adoleszenz. Prüfungssymptome wie der Traum, im Gesicht voll hässlicher, weißer Blattern zu sein oder die Wahnidee, **nicht das eigene Gesicht im Spiegel** zu **sehen,** zeigen das Maß an Entfremdung von sich selbst. Folgen einer frühen Traumatisierung wie **sexuelle Missbrauchserfahrungen** können in einen Anacardium-orientale-Zustand führen.

Das Gefühl zum eigenen Körper ist von Selbsthass bestimmt. Manche Jugendliche schinden den Körper mit quälenden Sportarten oder kasteien sich, indem sie extreme Diäten einhalten, um die inneren Schmerzen durch äußere zu besänftigen. Die Jugendlichen verlieren das Gefühl für den eigenen Körper und üben sich in übertriebener Askese. Das Schwelgen in geistigen und spirituellen Welten kann der Flucht vor seelischen Schmerzen dienen.

Körperlich hat das Mittel Beziehungen zum Bewegungsapparat mit Gefühlen der **Konstriktion** um die Gelenke und Sensationen, als ob die Sehnen zu kurz wären. Typisch sind **Pflockgefühle** – im Sinne eines „Pfahls im Fleisch". Die Gefühle der Restriktion, der inneren Unbeweglichkeit und des Gequältwerden manifestieren sich körperlich.

> Er träumt, im **Gesichte voller weisser, hässlicher Blattern** zu seyn (CK).
>
> Er träumt von **ekelhaften Krankheiten Anderer** (CK).

Sexuelle Identität

Vor dem Hintergrund der emotionalen Instabilität ist es schwierig, sich auf nahe Beziehungen zum anderen Geschlecht einzulassen. Sexuelle Wünsche werden durch starken **Intellektualismus**, **Zwanghaftigkeit** und **Pflichtgefühl** abgewehrt.

Die Jugendlichen erleben die ersten sexuellen Erfahrungen häufig in anonymen Beziehungen, da zu viel emotionale Nähe die innere Zerrissenheit verstärkt und zu abrupten Distanzierungen führt.

Lösung aus familiären Bindungen

Im Hintergrund eines Anacardium-orientale-Zustands kann ein Familienklima stehen, das als hart, lieblos und wenig verständnisvoll erlebt wurde. Das Familiensystem ist voller **Ambivalenzen** – liebevolle Momente kippen abrupt und für das Kind unverständlich in Abweisungen. Emotionale Liebe und Wärme sind zu kurz gekommen. Familienstrukturen werden als autoritär wahrgenommen, als ob nur die Leistung zählt. Häufig findet man strenge, bestrafende Väter.

Die Ablösung aus dem Elternhaus gestaltet sich kompliziert und voller Hass, Härte und Enttäuschung. Anacardium orientale kann bei Trennung der Eltern mit nachfolgenden Loyalitätskonflikten angezeigt sein.

Das Verhalten neigt zu Negativität – manche der aufsässigen Jugendlichen scheinen unbewusst die Bestätigung, dass sie nicht geliebt sind, richtig zu suchen. Sie neigen dazu, die Bindungen zu den Eltern abrupt zu zerreißen, zuweilen als Reaktion auf geringe Verletzungen. Auch wenn die Adoleszenten immer wieder äußerliche Brüche herbeiführen, fällt es ihnen selbst nach Missbrauchserfahrungen schwer, sich von den enttäuschenden Eltern zu lösen. Sie bleiben in Ambivalenzbindungen gefangen und geraten immer wieder in die Rolle des Sündenbocks oder des schwarzen Schafs in der Familie. So scheint ihr Leben unter einem negativen Bann zu stehen.

> Nachdem sie ihren **Mann oder ihr Kind liebkost hat, stösst sie sie weg**, als ob sie nicht das wären, was sie vermutete (He).
>
> Hat die **fixe Idee, ihr Mann sei nicht ihr Mann, ihr Kind sei nicht ihr Kind;** jetzt streichelt sie sie, dann stösst sie sie wieder von sich (He).
>
> **Träume von Leichen**, von einer nahen Gruft oder einem jähen Abgang (CK).

Beziehungen zu Gleichaltrigen

Alle Beziehungen sind mit **Gefühlen des Niegenügens** und der Aggression verbunden.

Die ersten Liebesbeziehungen sind äußerst fragil und funktionieren nach dem Prinzip des „Alles-oder-Nichts". Es gibt nur „reine Liebe", die bei jeder Irritation in Hass und Kälte kippen kann.

Es kommt zu Gefühlen der **Einsamkeit** und **Isolation.** Die Adoleszenten erleben wenig Unbeschwertheit, Ausgelassenheit und Spaß unter ihren Freunden. Sie spüren keine Verbindung mehr zu Gleichaltrigen oder der Familie und ziehen sich in asketischen Intellektualismus zurück oder sind in Gefahr, sich durch Drogen vollends von sich selbst und anderen zu entfernen.

Manche Jugendliche zeigen ein feines Gespür für Verletzungen. Sie neigen dazu, sich mit Unterdrückten oder Ausgestoßenen zu identifizieren, weil sie sich selbst als „Looser" fühlen und sich zu Außenseitergruppen wie Punks hingezogen fühlen.

Unvermittelt und für andere und auch für die Jugendlichen selbst kaum nachvollziehbar kann es zu plötzlichen Aggressionsdurchbrüchen kommen. Der Spieß wird umgedreht: **Sarkasmus, Grausamkeit, Hass** und **Racheverlangen** können extreme Ausmaße annehmen. Die Jugendlichen haben sich **nicht mehr unter Kontrolle.** Es ist, als ob **eine fremde Macht ihr Handeln bestimme.** „Wenn ich eine Wut habe, bin ich nicht mehr ich selbst" ist eine typische Bemerkung.

Es kommt zu heftigsten Auseinandersetzungen vor allem mit Autoritätspersonen. Die Adoleszenten sind empfindlich auf Domination durch andere und destruktive Handlungen werden dazu benutzt, um negativen Erwartungen zuvorzukommen. Aggression bei Anacardium orientale steht wenig im Dienste von Rivalität und Durchsetzung und kann kaum konstruktiv als Mittel der Ablösung oder zur Einforderung eigener Wünsche eingesetzt werden.

Das **antisoziale Verhalten** kann zu Kriminalität bis hin zu Tötungsdelikten führen.

Nach heftigen Streitigkeiten nehmen sich die Jugendlichen vor, sich zu bessern oder etwas Gutes zu tun, aber es kommt immer wieder etwas Schlechtes dabei heraus.

Bei manchen Jugendlichen zeigt sich die innere Wut nur in den **grausamen Träumen** oder in der Vorliebe für grausame Filme. Die Selbstwertstörung steht oft so im Vordergrund, dass die Aggressivität und Destruktivität im Interview nicht gesehen oder geäußert werden.

> Beim Spazierengehen, im Stehen, **Ängstlichkeit, als wenn jemand hinter ihm käme;** Alles um ihn her kam ihm **verdächtig** vor (CK).
>
> Sehr verdrießlich und unaufgelegt, mit großer **Empfindlichkeit gegen alle Beleidigungen** CK).
>
> Auf **geringe Beleidigung, jähzornig, in Thätlichkeit ausbrechend** (CK).
>
> **Unwiderstehliches Verlangen zu schimpfen und zu fluchen** (He).

Schulische und berufliche Entwicklung

Die Jugendlichen fühlen sich **hilflos** und können sich in ihrem inneren Hin und Her **für nichts entscheiden.**

Sie spüren, dass bei aller Anstrengung ihre **Leistung nie reichen kann**, die Liebe und Anerkennung der wichtigen Personen zu erwerben. Sie haben das Gefühl, einem Lehrer oder ihren Eltern etwas beweisen zu müssen und spüren ihre Aussichtslosigkeit.

Sie werden immer härter gegen sich selbst. Manche Jugendliche verkrampfen sich darin, Unmenschliches leisten zu wollen und bereiten sich akribisch auf jede **Prüfung** vor. Oft versagen sie dann trotz aller Anstrengungen, weil sie während der Klassenarbeit unfähig sind, irgendeinen klaren Gedanken zu fassen. Der Kopf ist wie leergefegt. Sie sind fleißig und **ehrgeizig** und wenn sie ein Referat oder eine Hausarbeit schreiben müssen, arbeiten sie so lange, bis alles ihren Vorstellungen enspricht.

Eine typische Indikation für Anacardium orientale ist es, wenn im Zusammenhang mit Prüfungsängsten eine Gastritis auftritt. (Typisch ist eine Besserung durch Essen – Nahrung scheint als Liebesersatz zu dienen).

> Die Zukunft scheint ihm ganz gefährlich, als wenn ihm nichts, als Unglück und Gefahr drohe; **Mißtrauen auf seine Kraft, und Verzagtheit** (CK).
>
> Große **Gedächtnis-Schwäche;** er wusste sich nicht mit der Sprache zu helfen (CK).

Übernahme von Verantwortung – Identität

Die Willenslähmung und Entschlusslosigkeit erschweren die Reifung einer eigene Identität.

Die Jugendlichen sind gefährdet, sich aus der Realität zu flüchten. Sie rauchen Cannabis oder trinken viel Alkohol, um wenigstens zeitweise die Spannung zu lösen und ihrem Versagen zu entfliehen.

Die Adoleszenten fühlen sich innerlich zerrissen und können in einem Moment von brutaler Härte sein und gleich darauf weinen, wenn sie einen verletzten Vogel sehen. Sie haben häufig einen starken Bezug zur **Religion**.

Den Hintergrund der **Spaltung** können frühe Traumatisierungen darstellen. Die in einer überwältigenden Situation empfundenen Gefühle werden von der Wahrnehmung abgespalten (Dissoziation).

Die traumatische Erfahrung kann so nicht ins Erleben integriert werden und führt in der Art eines psychischen Fremdkörpers ein Eigenleben, was sich bei einem Anacardium-orientale-Jugendlichen an quälenden **Träumen von Leichen oder Mord** zeigen kann.

Die Jugendlichen sind in ihrer Entfremdung stark **suizidgefährdet.** Sie zweifeln an der grundsätzlichen Berechtigung, unter Menschen leben zu dürfen. Es wird keine Zugehörigkeit zu einer Gemeinschaft mehr empfunden und alles erscheint sinnlos und fremd.

> Gefühl, **als ob er zwei Willen habe,** der eine befiehlt, was der andere verbietet (He).
>
> **Im einen Ohr ein Teufel, im anderen ein Engel,** ermuntert ihn, einen Mord oder Wohltaten zu begehen (He).
>
> Vorstellung, **dass alles Wahrgenommene keine Realität habe;** alle Dinge erscheinen **wie im Traum** (He).
>
> **Er ist mit der ganzen Welt entzweit und hat so wenig Vertrauen zu sich, dass er verzweifelt, das leisten zu können, was man von ihm verlangt** (CK).
>
> Sieht die **Gesichter aller anderer im Spiegel, nur sein eigenes nicht** (Clarke).

DD: Anacardium orientale – Staphysagria

Gemeinsam: Sensibel. Realitätsfremd. Kränkbar. Empfindlich auf Unterdrückung und Grobheit. Prüfungsängste. Überschießende Gewaltausbrüche. Stress schlägt auf den Magen (Anacardium orientale: Leere- und Konstriktionsgefühle – Staphysagria: stechende Schmerzen mit großer Berührungsempfindlichkeit).

Staphysagria-Jugendliche **passen sich stärker an**, sie glauben noch daran, dass es möglich sein könnte, durch Wohlverhalten die Wertschätzung anderer zu erhalten. Jugendliche in einem Anacardium-orientale-Zustand sind meistens sehr **misstrauisch, ihr Gesichtsausdruck** ist wie **leer**, als wenn sie **von der Welt getrennt** wären.

Staphysagria-Jugendliche legen großen Wert darauf, ihr **Ehrgefühl** zu schützen (Wahnidee, in Schande zu sein). **Entrüstung** ist ein wichtiges Thema. Anders als Anacardium orientale **verlieben** sie **sich schnell** und sind sehr empfindlich auf Liebesenttäuschung. Ihre Gedanken drehen sich ständig um **sexuelle Fantasien**.

In ihren Beziehungen haben sie **Angst um andere** und kümmern sich stark um familiäre Belange, während Anacardium-orientale-Jugendliche das Vertrauen in **familiäre Bindungen verloren** haben. Sie haben kein Zuhause und spüren bei der Ablösung kein Heimweh, während Staphysagria-Jugendliche sich schwer lösen, auch wenn sie zu Hause unter Unterdrückung und Dominanz leiden.

Bei Staphysagria sind die **Aggressionen** unterdrückt, sie liegen oft nah an der Oberfläche und äußern sich durch **Zittern** und eine große **Empfindlichkeit** auf jede Art von physischer **Verletzung.** Anacardium orientale spaltet eher ab und hat wenig Zugang zu Gefühlen. Es kommt zu unbewussten Inszenierungen, was das Verhalten der Jugendlichen für andere unberechenbar macht. Sie wissen selbst nicht, was mit ihnen geschieht, wenn positive **Gefühle plötzlich in puren Hass kippen** und es zu Beziehungsabbrüchen und **asozialem Verhalten** kommt. Beide haben eine starke Neigung zu überschießenden **Gewaltausbrüchen.**

DD: Anacardium orientale – Arsenicum album

Gemeinsam: Zwanghaftigkeit, Pingeligkeit. Können nicht ruhen, bis alles erledigt ist. Prüfungsängste. Unentschlossenheit.

Arsenicum-album-Jugendliche sind ängstlich und unruhig und suchen Hilfe, indem sie sich an andere Menschen **klammern**. Im Gegensatz zu Anacardium-orientale-Jugendlichen möchten sie in ihrer Not **nicht allein sein.** Arsenicum-album-Jugendliche haben mehr zwanghafte Züge: Nägelbeißen, konstantes Händewaschen, alles muss am richtigen Platz sein.

DD: Anacardium orientale – Carcinosinum Burnett: s. Carcinosinum Burnett S. 79

Apis mellifica

Themen

- Unruhe. Es muss viel in kurzer Zeit geschafft werden.
- Unpassende Fröhlichkeit. Überspielt Traurigkeit. Simulieren Heiterkeit und lachen kindisch, wenn ihnen etwas Unglückliches passiert.
- Hypersexualität. Eifersucht.
- Innere Enge. Mädchen, die sich in zu engen Familienstrukturen nicht entwickeln können. Möchten ausbrechen. Schreien. Diktatorisches Verhalten.
- Hält Wasser und Tränen zurück.
- Ungeschicklichkeit, lassen Dinge fallen. Kindliche Identität.
- Prozesse können sich nicht harmonisch entwickeln und es kommt zu plötzlichen Ausbrüchen (Folgen nach Kinderkrankheiten, Hirnsymptome nach unterdrückten Ausschlägen, plötzliche Schwellungen, Urtikaria, Zysten).
- Abortneigung. Schwierigkeit, schwanger zu werden.

Beobachtungen im Interview – Emotionen

Phatak beschreibt Apis mellifica als ein Mittel, das bei **„hysterischen Mädchen** in der Pubertät" indiziert sein kann. Es handelt sich um Jugendliche, die sich expressiv, attraktiv und lebhaft zeigen. Im Interview **lachen** sie **viel**, auch wenn sie über Dinge sprechen, die eigentlich nicht zum Lachen sind. Es handelt sich um überspannte Gefühlsäußerungen, eine **„aufgesetzte" Fröhlichkeit**, die eine tiefe Traurigkeit verdecken soll. Die Kleidung kann etwas naiv Aufreizendes an sich haben, worin sich der Wunsch, andere Mädchen ausstechen zu wollen, zeigt.

Oft fällt eine große **Unruhe** auf. Mädchen haben etwa ihre Handtasche auf dem Schoß, die sie ständig öffnen und schließen.

Das Gespräch hat wenig Tiefgang, weil die Jugendlichen sich nicht gerne mit problematischen Themen beschäftigen. Sie wollen vor sich selbst und vor anderen den Anschein erwecken, dass **alles in Ordnung** sei. Selbst wenn sie sehr krank sind, beispielsweise an einer schweren Angina leiden, gehen sie ungern zum Arzt, auch weil sie Spritzen und **Nadeln fürchten.**

Sie können keinen Grund für ihre Traurigkeit angeben, als ob sie selbst nicht begreifen, was mit ihnen passiert. Sie schließen sich zu Hause in ihr Zimmer ein und weinen stundenlang, ohne dass ihre Umgebung begreift, was eigentlich los ist. Umgekehrt können die Gefühle auch lange blockiert sein: „Ich **möchte gerne weinen**, aber es kommt einfach nicht aus mir heraus."

Der Körper hält in Ödemen viel Wasser zurück.

Es fällt schwer, im Gespräch zu einem Verständnis der Symptomatik zu kommen. Man begreift nicht, wozu das ganze Theater gut sein soll.

Besonders bei akuten Krankheiten oder **nach schlechten Nachrichten** kann es zu Zuständen tiefer **Gleichgültigkeit** kommen: die Jugendlichen sind wie in einem Schockzustand und sind zu nichts mehr zu motivieren.

Er **lacht beim größten Unglück**, als sei er bei einer Komödie (Al).

Simuliert Heiterkeit, obwohl sie sich elend fühlt (Al).

Wenn gefragt, ob er krank sei, sagt er: **„Mir fehlt nichts"**. (He).

Weint Tag und Nacht ohne Grund (Al).

Akzeptanz des Körpers

Die körperliche Reifung ist mit Gefühlen innerer Enge verknüpft, die sich in Unruhe oder kindischem **ungeschicktem Verhalten** Luft macht. **Sexuelle Wünsche** können **nicht gelebt** werden und führen zu einer Art „Stau". Der Kopf scheint wie vergrößert.

Die **Menstruation** erscheint **selten** und spärlich. Die Mädchen haben tagelang das Gefühl, als ob die Blutung käme. **Amenorrhöe** bei Mädchen in der Pubertät ist oft verbunden mit geschäftiger Erregung. Die Reifung der genitalen Sexualität ist verzögert und die Ovarien entwickeln sich nur langsam. Der **Koitus** kann trotz heftigen Verlangens **schmerzhaft** sein.

Im Bereich der physischen Symptome ist ein ständiger Wechsel charakteristisch für das Mittel. Die Reifungen bleiben lange stecken und es kommt zu abrupten Durchbrüchen, die sich in einer plötzlichen Angina, einer rasch wachsenden Ovarialzyste, einer Zystitis oder plötzlichem hohem Fieber zeigen. (**„Kann nicht gehen, nur hüpfen oder rennen."**)

Es handelt sich meistens um gestaute und plötzlich ausbrechende oder umschlagende Symptome. **Hautausschläge** gehen **nach innen** oder brechen wie bei einer **Urtikaria** plötzlich (scheinbar grundlos) heraus.

Kinderkrankheiten sind oft von Komplikationen begleitet. Bei Scharlach oder Masern kommt es zu deliranten Zuständen, wenn das Exanthem nicht richtig herauskommt.

Im Bereich der weiblichen Genitalorgane sind die Amenorrhöe oder die Zysten Zeichen der Stauung. Bei **Asthma** herrscht starke Luftnot und die Patienten müssen alle **Fenster aufreißen.**

Auch **Anginen mit starken Schwellungen** und Erstickungsgefühlen können den inneren Stau ausdrücken.

Mädchen, die ungeschickt werden und Gegenstände fallen lassen, die sie in der Hand haben, obwohl sie sonst vorsichtig waren (He).

Hölzernes Gefühl in der Zunge (He).

Brustbeklemmung, **als würde er ersticken** (He).

Denkt, daß er sterben wird (He).

Sexuelle Identität

Die Jugendlichen sind von sexuellen Impulsen getrieben. Das Bedürfnis, andere Mädchen an Attraktivität ausstechen zu wollen, spielt eine große Rolle. **Eifersucht** unter Mädchen ist ein häufiges Thema. Die Mädchen werden hinterlistig und giftig gegen andere. Sexuelle Energien können schwer sublimiert werden, die Beziehungen zum anderen Geschlecht sind früh sexualisiert, wobei die intellektuelle und emotionale Reifung nicht Schritt hält. Die Jugendlichen halten es kaum ohne eine sexuelle Beziehung aus. Ein unwiderstehlicher **Drang zur Masturbation** kann auf Apis mellifica hinweisen.

Die Wahnidee, **schwanger** zu sein, könnte Ängste vor sexuellen Regungen ausdrücken. Die Mädchen befinden sich häufig im Konflikt mit Rollenzuschreibungen innerhalb eines engen Familiensystems, deren Grenzen sie nur durch heftige Ausbrüche sprengen können. Sie fühlen sich sexuell frustriert und haben das Gefühl, alle anderen Mädchen hätten es sexuell besser. Dabei **versuchen** sie, sich ihr **Elend nicht anmerken** zu lassen. Oft suchen sie sich früh einen Partner, der ihnen die Befreiung, die dann aber keine wirkliche Ablösung in eine eigene Identität ist, ermöglicht.

Die **Träume von Kot** oder auf schlammigen Wegen oder über heiße Pflaster zu gehen, weisen darauf hin, in welcher Weise sexuelle Wünsche als innere Tabubereiche gefährlich wirken können.

> **Wahnsinn, besonders sexuellen Ursprungs** bei Frauen (He).
>
> Alle ihre Gedanken drehen sich um **Eifersucht**, sehr geschwätzig, manchmal **ekelhafte Geilheit** (He).

Lösung aus familiären Bindungen

Die Beziehung zur Familie ist von Enge geprägt. Nicht selten handelt es sich um Familien, die von Frauen dominiert sind, die eine enge Gemeinschaft bilden. Es ist, als ob den Jugendlichen kein Raum für Entwicklungen zur Verfügung stünde. Nur in den **Träumen** erleben sie **weite Reisen** oder haben das Gefühl, **fliegen** zu können. Das Gefühl, die **Kleider** seien **zu eng** weist darauf hin, in welch engen Hüllen die Jugendlichen sich eingebunden fühlen. Die abrupten Ausbrüche und das **hysterische** irrationale **Verhalten** der Jugendlichen stellen die Erwachsenen auf eine harte Geduldsprobe. Sie wollen in ihrer Einzigartigkeit anerkannt werden und zwingen andere Menschen durch den ständigen Aufruhr, den sie verbreiten, sich mit ihnen zu beschäftigen. Bei Konflikten lassen die Adoleszenten kaum vernünftig mit sich sprechen. Sie schließen sich in ihr Zimmer ein und weinen nur noch oder machen sich durch **lautes Kreischen** Luft.

Die Jugendlichen drängt es, die familiären Bindungen hinter sich zu lassen und sie zeigen bei der Ablösung kein Heimweh. Sie ersticken ihre innere Einsamkeit in **Lachen** und **Fröhlichkeit** und spüren ihre Verlassenheit wenig. Bei Krankheiten werden sie rasch von Todessensationen überwältigt und brauchen dann Menschen um sich.

Das Mittel ist indiziert, wenn bereits in den ersten Wochen der Schwangerschaft **Aborttendenzen** bestehen. Das **Thema des plötzlichen Todes** – abrupt aus einer Beziehung zu fallen – manifestiert sich früh.

In der Psychosomatik existiert der Begriff „allergische Objektbeziehung", eine Beziehung, die von einem abrupten Wechsel von emotionaler Überstimulierung und plötzlichem Fallen-gelassen-Werden geprägt ist. Apis mellifica ist eines der häufigen Mittel, wenn sich allergische Reaktionen rasch und bedrohlich entwickeln.

> Plötzliche, **schrille, durchdringende Schreie** bei Kindern im Wachen oder Schlafen (Hell.) (Al Leitsymptome).
>
> Schlaf in der Nacht voll von **Träumen, meistens von Reisen** (Al).

Beziehungen zu Gleichaltrigen

Die Bindungen der Jugendlichen sind eher brüchig. Das unvermittelte **Zerbrechen von Dingen** oder Beziehungen ist ein Charakteristikum eines Apis-mellifica-Zustands. Die Jugendlichen weisen jede Abhängigkeit von sich und gehen ihren eigenen Weg oft als Einzelgänger.

Tiefe Beziehungen zu anderen Menschen einzugehen, fällt schwer, obwohl die Jugendlichen es kaum aushalten, wenn sie gerade mal keinen

Freund haben. Besonders wenn die beste Freundin verliebt ist, kommt es zu heftigem Neid. Apis mellifica ist kein typisches Mittel bei Folgen nach enttäuschter Liebe.

Eifersucht, schlechte Nachrichten und die Angst, fallen gelassen zu werden können in krisenhafte, **schockähnliche Zustände** führen. Die Adoleszenten weinen nur noch und verlieren jedes Interesse am Äußeren. Sie haben wenig Möglichkeit, sich in ihrer Verzweiflung an andere zu wenden. Der **Kummer bleibt stecken** und vermehrt die Enge.

Aggressionen zeigen sich in heftigen, unvermittelten Ausbrüchen, die auf den geringsten Anlass entstehen können und die mit **schrillem Schreien** verbunden sein können. Die Adoleszenten gehen buchstäblich mit dem **Kopf durch die Wand.** Sie **zerbrechen Gegenstände** und haben das Gefühl, unbedingt etwas kaputt machen zu müssen. Auseinandersetzungen, besonders innerhalb der Familie ähneln kindlichen Wutausbrüchen. Die Jugendlichen kämpfen, weil sie sich grundsätzlich eingeengt fühlen – es geht weniger um Wertschätzung, Anerkennung, Ungerechtigkeit oder Entrüstung.

Trotz der heftigen Aggression und Eifersucht spielen Schuldgefühle in einem Apis-mellifica-Zustand kaum eine Rolle (DD: Lachesis muta).

Apis mellifica gehört nicht zu den Mitteln, bei denen ausgeprägt religiöse oder spirituelle Neigungen ein Charakteristikum sind.

> Kann **nicht vertragen, allein gelassen** zu werden (He).

Schulische und berufliche Entwicklung

Die Adoleszenten **fangen vieles an** und **bringen es nicht zu Ende** oder **schieben alles vor sich her.** Sie können sich schwer auf lange Arbeiten konzentrieren. Sie handeln überstürzt, ohne Ziel oder Ergebnis und **alles gleitet ihnen aus den Händen.** Dabei lachen sie über ihre eigene Ungeschicklichkeit, „als handele es sich um eine Komödie".

> **Handelt töricht** oder mit einem Gutteil oberflächlichen Leichtsinns (He).
>
> Fortwährend **eifrig beschäftigt dieses oder jenes zu tun, aber nichts richtig;** junge Mädchen (He).
>
> Fühlt sich **unglücklich**, weil er **bei nichts bleiben kann** (He).

Übernahme von Verantwortung – Identität

Der **Traum**, sich vergeblich damit abzumühen, **einen Flugapparat zu bauen**, ist ein Bild für die **Fruchtlosigkeit aller Bemühungen**, sich eine reife Erwachsenenidentität anzueignen.

Apis-mellifica-Zustände scheinen ihre Wurzeln in archaischen Frauenwelten zu haben: Der Knabe **träumt, er sei ein Mädchen.** Die **Furcht vor spitzen Gegenständen** lässt an die Angst vor dem Phallus denken.

Intellektuelle, religiöse oder geistige Welten, zu denen der Vater einen Weg weisen könnte, sind verschlossen.

Die ständige hektische Beschäftigung und die krampfhafte Lustigkeit sind besonders in der Adoleszenz ein Versuch, die mit dem Triebschub stärker werdenden Todesängste zu verbannen. Alles Negative bedroht und wird in Lustigkeit verwandelt. Reifungsthemen können wenig bewusst werden, dadurch bleibt der Bezug zu sich selbst und zu anderen kindlich und unreif.

> Hat **keine Kontrolle über den Willen** und weiß nicht, was tut (Al).
>
> Ein **fremder Knabe liegt mit ihm im Bett,** was den Schlaf verhindert (He).
>
> Müht sich im **Traum die ganze Nacht, einen Flugapparat zu bauen, dessen Flügel aber nicht funktionieren** (Al).

DD: Apis mellifica – Lachesis muta

Gemeinsam: Sexualisiert und eifersüchtig. Wollen andere ausstechen (Lachesis muta geht raffinierter vor, Apis mellifica kann die eigene Wirkung auf andere nicht so subtil einschätzen). „Triebstau“: Erregung, Gefühle wie kurz vor dem Platzen (Wasserretention), Amenorrhöe, Bildung von Ovarialzysten.

Lachesis-muta-Jugendliche kämpfen einen vehementen Kampf, sich einen Platz neben der Mutter zu verschaffen. Sie leiden häufig unter einer als dominant und egozentrisch erlebten Bezugsperson. Im Grund sehnen sie sich danach, einen Platz zu Hause einnehmen zu können – anders als Apis mellifica leiden sie unter **Heimweh**. Sie fühlen sich einsam und verlassen und möchten dazugehören, Gefühle, mit denen sich Apis mellifica wenig verbunden fühlt. Dennoch sind sie **voller Hass** und Feindseligkeit gegen andere, die ihnen ihre exquisite Position streitig machen könnten.

Die Beziehungen von Apis-mellifica-Jugendlichen sind nicht von zielstrebigem Kämpfen bestimmt. Geschäftige, **fruchtlose** Eile und laszive, sexualisierte Beziehungen sind der Versuch, familiärer Enge zu entkommen. Oft sind sie entmutigt und weinerlich, weil sie sich nicht richtig ausdrücken können. Vor allem Mädchen fühlen sich in der Pubertät **konfus**, die **Amenorrhöe** bedrückt viele Apis-mellifica-Jugendliche. In der Schule kommen sie mit den Aufgaben nicht zurecht, sie verschieben alles auf den nächsten Tag.

Die **Aggression** bei Apis mellifica zeigt sich eher in Form heftiger Ausbrüche, sie zerbrechen Gegenstände und lachen dabei, während sich in einem Lachesis-muta-Zustand **Mordfantasien** zeigen können, die Grundlage für ausgeprägte **Schuld- und Gewissen**ängste sind – Themen, die nicht typisch für Apis mellifica sind.

DD: Apis mellifica – Tuberculinum

Gemeinsam: Unruhe. Hyperaktivität. „Ausbruchstendenzen“. Destruktive aggressive Ausbrüche. Kopfschlagen. Zerbrechen von Dingen. Sexualisiert. Schamlos.

Tuberculinum-Jugendliche leben eine starke, leidenschaftliche Sexualität. Eifersucht spielt keine große Rolle, es geht ihnen nicht um Rivalitätsthemen. Sie haben schon früh Interesse am anderen Geschlecht, suchen immer wieder neue Erfahrungen und verausgaben sich bis zu Erschöpfung. Tuberculinum-Jugendliche scheuen sich, nahe Beziehungen einzugehen, da sie sich **hässlich** fühlen und sich für ihre Beziehungswünsche schämen (Träumen, prüde zu sein). Schamgefühle sind bei Apis mellifica wenig ausgeprägt. Obwohl Tuberkuliniker häufig autistisch anmutende Züge haben, können sie sich doch kreative oder künstlerische Bereiche erschließen, die in der Errichtung einer Erwachsenenidentität hilfreich sind.

DD: Apis mellifica – Natrum muriaticum

Gemeinsam: Hysterisches, unbeholfenes Gehabe. Verschlossenheit. Stiller Kummer.

Natrum-muriaticum-Jugendliche sind mehr mit ihren Emotionen verbunden und können, wenn sie im Interview einmal Vertrauen gefasst haben, ihre inneren Konflikte gut ausdrücken, während Apis-mellifica-Jugendliche oft nicht wissen, was eigentlich in ihnen vorgeht. Im Unterschied zu Natrium muriaticum **grübeln** sie wenig und martern sich nicht mit den ständigen **Schuldgefühlen**, die bei Natrum muriaticum die Beziehungen zu anderen Menschen begleiten.

Argentum nitricum

Themen

- Nervöse Jugendliche, die sehr extrovertiert sind und etwas kindlich Unreifes an sich haben.
- Sprechen und tun, was ihnen gerade in den Sinn kommt. Können sich nicht auf sich selbst verlassen. Mangelnde Impulskontrolle.
- Erwartungsspannung. Schüchtern beim Reden vor anderen Menschen. Prüfungsängste. Angst, wenn ein Termin feststeht.
- Voller Befürchtungen. Träume, in schreckliche Gefahr zu geraten und unter großer Spannung und Zeitdruck handeln zu müssen.
- Hilflosigkeit, müssen sofort mit jemandem über ihre Ängste sprechen.
- Denken sich Krankheiten herbei. Hypochondrische Position als Oszillation zwischen kindlich abhängiger und erwachsen unabhängiger Haltung.
- Täuschen Krankheiten vor, um sich vor den Herausforderungen des Lebens zu drücken.

Beobachtungen im Interview – Emotionen

Argentum nitricum kann hilfreich sein, wenn Spannungen, Ängste und Hypochondrie die adoleszente Entwicklung hemmen. Die Jugendlichen machen einen **unruhigen, eiligen Eindruck** und haben etwas naiv Spontanes an sich.

Sie geben sich **extrovertiert** und impulsiv, wirken **kindisch** und **lachen leicht**, dabei achten sie wenig auf ihr Gegenüber. Das Gespräch kommt leicht in Gang, ohne dass dabei ein tiefer Kontakt entsteht.

Die Adoleszenten sprechen rasch, ohne nachzudenken – sie reden ohne Unterbrechung über alles, was ihnen gerade einfällt, dabei **springen** sie **von einem Gegenstand zum anderen** und verlieren leicht den Faden beim Reden.

Die Kleidung kann **exzentrisch** bis auffällig sein. Man hat das Gefühl, dass die Jugendlichen viel Aufmerksamkeit und Zuwendung brauchen und zwar sofort, ohne Aufschub. Hinter ihrer offenen Art spürt man eine starke Unsicherheit, es ist, als ob die Konsultation einer Prüfung gleicht.

Jedes Krankheitssymptom führt zu Sorge und **panischen Reaktionen. Denken an die Beschwerden** ruft diese sofort hervor. Bereits beim geringsten Anlass wird eine Gedankenkette in Gang gesetzt, die schwer zu stoppen ist. Die Symptome können eine solche Spannung erzeugen, dass es eine sofortige Konsultation braucht. Manche Jugendliche neigen dazu, innere Spannungen durch das Trinken von **Alkohol** zu lösen.

Vor dem Hintergrund der Unstetigkeit gestaltet es sich häufig schwierig, mit den Jugendlichen ein regelmäßiges Setting einzurichten. Sie kommen oft zu spät, weil ihnen unterwegs noch alles Mögliche einfällt.

> Leicht erschreckt; **befürchtet, die Erkrankung könne ernstlich werden;** weinerliche Stimmung (He).
>
> Häufige **Angstanfälle** mit Schwäche in den Beinen, tritt ungefähr um 11 Uhr morgens auf ... (He).
>
> Wird kraftlos vor **Angst beim Gehen, was ihn schneller gehen lässt** (He).
>
> **Weckt häufig seine Frau oder sein Kind auf, um mit jemand sprechen zu können** (He).

Akzeptanz des Körpers

Der **Mangel an Selbstvertrauen**, der sich in Versagensängsten und Hypochondrie äußert, ist mit einem unsicheren Körpergefühl verbunden. Die Jugendlichen haben **Angst**, plötzlich in **Ohnmacht** zu fallen. Die Wahrnehmung eines sich (unkontrollierbar) verändernden Körpers bringt sie durcheinander (**Träume, Schlangen in und um sich zu haben**). Die **Angst vor Kontrollverlust** mit dem Gefühl, sich nicht mehr auf sich verlassen zu können wird stärker. Die Jugendlichen bilden sich ständig neue Krankheiten ein oder täuschen diese vor, weil sie glauben, den Herausforderungen des Lebens weder emotional noch körperlich gewachsen zu sein.

Auch dem sexuellen Körper ist nicht zu trauen. Bereits der Gedanke an ein mögliches Versagen kann zu einem **Schwinden der Erektion** führen. In Verbindung mit erstem sexuellem Experimentieren können sich die **hypochondrischen Ängste** steigern.

Die Jugendlichen quälen sich mit Ängsten und Zweifeln, ob mit ihrer geschlechtlichen Entwicklung alles in Ordnung sei. Das Mittel hat eine Affinität zu den Sexualorganen und ist bei hartnäckigen Ovarialschmerzen häufig angezeigt.

Typische Körpergefühle sind Gefühle des Platzens oder von **Konstriktion.** Kopfschmerzen fühlen sich an, als ob der **Kopf in einen Reifen gequetscht** wäre oder als ob er in Stücke zerbersten würde.

Der Körper wirkt zittrig, unsicher, gehetzt und ist abgemagert, jede **Spannung** schlägt auf den **Magen.**

Die Adoleszenz ist eine Zeit, in der es viel zu „verdauen" gibt. Bei Argentum-nitricum-Patienten scheinen die inneren psychischen Räume, die der Verarbeitung von Emotionen dienen, wenig ausgebildet zu sein. Gefühle werden nicht differenziert wahrgenommen und können schwer kognitiv eingeordnet werden. Sie lösen Angst und Körperspannungen aus und führen zu sofortigem Handeln. Eine körperliche Entsprechung sind die plötzlichen **Durchfälle nach Emotionen.**

Jugendliche in einem Argentum-nitricum-Zustand sind so von ihren Ängsten und ihrer Impulsivität getrieben, dass sie **Angst** haben, **verrückt zu werden.**

Das innere **Gefühl** gleicht dem einer „**Sodaflasche**", die kurz vor dem Platzen ist. Der innere Druck nimmt zu, wenn äußere Enge hinzukommt (Klaustrophobie).

Beim Gehen über eine Brücke kann der Impuls auftauchen, in die Tiefe zu springen, bei wichtigen Referaten **versagt die Stimme**, den Termin zu einer **Prüfung** einzuhalten, ist schwierig, da kurz vorher Durchfälle einsetzen.

Träume von Explosionen, Flugzeugabstürzen oder sonstigen Gefahren, die mit hektischem Handeln oder einer völligen Lähmung einhergehen, können Hinweise auf das Mittel geben.

In den körperlichen Beschwerden drücken sich Spannung und Enge wie auch Lähmung und **Kontrollverlust** aus. Die Schlaflosigkeit, die berstenden Kopfschmerzen, **Blähungen, Aufstoßen**, Gastritis, **Durchfälle, blitzartige, einschießende Schmerzen**, **Konstriktions**- und **Erstickungsgefühle** sind Zeichen der inneren Spannung.

Auf der Lähmungsseite kommt es zu **Heiserkeit** und **Stimmverlust**, **Bettnässen** oder **Ataxien.**

> **Bleibt häufig im Bett aus geringstem Anlaß, unter dem Vorwand „unpäßlich" zu sein** (He).
>
> **Furcht oder Denken führt Diarrhoe herbei** (He).
>
> **Furcht, wenn bereit zur Kirche oder zur Oper zu gehen;** Diarrhoe setzt ein (He).

Sexuelle Identität

Argentum nitricum kann hiflreich sein, wenn sexuelle Wünsche oder Kontakte in der Adoleszenz starke Ängste auslösen, die sich in **Hypochondrie** und ständiger Selbstbeobachtung äußern.

Die Jugendlichen lassen sich rasch auf oberflächliche, flüchtige Beziehungen ein, die meistens nicht lange anhalten. Sie brauchen ihren Freund oder ihre Freundin, um mit den inneren Spannungen **nicht allein** zu **sein.** Tiefe dauerhafte Liebesbeziehungen einzugehen, fällt vor dem Hintergrund der emotionalen Instabilität schwer.

Eifersucht oder enttäuschte Liebe sind keine charakteristisch konflikthaften Themen in einem Argentum-nitricum-Zustand.

Lösung aus familiären Bindungen

Die Ablösung von den Eltern gestaltet sich häufig angesichts der **Hilflosigkeit** und der Versagensängste chaotisch.

Die Wurzeln eines Argentum-nitricum-Zustands liegen in **Verlassenheitserfahrungen** und Gefühlen der **Isolation.** Die Wahnidee, von der Familie **verachtet** zu sein oder dass **alles Vertraute fremd** erscheint, weisen auf das Ausmaß früher Einsamkeitserfahrungen hin. Den Jugendlichen fehlt die Kindheitserfahrung, dass verständnisvolle, ruhige Menschen in der Lage waren, ihre Bewusstseinszustände positiv zu spiegeln.

Überwältigende Gefühle können wenig reflexiv verarbeitet werden, sie müssen sofort ausgedrückt und durch eine andere Person beruhigt werden. Es ist, als ob kein ausreichender „Container“ zum „Aufnehmen und Verdauen der Affekte“ zur Verfügung gestanden hätte.

Die ständige **Eile, gieriges Essen, Aufstoßen** und die Magenprobleme weisen körperlich auf die Störung hin, Emotionen im Inneren zu halten und zu „verdauen“. Das Mittel kann bei **Anorexie** indiziert sein.

„Defizite“ zeigen sich früh: **Kinder sehen alt aus**, wenn sie auf die Welt kommen – Reifungen steht nicht die nötige Zeit zur Verfügung. Sie neigen zu Gedeihstörungen mit Durchfällen. In der geistigen Entwicklung zeigt sich eine **Schwierigkeit, zu denken** und zu verstehen. Es ist, als ob die inneren Räume fehlten, um Nahrung oder Gedanken „halten“ zu können. Stattdessen leiden sie unter der **Empfindung**, dass ihr **ganzer Körper mit Luft angefüllt** sei.

> Er weinte und versicherte jedem, **daß er hoffnungslos verloren sei in dieser Welt;** daß ihn niemand täuschen könne in dieser Hinsicht, und niemand konnte es ihm ausreden (He).
>
> Schwermut seit einer unverdienten Geringschätzung; Wahnvorstellung, daß **er von seiner Familie vernachlässigt und verachtet sei;** sein Beruf wurde ihm gleichgültig (He).

Beziehungen zu Gleichaltrigen

Die Jugendlichen können **nicht gut allein sein**, da sie sich ihren Ängsten ausgeliefert fühlen. Sie suchen viel Kontakt mit Gleichaltrigen, wobei sie eher Mitläufer als Ideengeber oder Anführer sind. Obwohl sie sehr offen sind und ohne viel zu überlegen mit anderen ins Gespräch kommen, sind sie aufgrund ihrer schnellen und impulsiven Art in ihren Beziehungen eher flüchtig. Das **Mitgefühl** mit anderen kann auf der Ebene einer mangelnden Abgrenzung ausgeprägt sein, taucht aber ebenfalls eher in Form vorübergehender Regungen und Impulse auf, als dass es zu einer anhaltenden Sorge um andere Menschen käme.

Macht- oder Größenfantasien sind wenig entwickelt. Auch die Aggressionen, die meistens unkontrolliert hervorbrechen, dienen wenig der Durchsetzung gegen oder der Abgrenzung von anderen Menschen.

Ausgeprägter Ehrgeiz, Rivalität oder Eifersucht sind keine typischen Züge in einem Argentum-nitricum-Zustand.

Schulische und berufliche Entwicklung

Ein häufiges Thema in der Adoleszenz sind Schwierigkeiten im Bereich von Schule und beruflicher Ausbildung. Die **Aktivitäten** sind **ungeordnet und gehetzt.** Alles sollte bereits fertig sein, bevor es angefangen hat. Für langwierige Projekte sind die Jugendlichen zu unstet. Sie haben **ständig neue Pläne**, aber **bringen wenig fertig**, weil sie zu abgelenkt und chaotisch sind. Wenn sie Tätigkeiten ausüben können, die viel Spannung und rasches Handeln beinhalten – ein Beispiel wäre Journalismus – fühlen sie sich wohler, als wenn sie Dinge reflexiv und passiv angehen müssen.

Auch **Tagträumer** oder **Spielernaturen**, die gerne um Geld spielen, können auf das Mittel ansprechen – Glücksspiel kann die innere Spannung nach außen verlagern.

Die ausgeprägten Versagens- und **Prüfungsängste** führen häufig zu Lernstörungen und Schulproblemen. Die Jugendlichen bekommen vor jeder Herausforderung **Magenschmerzen** oder **Durchfall.** Es handelt sich oft um Adoleszente, die sich mit Hilfe verschiedenster Atteste vor jeder Herausforderung drücken wollen, indem sie **Krankheiten vortäuschen.**

> Allgemeine Erscheinung geistesschwach; **Sprechen sehr kindisch; arbeitet nicht, weil er meint, es würde ihm schaden, oder daß er es nicht aushalten könne** (He).
>
> Besessen von der quälenden Vorstellung, **daß alle seine Unternehmungen fehlschlagen** würden und müssten (He).
>
> Weigerte sich zu essen, sagte, **„wer nicht arbeitet, soll auch nicht essen“;** vom Hunger getrieben versuchte er jedoch, es heimlich zu tun (He).
>
> **Wenn ein Termin festgesetzt ist, wird er/sie am Tage zuvor unpäßlich;** ist beängstigt und lange vor der Zeit fertig (He).

Übernahme von Verantwortung – Identität

Die Adoleszenten haben wenig Möglichkeiten, sich durch Arbeit eine eigene Identität schaffen. Die innere Überzeugung, doch nie etwas richtig zu machen, oder die **fixe Idee, der Arbeit nicht gewachsen** zu sein, führt dazu, dass sie in einer **hypochondrischen Haltung** verharren. Naht eine Herausforderung, so hindern Angst, Übelkeit oder Durchfälle daran, sich einem Ziel anzunähern. Die Jugendlichen träumen lieber vor sich hin und fangen erst gar nicht an, da es ihnen nicht möglich ist, sich selbst genügend inneren Halt zu geben.

Manche Jugendliche neigen dazu, ihr inneres Durcheinander durch **Zwänge** und Rituale zu ordnen und hängen an **abergläubischen Vorstellungen.** „Wenn ich über diese Linie gehe, passiert etwas Schlimmes." Die **Unfähigkeit, Brücken zu überqueren**, ist ein Leitsymptom und ein mögliches Bild für die Schwierigkeit, im Inneren Brücken zu bilden und Vorstellungen zu verbinden (eine Grundlage des Denkens).

In ihrer **Unfähigkeit, die eigenen Impulse zu beherrschen**, können die Jugendlichen beim **Anblick von Messern** und **offenen Fenstern Angst** haben.

> Beim **Überschreiten einer Brücke, fast unwiderstehliches Verlangen, in den Fluß zu springen;** wurde verhindert, als er jemanden traf (He).
>
> **Befürchtet daß er, wenn er an einer bestimmten Ecke oder einem Gebäude vorbeiginge, hinfallen und Aufsehen erregen würde;** wird gebessert durch Gehen in eine andere Richtung (He).
>
> Der **Anblick hoher Häuser machte ihn immer schwindelig und ließ ihn schwanken;** es erschien, **als ob die Häuser auf beiden Seiten näherkommen und ihn zerquetschen würden** (He).

DD: Argentum nitricum – Gelsemium sempervirens

Gemeinsam: Angespannt und zittrig. Stottern. Versagensängste. Scheuen Verantwortung. Durchfälle von Prüfungen. Schreibkrämpfe. Panikattacken. Wenig Kontrolle über sich. Höhenangst. Haltlosigkeit: Ataxien, Schwindel, Lähmungen. Trinken Alkohol (Gelsemium sempervirens, um sich Mut zu machen, Argentum nitricum, um die Getriebenheit zu lindern).

Gelsemium-sempervirens-Jugendliche können sich nicht darauf verlassen, im entscheidenden Moment zu handeln, weil die **Kontrolle über die Muskeln** schwach ist. Argentum-nitricum-Jugendliche können sich nicht darauf verlassen, im entscheidenden Moment das Richtige zu tun, weil sie **sich nicht auf die eigenen Gedanken und Fantasien verlassen** können. Bei Gelsemium sempervirens fehlt die Kontrolle über den Körper, bei Argentum nitricum die über den Geist. Bei Argentum nitricum ist der Verstand von Vorstellungen **überflutet**, während er bei Gelsemium sempervirens **gelähmt** ist.

Bei Argentum-nitricum-Jugendlichen sind die **Verlassenheit**, das **Gefühl, vernachlässigt** zu sein, und die Unfähigkeit, tiefe Kontakte herzustellen, zentral. Die Furcht und Getriebenheit stehen vor dem Hintergrund der Isolation, es gab niemanden, der wirklich beruhigend hätte wirken können. Emotionen wirken sich direkt auf die körperlichen Funktionen aus. Es muss auf jeden Stimulus sofort reagiert werden.

Gelsemium sempervirens leidet weniger unter dem Gefühl der Isolation. Die Jugendlichen suchen Menschen, die Orientierung geben können. Sie sind in ihren Kontakten nicht wahllos extrovertiert wie Argentum nitricum, sondern sie halten sich an vertraute Menschen, weil sie das Gefühl haben, nichts alleine machen zu können. Die **Furcht, Dinge nicht ausführen zu können**, hemmt die Entwicklung in die Eigenständigkeit. Während Argentum-nitricum-Jugendliche bei anderen vor allem Entlastung durch ein Abladen der Ängste und Symptome suchen, suchen Gelsemium-sempervirens-Adoleszente Halt und Trost bei anderen (Trost und Gehaltenwerden bessert, klammert sich an die Hand der Mutter). Ein Gelsemium-sempervirens-Zustand steht oft im Zusammenhang mit Schreck, Kummer oder Verlust, die in einen Zustand der **Lähmung** führen, während bei Argentum nitricum das Gefühl von **Verlassenheit** zentral ist. Bereits Säuglinge leiden unter schweren Gedeihstörungen, die häufig Folge einer emotionalen Deprivation sind.

Gelsemium sempervirens kann auf Emotionen nicht reagieren, während bei Argentum-nitricum-Jugendlichen Emotionen nicht „verdaut" werden können und diese im Körper zu tiefen Verunsicherungen und einer ständigen inneren Spannung führen. **Eile, Getriebenheit, Impulsivität und Tötungsverlangen** sind bei Gelsemium sempervirens nicht so ausgeprägt.

DD: Argentum nitricum – Medorrhinum: s. Medorrhinum S. 114

Arsenicum album

Themen

- Jugendliche, die unter großem Druck stehen, nichts Falsches zu machen.
- Nehmen das Leben sehr ernst. Hohes Verantwortungsgefühl.
- Fühlen sich schuldig, wenn sie etwas Ungewöhnliches machen, das über die rigiden Werte der Eltern hinausgeht.
- Viel Sorgen und Angst um andere Menschen. Schwierige Ablösung. Klammern.
- Kontrolle über den eigenen Körper und dessen Lust. Anorexie. Selbstqual. Autoaggression.

Beobachtungen im Interview – Emotionen

Arsenicum album kann bei zarten, empfindlichen Jugendlichen indiziert sein, die herzliche und kontaktsuchende Züge haben, aber deren Entwicklung durch Ängste und Ungeborgenheit geprägt ist.

Die Adoleszenten wirken kontrolliert, **ernst** und unsicher. Sie lachen oder **lächeln selten**. Sie sind bei Krankheiten sehr verunsichert und brauchen Halt und Sicherheit von anderen Menschen. Meistens kommen sie in Begleitung eines Elternteils oder einer Freundin oder eines Freunds. Sie haben **Angst vor Krankheit und Schwäche** und wollen ihre Beschwerden rasch loshaben.

In ihren Bewegungen liegt etwas **ängstlich Ruheloses** oder Angespanntes. Sie sitzen kerzengerade auf ihrem Stuhl und legen außergewöhnlich gute Manieren an den Tag. Sie haben **abgekaute Fingernägel, zupfen an den Lippen, ringen mit den Händen** oder haben andere nervöse Tics. Kleidung oder Taschen der Jugendlichen sind oft ausgewählt ästhetisch und exklusiv.

Der Kontakt kommt zögernd zustande und ist von **hochmütiger Vorsicht, Sarkasmus oder Misstrauen** gezeichnet. Die Jugendlichen zeigen ein großes Maß an **Skepsis** gegen die Behandlung und nehmen **nicht gerne Medikamente** ein. Sie sprechen mit **leiser, zittriger Stimme.** Aus Furcht vor nahem Kontakt sagen sie **trotz** ihrer **Verzweiflung, es gehe gut.**

Auch ein intensiver Blickkontakt würde zu viel Nähe signalisieren, obwohl es den unsicheren Adoleszenten ein großes Anliegen ist, sich mitzuteilen. Wenn sie einmal Vertrauen gefasst haben, ist es ihnen eine große Hilfe, wenn sie alles, was sie ängstlich bedrückt, „loswerden" können.

Sie sprechen dann über alles, was ihnen auf dem Herzen liegt. Das Gespräch kann eine zeitweilige Beruhigung bedeuten, wobei der Kontakt bei jeder Irritation wieder erneuert werden muss.

Die Adoleszenten sind oft schlank, haben ein **wächsern** wirkendes, **blasses Gesicht mit blauen Ringen** um die Augen (häufig Anämien) und **aufgesprungene Mundwinkel** oder **Fieberbläschen.** Bei akuten Erkrankungen fällt eine Neigung zu Ödemen, besonders unter den Augen, auf. Die Zunge ist häufig verändert: **Landkartenzunge**, große Papillen, **Sordes**, **Zahneindrücke** können ein Hinweis auf das Mittel sein. **Verkrüppelte Fingernägel**, **Hornhautschwielen** und eine äußerst **trockene, feinschuppende Haut** sind weitere äußere Zeichen.

> **Aengstlichkeiten und Unruhe im ganzen Körper.** (n. 1 St.) (CK).
>
> Verzweifelt und weinend, **glaubt er, es könne ihm Nichts helfen**, und er müsse doch sterben (CK).
>
> **Ueber-Empfindlichkeit und Ueber-Zartheit des Gemüthes;** niedergeschlagen, traurig und weinerlich ist sie um die geringste Kleinigkeit bekümmert und besorgt (CK).
>
> Sehr ärgerlich und mit Nichts zufrieden, tadelt sie Alles; **es ist ihr Alles zu stark und zu empfindlich, jedes** Gerede, jedes Geräusch und jedes Licht (CK).

Akzeptanz des Körpers

Der Körper soll innerlich und äußerlich „rein" bleiben.

Der adoleszente Triebschub verunsichert tief und aktiviert häufig **zwanghafte Aktivitäten**, die der Kontrolle sexueller Wünsche dienen.

Waschzwänge, **Anorexie** oder ein ausgeprägter Ästhetizismus dienen dazu, alles Dunkle, Unsaubere von sich fernzuhalten. In extremen Fällen nehmen Kontroll- und Bestrafungswünsche überhand, was zu selbstverletzenden oder selbstquälerischen Tendenzen führen kann. Die Jugendlichen **schneiden oder ritzen sich** oder **betreiben exzessiv Sport.**

Arsenicum album ist häufig bei **Asthma**, **Ekzemen** oder Allergien indiziert. Schwere **Anämien** als Ausdruck des primären Mangels an lebendigen Kräften sprechen oft auf das Mittel an.

> Er kann auf **keiner Stelle Ruhe finden**, verändert ständig die Lage, will aus einem Bette in das andere und bald hier, bald dort liegen (CK).
>
> Er sieht lauter **Gewürme und Käfer auf seinem Bette herumlaufen**, vor denen er ausreissen will, und von denen er immer ganze Hände voll herausschmeisst (CK).

Sexuelle Identität

Die für das Mittel typischen **Ängste** vor **Ansteckung** und Krankheit beeinträchtigen sexuelle Kontakte. Bereits der erste Kuss kann ein inneres Drama in Gang setzen. Die Jugendlichen **bilden sich ein, sich selbst oder andere beschmutzt** zu haben.

Wenn ihre Altersgenossen Chaos, Unordnung und Dreck nicht scheuen, isolieren sich diese Jugendlichen immer mehr in ihren sterilen Welten.

Erotik und Sexualität werden höchstens ästhetisch zelebriert, wobei die Jugendlichen Geschlechtsverkehr meistens erst spät zulassen.

Lösung aus familiären Bindungen

Arsenicum album kann hilfreich sein, wenn die Ablösung von den Eltern in der Pubertät mit starken Ängsten und **Einsamkeitsgefühlen** verbunden ist.

Die Jugendlichen fürchten jeden Schritt in Richtung Autonomie und **klammern sich** lange an die von Pflicht und Ordnung bestimmten Werte und das Haus der Eltern. Sie dürfen keine Fehler machen und fühlen sich verantwortlich, dass alles Äußere korrekt ist. Dadurch werden adoleszente Entwicklungen eingefroren.

Die Adoleszenten wenden ihre Angst um sich selbst in die **Angst um andere.** Sie rufen ständig zu Hause an, da Kontakt beruhigt.

Sie haben große **Angst, andere Menschen** zu verlieren.

Das Symptom „**Sieht Räuber im Haus**" weist auf die körperliche und emotionale Bedrohung hin.

Den Adoleszenten fällt es schwer, ihren kindlichen Besitz aufzugeben. Sie wollen ihre **Dinge**, an denen sie liebevoll hängen, immer **geordnet** haben und wünschen sich, dass ihre Zimmer, auch wenn sie ausgezogen sind, unverändert belassen werden.

Sich von der sicheren Welt des Elternhauses in eine „unheile" Welt voll Gewalt und Schmutz zu bewegen, kann eine Quelle tiefer Verunsicherung werden.

Zuweilen findet man eine große **Liebe zu Kindern** als ein Ausdruck dieser nie gestillten Sehnsucht nach einer heilen mütterlichen Welt.

Im Hintergrund liegt ein primärer Mangel an mütterlicher Wärme und Nahrung. **Furcht vor Hunger und Armut, Todesängste** beim **Alleinsein** sind typische Züge des Mittels, das bei **Anorexie** angezeigt sein kann. Emotionale Nahrung wird abgelehnt und die Sicherheit im Materiellen gesucht.

Die Aggression, die der Ablösung von der Mutter dient, ist mit archaischen destruktiven Fantasien vermischt. Die Geburt rührt an aggressive Impulse, die bis zu **Tötungswünschen gegen das Kind** gehen können.

Sich über die Mutter zu nähren, ist physisch wie auch emotional schwierig. Kleinkinder zeigen Deprivationserscheinungen wie Kopfschlagen oder Schaukeln, sie **möchten konstant und in rascher Bewegung getragen werden** und sind doch **nicht zu beruhigen.** Langsame Bewegungen und Zärtlichkeiten werden nicht angenommen.

> Traurige, bekümmerte Vorstellung, Abends im Bette, **als könne den Anverwandten etwas Böses zugestossen seyn** (CK).
>
> Sein ganzes **Haus**, auch unter seinem Bette, ist **Alles voll Spitzbuben** (CK).
>
> Ihr **Verlangen ist grösser, als ihr Bedürfnis;** sie isst und trinkt mehr, als ihr gut ist; sie geht weiter, als sie braucht und vertragen kann (CK).

Beziehungen zu Gleichaltrigen

Vor dem Hintergrund der frühen Deprivationen ist jede spätere Beziehung zu Gleichaltrigen von **Misstrauen** und Vorsicht geprägt.

Auch in den Liebesbeziehungen bleibt eine gewisse Distanz. Arsenicum album ist kein typisches Mittel bei Liebesenttäuschung. Anders als bei Natrum muriaticum, Sepia succus oder Lachesis muta schlägt Liebe nicht in Hass um. Im Falle von zerbrochenen Beziehungen überwiegt das Leiden am Verlust der Sicherheit.

Die Jugendlichen sind **nicht gerne alleine** und sorgen sich deshalb sehr um ihre Freunde. Es handelt sich oft um sehr gesellige Adoleszente. Sie übernehmen gerne **Verantwortung** für andere, indem sie **dominante Positionen** in Gruppen und (gerne auch kirchlichen) Gemeinschaften besetzen. In ihrer praktischen Art sind sie aktiv und talentiert darin, zu organisieren und zu bestimmen. Diese ständigen Aktivitäten, die Kontakt zu anderen Jugendlichen herstellen, schützen vor Gefühlen der Einsamkeit.

Feste, Partys, Alkohol oder laute Musik sind rasch „zu viel", da alles Unkontrollierte, Chaotische abgelehnt wird. Erfahrungen mit Drogen werden aus der Angst vor Kontrollverlust und Tod gescheut.

Aggressionen dienen vor allem der Sicherheit, alles unter Kontrolle zu haben und wirken damit der Angst entgegen. Die Jugendlichen sind zu Hause und in ihrer Peergroup **kritisch** und intolerant gegen die Schwächen anderer, über die sie sich ohne Scheu auslassen. Sie halten andere durch **Hochmut** und **Verächtlichkeit** auf Distanz und geraten förmlich außer sich, wenn ihre Grenzen überschritten werden. Ihre strukturierte Welt darf nicht gestört werden. Die Adoleszenten beharren auf ihrem Standpunkt, indem sie sich **diktatorisch** und egoistisch durchsetzen. Jeder Fehler, auch die Fehler der anderen, scheinen eine Bedrohung darzustellen.

Aggressive Fantasien können von Feindseligkeit und **Grausamkeit** geprägt sein und mit **Schuldgefühlen** und **Selbstvorwürfen** verbunden sein. Wenn die eigene Sicherheit zu stark bedroht ist, kann es zu **Tötungswünschen** (beim Anblick von Messern) kommen.

Aengstlich und zitternd fürchtet er von sich selbst, er möchte sich nicht enthalten können, **Jemanden mit dem Messer ums Leben zu bringen** (CK).

Anhaltende Angst, wie **Gewissens-Angst, als hätte er pflichtwidrig gehandelt**, ohne jedoch zu wissen, worin (CK).

Unzufrieden den ganzen Tag, und höchst verdriesslich über sich; **er glaubte nicht genug gethan zu haben, und machte sich die bittersten Vorwürfe darüber** (CK).

Er ärgert sich über jede Kleinigkeit, und **kann nicht aufhören, über die Fehler Anderer zu reden** (CK).

Sehr ärgerlich und empfindlich: **das Geringste konnte ihn beleidigen** und zum Zorne bringen (CK).

Zu **hämischem Spott** geneigt (CK).

Schulische und berufliche Entwicklung

Die Jugendlichen können sich wenig adoleszente Spielräume eröffnen. Sie sind sehr **ernsthaft** und pflichtbewusst und haben das Gefühl, keine Fehler machen zu dürfen. Es handelt sich meist um gute Schüler, die in der Lage sind, realistisch und **ehrgeizig** ihren Zielen nachzugehen. Sie vergeuden nie ihre Zeit.

Sie **scheuen Herausforderungen** und jede **neue Situation**, besonders wenn sie in eine Konfrontation mit Aggression oder Kontrollverlust führen könnte. Hohe Anforderungen an sich selbst und das Gefühl, nichts falsch machen zu dürfen, führen zu **Versagensängsten**, oft verbunden mit Verdauungsstörungen und **Durchfällen** in angespannten Situationen.

Die Jugendlichen bleiben gerne in sicheren, geordneten Umgebungen. Sind die äußeren Bedingungen geordnet, haben sie jedoch kaum Probleme, für einige Zeit ins Ausland zu gehen. Wenn die Reise gut geplant ist, fühlen sie sich sicher, da sie wenig unter Heimweh leiden. Materielle (oder äußere) Sicherheit kann emotionale Bindungen ersetzen.

Mehr zum Frohsinn gestimmt, und **geneigt, sich stets zu beschäftigen** (CK).

Übernahme von Verantwortung – Identität

Es fehlen die adoleszenten Experimentierräume. Die Identitätsbildung orientiert sich stark an den rigiden vorgegebenen Werten der Eltern und mündet häufig in eine **zwanghaft kritische Haltung** anderen und sich selbst gegenüber. Die Jugendlichen dürfen nichts Ungewöhnliches tun, ohne sich schuldig zu fühlen.

Religiöse Verarbeitungen der Schuldängste sind eine mögliche Form des „Rein-Waschens".

Es gibt kaum Möglichkeiten, Lebensentwürfe auszuprobieren, die über den Rahmen des Elternhauses hinausgehen.

> Religiöse Schwermuth und Zurückgezogenheit (CK).
>
> **Unentschlossenheit in wiederkehrenden Launen; er wünscht Etwas, und wenn man seinen Wunsch zu erfüllen sucht, kann die grösste Kleinigkeit seinen Entschluss ändern**, und er will es dann nicht (CK).

DD: Arsenicum album – Nitricum acidum

Gemeinsam: Negative Stimmung. Haben an allem etwas auszusetzen. Lachen wenig. Starke Krankheitsängste. Gereizt von Trost. Folgen nach Verlust eines Elternteils oder Freunds oder nach Streit. Ausscheidungen sind scharf, fressend und stinkend.

Nitricum-acidum-Jugendliche verhalten sich, als ob sie das Gefühl hätten, sie wären **in einen Prozess verstrickt** und müssten um ihre Rechte kämpfen. Es gibt keine Gnade, um alles muss gestritten werden, auch um die Liebe der Eltern. Die Jugendlichen hadern mit allem und denken, alle anderen hätten es besser. Ihr Hass und ihre Nörgelei gleichen dem der notorisch Benachteiligten und sind durch nichts zu beruhigen. Sie sind in ihrem **Grübeln** ganz auf ihr Elend fixiert.

Im Gegensatz zu Arsenicum album fehlt das **Klammern** und die unbedingte Suche nach Sicherheit. Arsenicum-album-Jugendliche klammern sich an Menschen, ihren Besitz oder die Religion. Ängste können durch Materielles oder pingeligen Ästhetizismus abgewehrt werden. Nitricum-acidum-Jugendliche haben mitfühlende, herzliche, hoffnungsvolle Seiten und wünschen sich geborgene, warme Beziehungen. Nach schweren emotionalen Verletzungen kommt es zu einer Verbitterung mit Lamentieren und einer Fixierung auf die Opferrolle.

Bei Arsenicum album hat die Sorge um andere Menschen vor allem egoistische Motive und dient dem Sicherheitsbedürfnis. Nitricum acidum bleibt an alte Verletzungen fixiert und hadert mit der Welt, hat dabei aber den inneren, wenn auch negativen Kontakt zur Familie behalten (Heimweh), während Arsenicum album den Mangel an Liebe durch Festhalten an Dingen ersetzen kann, deren Verlust einem Liebesverlust gleichkommt.

DD: Arsenicum album – Phosphorus

Gemeinsam: Ängstlich. Empfindlich. Krankheits- und Verlustängste. Klammern sich an andere. Angst um Freunde und Familie. Neigung zu Aggression und Destruktion. Tötungswünsche.

Phosphorus kann durch Nähe und **Trost** rasch **beruhigt** werden, während die Ängste bei Arsenicum album untröstlich sind. Phosphorus braucht vor allem den körperlichen Kontakt, liebt Zärtlichkeiten und lässt sich gerne massieren. Arsenicum-album-Jugendliche gehen körperlichem Kontakt häufig aus dem Weg. Entsprechend ist ein Phosphorus-Zustand in der Adoleszenz typisch durch eine **Liebesenttäuschung**, die kaum überwunden werden kann, ausgelöst. Die Jugendlichen hängen emotional an anderen Menschen, sie haben **Heimweh**, wenn sie sich vom Elternhaus lösen.

Phosphorus füllt durch andere Menschen die **innere Leere**, als ob sie sich nur im Kontakt zu anderen lebendig fühlen könnten – Arsenicum album sucht vor allem **Sicherheit** bei ihnen.

Phosphorus-Jugendliche spüren **wenig Grenzen**. Manche lassen sich freizügig auf sexuelle Erfahrungen ein, andere sind gefährdet bezüglich Drogen- oder Alkoholmissbrauch. Arsenicum-album-Jugendliche werden es vermeiden, den sicheren Boden zu verlieren und scheuen alles, was ihrem **zwanghaften Kontrollbedürfnis** entgegensteht.

DD: Arsenicum album – Causticum Hahnemanni: s. Causticum Hahnemanni S. 84

DD: Arsenicum album – Anacardium orientale: s. Anacardium orientale S. 46

Aurum metallicum

Themen

- Haben rasch das Gefühl, in ihren Beziehungen versagt zu haben und fühlen sich wertlos und schuldig.
- Verzweiflung beim Scheitern von Liebesbeziehungen.
- Errichten hohe Ideale mit religiösen und intellektuellen Ideengebäuden.
- Sehr pflichtbewusst und pingelig. Hohes Verantwortungsgefühl.
- Bei Verlust der Ehre und Selbstachtung machen sie sich Vorwürfe, ziehen sich verzweifelt und lebensmüde zurück.

Beobachtungen im Interview – Emotionen

Es handelt sich oft um junge Menschen, die **ernsthaft** und **frühreif** wirken. Trotz ihrer Schwere sind sie sehr freundliche Jugendliche, die alles tun, was man von ihnen verlangt und die beim ersten Kontakt **unwillkürlich lächeln.**

Das hohe Verantwortungsgefühl nimmt ihnen die Unbeschwertheit, die dieser Lebensphase den Schwung gibt, sich Neuem zu stellen. Die Jugendlichen wirken oft mild und **sentimental** und haben etwas „Schweres" an sich, indem sie sich alles „zu Herzen nehmen".

Sie sind sehr **empfindsam** und ansprechbar auf Eindrücke wie **Musik**, angenehme **Düfte** oder ein schönes Essen. Die Empfindlichkeit auf Schmerzen sowie die Herzängste sind Hinweise auf die große emotionale Verletzlichkeit. Die Veränderungen der Pubertät führen häufig in **hypochondrische Ängste**, die mit **Herzklopfen** verbunden sind.

Der Kontakt mit den **schüchternen** Jugendlichen gestaltet sich zurückhaltend und vorsichtig. Sie nehmen **wenig Blickkontakt** auf, sitzen **händeringend** auf ihrem Stuhl und erzählen wenig von sich. Da sie es gewohnt sind, alles mit sich selbst abzumachen, ist die Situation des Interviews befremdend für sie.

Im Grunde ihres Herzens sehnen sie sich nach Zuneigung und Liebe und halten sich gleichzeitig für zu unwert, diese zu bekommen.

Trotz des milden Auftretens haben die Adoleszenten leidenschaftliche und cholerische Züge. Aufgrund der hohen ethischen Ansprüche an sich selbst äußern sich **Wut** und **Rechthaberei** meistens indirekt oder unterdrückt. Bereits Jugendliche können hohe Blutdruckwerte aufweisen und ein **rotes Gesicht bei Erregung** bekommen. Sie neigen dazu, mit **lauter Stimme** zu sprechen oder **bei Ärger** zu **zittern.**

> Grosse **Bangigkeit, die aus der Gegend des Herzens entspringt**, und ihn von einem Ort zum andern treibt, da **dass er nirgends Bleibe hat** (CK).
>
> Unter Heulen und Schreien **glaubt sie unwiederbringlich verloren zu seyn** (CK).
>
> Sie **träumte die ganze Nacht, daß sie im Finstern wäre** (CK).

Akzeptanz des Körpers

H.C. Allen beschreibt die Aurum-metallicum-Knaben mit den folgenden Worten: „kränkelnd, niedergeschlagen, schwunglos, gedächtnisschwach, ohne jungenhaftes Wesen; **unterentwickelte Testes**".

Krankheiten und Reifungsstörungen im Bereich der Geschlechtsdrüsen sind eine häufige Anzeige für das Mittel. Auch wenn Mumps in der Pubertät zu Hodenaffektionen führt, kann Aurum metallicum hilfreich sein.

Die körperliche Reifung bei Aurum-metallicum-Jugendlichen ist oft verzögert. (**Kryptorchismus** bei Kindern ist ein typischer Hinweis auf das Mittel).

Die Entwicklung der Hoden oder Ovarien erfolgt spät, was die Ausbildung der sekundären Geschlechtsmerkmale hemmt. Besonders männliche Adoleszente leiden unter ihrem kindlichen Aussehen, zumal wenn sie dazu neigen, Fett anzusetzen.

Hormonelle Veränderungen sind oft von Depressionen begleitet.

Aurum metallicum hat Affinität zu Erkrankungen der Drüsen: Schilddrüsenprobleme, Hoden- oder Ovarialerkrankungen, Diabetes mellitus.

Herzaffektionen oder rheumatische Gelenkaffektionen können sich im Rahmen der verzweifelten Wendung gegen die eigene Person manifestieren.

Sexuelle Identität

Angesichts der hohen Ideale sind sexuelle Wünsche häufig schambesetzt und die entsprechenden Fantasien mit Gewissenskonflikten verbunden. **Versagensängste** und die emotionale Kränkbarkeit belasten die ersten sexuellen Beziehungen. Anders als Nux-vomica- sind Aurum-metallicum-Jugendliche nicht eifersüchtig, sie fühlen sich entweder zu edel oder zu wenig wert, als dass sie um eine Liebesbeziehung kämpfen würden. Stattdessen ziehen sie sich **verzweifelt** und voller **Selbstvorwürfe** zurück und verzichten.

Vor dem Hintergrund der Versagensängste in Beziehungen fällt es manchen Adoleszenten leichter, ihre sexuellen Wünsche in anonymen, flüchtigen Kontakten zu befriedigen, wodurch sich **Schuldgefühle** und Selbstvorwürfe bis zur Verzweiflung steigern können.

Lösung aus familiären Bindungen

Ähnlich wie bei Ignatia amara geht auch bei Aurum-metallicum-Jugendlichen die Ablösung von den Eltern mit der Errichtung hoher Ideale einher.

In ihrer Kompromisslosigkeit stellen die Adoleszenten hohe Ansprüche an sich selbst. Sie wollen alleine klar kommen und alles richtig machen. Ihr hohes **Verantwortungsgefühl** innerhalb der Familie erschwert die Ablösung. Es kann zu depressiven Zuständen kommen, die lange von niemandem bemerkt werden, da die Jugendlichen sich wenig an andere oder die Familie klammern, sondern die **Einsamkeit** suchen. Es handelt sich manchmal um Jugendliche, deren Mutter in der Schwangerschaft unter einer **Liebesenttäuschung** gelitten hatte.

Kämpfe gegen einen autoritären Vater oder Lehrer sind nicht selten und können die Quelle von Selbstvorwürfen und **Reue** sein. Im Hintergrund geht es um ein Ringen, im eigenen Wert erkannt zu werden. Die **Verzweiflung** in diesem Bemühen kann dazu führen, dass die Jugendlichen früh das Elternhaus verlassen und sich von Scham und Stolz getrieben in die Welt aufmachen. Sie begeben sich auf Reisen oder suchen einen spirituellen Erlösungsweg für sich, um sich und anderen zu beweisen, dass sie etwas wert sind.

Aggressionen sind bei Aurum-metallicum-Jugendlichen zwar heftig, aber meistens kontrolliert. Innerhalb der Familie kommt es zu **Streit** vor allem **bei Widerspruch**, wobei es um die Wahrung der Ehre und Selbstachtung geht. Auch wenn die Adoleszenten vor Erregung außer sich sind, wollen sie dennoch das Gesicht nicht verlieren. In ihrer radikalen Art **hassen** sie Menschen, **wenn sie sich beleidigt fühlen**, wobei die Abneigung und der Groll lange anhalten können.

Beziehungen zu Gleichaltrigen

Aurum metallicum kann hilfreich sein, wenn pubertäre Depressionen im Zusammenhang mit **enttäuschten Liebesbeziehungen** stehen. Die Jugendlichen haben mit ihren hohen Liebesidealen den Himmel berührt und fallen abgrundtief. Es bleiben Gefühle der **Wertlosigkeit** und des **Versagens.** Die Gefahr der **Suizidalität** ist groß.

Im Hintergrund stehen Gefühle tiefer **Verlassenheit** oder zu **schlecht für die Welt** zu sein. Die Schuldgefühle haben bei Aurum metallicum etwas Absolutes, Gnadenloses und können zu quälender Selbstzermürbung führen.

Auch in Freundschaften, in der Klassengemeinschaft oder innerhalb der Familie haben die Jugendlichen das Gefühl, alle Verantwortung in der Beziehung übernehmen zu müssen und fühlen sich der hohen Aufgabe nicht gewachsen. So beenden sie abrupt eine Beziehung, die ihnen viel bedeutet, da sie **Furcht** haben, zu **scheitern.** Dabei handeln sie einsam und zeigen sich kaum kompromissbereit.

Anstatt Beziehungen auszuprobieren und Irrtümer in Kauf zu nehmen, nehmen sich die Jugendlichen jeden Fehler zu Herzen.

> Er **glaubt, der Liebe Anderer verlustig zu seyn** und dies kränkt ihn bis zu Thränen (CK).
>
> Melancholie, **glaubt nicht in diese Welt zu passen**, und sehnt sich deshalb nach dem Tode an den er mit inniger Wonne denkt (CK).

Besorgtheit; schon ein Geräusch vor der Thüre machte ihn ängstlich; **er befürchtete, es möchte Jemand herein kommen; wie menschenscheu** (CK).

Höchst aufgelegt, beleidigt zu werden, selbst das geringste ihm kränkend Scheinende traf ihn tief und herausfordernd (CK).

Aergerlich und auffahrend; **der geringste Widerspruch kann ihn zum grössten Zorn reizen** (CK).

Er **zittert, wenn er seinen Zorn nicht auslassen kann** (CK).

Schulische und berufliche Entwicklung

Die Adoleszenten haben schulisch oder bei der Arbeit großen **Perfektionismus** und **Ehrgeiz.** Sie wirken trotz ihrer körperlichen Unreife **intellektuell** oft **frühreif** und **ernsthaft.** Sie stellen sich gerne ethische oder **philosophische Fragen**, denen sie **monoman** nachgehen können. Auch die Beschäftigung mit **Religion** und **Musik** ist häufig.

Die Jugendlichen neigen dazu, in Gemeinschaften Führungspositionen einzunehmen, da niemand so perfekt wie sie die verantwortungsvollen Aufgaben erledigt. Sie fühlen sich **besser**, wenn sie sich sinnvoll beschäftigen können, da eine **Arbeit**, besonders, wenn sie einem guten Zweck dient, ihnen Wert verleiht.

Unzufriedenheit mit allen Verhältnissen; **er glaubt überall etwas Hinderndes im Wege zu finden**, und dieß bald von einem widrigen Schicksale, bald durch ihn selbst veranlaßt, welches letztere ihn sehr kränkend niederschlägt (CK).

Unruhe und hastiges Treiben zu körperlicher und geistiger Thätigkeit; er kann nichts schnell genug machen und sich nicht zu Danke leben (CK).

Es treibt ihn zu beständiger Bewegung fort, und **seine Unthätigkeit reut ihn**, obschon er nichts arbeiten kann (CK).

Übernahme von Verantwortung – Identität

Trotz großer **Pingeligkeit** und ständigem **Fleiß** bleibt jedoch häufig das **Gefühl, etwas versäumt** zu haben. Die Jugendlichen setzen sich dauernd unter Druck, da sie keine Fehler machen dürfen und geraten in Zustände von Energielosigkeit und Traurigkeit, die die Reifung in eine Erwachsenenidentität tiefgreifend hemmen.

Versagensängste in Schule und Beruf mit dem Gefühl, **zu nichts nütze** zu sein, können dazu führen, dass die Jugendlichen alles vernachlässigen, sich in **Alkohol**, Glücksspiel oder ständiges **Reisen** flüchten und kindlich jede **Verantwortung** von sich weisen.

Häufiger ist jedoch der Weg in verzweifelten Rückzug mit hoher suizidaler Gefährdung.

Aurum-metallicum-Jugendliche beziehen wichtige Impulse zu ihrer Identitätsbildung, die in ihrer Familie nicht finden, aus der kulturellen Welt. Ihre intensive „Suche“ kann sie auf weite innere oder äußere Reisen führen. **Religiosität**, Spiritualität und **Musik** sind Elemente, die dazu dienen, ihrem Leben einen Sinn abzuringen.

Unruhig und unsicher ... **glaubt er, immer etwas zu versäumen, und sich dadurch Vorwürfe zuzuziehen**; er schien diese Unruhe mit sich herumzutragen, und die benahm ihm alle Energie und Ausdauer (CK).

Muthlos und verzagt, **glaubt er, er mache alles verkehrt**, und es gerathe ihm nichts (CK).

Muthlos und **mit sich selbst uneinig** (CK).

Traum, **als solle er von einer großen Höhe fallen** (CK).

DD: Aurum metallicum – Aurum muriaticum natronatum

Gemeinsam: Frühreif. Sensibel. Reserviert. Schüchtern. Verlassenheit. Versagensgefühle. Hohes Verantwortungsgefühl. Genauigkeit. Schamgefühle. Kränkbarkeit und Verletzlichkeit.

Wulfsberg (2001) hat in seinem Buch über Aurum-Salze ein eindrückliches Bild von Aurum muriaticum natronatum gezeichnet. Als Überlebensmotto sieht er das **Verstecken der emotionalen Schwäche** und den Schutz vor Verwundbarkeit. In ihrem verzweifelten Rückzug wirken sie wie versteinert. Zerbrechlichkeit und **Hilflosigkeit** sind bei Aurum muriaticum natronatum im Vergleich zu Aurum metallicum stärker.

Während bei Aurum metallicum ein gnadenloses Über-Ich zu Gefühlen des **„Nicht-Genügens“** führt, könnte das starke Verlassenheitsgefühl in einem Aurum-muriaticum-natronatum-Zustand in der Adoleszenz mehr mit der Erinnerung an eine Mutter, die in frühen Jahren „tot“ war, in Verbindung stehen (**Wahnidee, die Mutter sei tot**). Wenn die Mutter selbst in einer tiefen Depression steckt, ist es ihr unmöglich, dem Bedürfnis des Kindes nach Geborgenheit und Aufmerksamkeit entsprechen zu können. Deutlicher als Aurum metallicum hat Aurum muriaticum natronatum Bezug zu **Anorexia nervosa**, ebenfalls ein Hinweis auf eine konflikthafte Mutterbeziehung. Auch Folgen **nach sexuellem Übergriff** können in einen Aurum-muriaticum-natronatum-Zustand führen. Das Mittel hat im Vergleich zu Aurum metallicum mehr Bezug zu den weiblichen Geschlechtsorganen, besonders zur Gebärmutter. Die Jugendlichen sind noch verletzlicher und hilfloser als die Aurum-metallicum-Jugendlichen, die anderen mit mehr Härte und Aggression begegnen können. An Aurum muriaticum natronatum muss man denken, wenn bei Jugendlichen viele Themen von Aurum metallicum vorliegen, man in der Übertragung neben einem strengen „Über-Ich-Druck" stärker auch „mütterliche" Anteile spürt.

DD: Aurum metallicum – Lycopodium clavatum

Gemeinsam: Herzlich. Lächeln beim ersten Kontakt. Intellektuell. Ehrgeizig. Gefühl, eine Pflicht vernachlässigt zu haben. Hohes Verantwortungsgefühl. Hochmütig. Späte körperliche und frühe geistige Entwicklung. Unterdrückte Wut.

Lycopodium clavatum fühlt sich hilflos und kann sich nicht durchsetzen, weil aus Feigheit und Angst die richtigen Worte fehlen. Aurum-metallicum-Jugendliche streiten nicht gerne offen, weil sie sich zu edel fühlen und vor sich selbst das Gesicht wahren wollen. Aufgrund ihrer hohen **Ideale** fühlen sie sich von anderen **enttäuscht** und wenden sich voller **Hass** ab. Hass ist kein typischer Zug von Lycopodium-clavatum-Jugendlichen, die gerne mit allen gut auskommen wollen.

Bei beiden können anamnestisch **Leistenbrüche** und **Hodenhochstand** auffallen. In der Adoleszenz reifen die Geschlechtsorgane langsam.

Lycopodium-clavatum-Adoleszente sind im Kontakt **jovial, schmeichelnd** und **beweglich** (Wahnidee, an verschiedenen Orten gleichzeitig zu sein). Sie fühlen sich zu schwach, alleine das Leben zu bestehen, brauchen Zuwendung (Klammern) und sind sehr **nachgiebig**, während Aurum-metallicum-Jugendliche in ihrer **übergroßen Verantwortung** ganz für sich stehen.

Obwohl beide Angst haben, ihrer **Verantwortung** im Leben nicht gerecht zu werden, quälen Lycopodium-clavatum-Jugendliche sich weniger mit Schuld- und Bestrafungsängsten. Sie versuchen, schwierige Situationen zu vermeiden und handeln sehr überlegt und **zögernd**, während Aurum-metallicum-Jugendliche **kühn** Projekte anpacken und sich bei Misserfolgen mit **Selbstvorwürfen** plagen. Sie glauben, **alles falsch gemacht** zu haben, **wertlos, verdammt zu sein**, während Lycopodium clavatum daran zweifelt, sich im Rivalitätskampf des Lebens durchzusetzen.

Die körperliche Pathologie wendet sich bei Aurum metallicum rascher ins Destruktive (Drüsen- und Knochenaffektionen), während bei Lycopodium clavatum auch in der Entwicklung der Symptome viel Bewegung auffällt (wechselnde oder alternierende Symptome).

DD: Aurum metallicum – Lachesis muta

Gemeinsam: Plethorische Menschen. Starke Willenskraft. Durchsetzungsvermögen. Laute Stimme. Reisen gerne. Religiös.

Lachesis-muta-Jugendliche kämpfen **eifersüchtig** und **intrigant** darum, einen exklusiven Platz innerhalb ihrer Beziehungen einzunehmen. Dabei gehen sie rücksichtslos und egozentrisch vor, während Aurum metallicum sich zu edel und gut fühlt, mit unlauteren Mitteln um einen Platz unter Menschen kämpfen zu müssen. Aurum-metallicum-Adoleszente glauben, ihre Liebe in Beziehungen verdienen zu müssen, indem sie sich menschlich in jeder Hinsicht für den anderen Menschen und die Bindung verantwortlich fühlen. Jedes Scheitern beziehen sie auf sich, während Lachesis muta Frustrationen gut an andere weitergeben kann.

DD: Aurum metallicum – Nux vomica: s. Nux vomica S. 127

Baryta carbonica

Themen

- Haben kein Vertrauen in die eigenen Fähigkeiten aufbauen können. Alles entwickelt sich viel zu langsam.
- Kindliche Abhängigkeit. Fühlen sich allein der Welt nicht gewachsen. Brauchen Anleitung.
- Scham – haben Angst, ausgelacht zu werden. Fühlen sich zu klein und zweifeln, je einen erwachsenen Körper zu haben.
- Unentschlossenheit.
- Beweisen sich in kleinen Bereichen durch pingelige Tätigkeiten und Beharrlichkeit.
- Kindliche Sturheit und Wutausbrüche.

Beobachtungen im Interview – Emotionen

Baryta carbonica kann eine Hilfe sein, wenn sich Jugendliche vor jedem Schritt in Richtung Selbstständigkeit fürchten. In der Praxis wirken sie **schüchtern** und kommen gerne in Begleitung eines Elternteils oder Freunds. Sie **klammern sich** an andere und suchen in ihrer kindlichen Art Trost, da sie sich dem Leben alleine nicht gewachsen fühlen.

Anders als Silicea-terra-Jugendliche, die ihre Schüchternheit durch Hochmut oder ein Gefühl, etwas Besonderes zu sein, verbergen können, wirken die Baryta-carbonica-Adoleszenten hilflos und in ihrer **kindlichen Art** jünger als sie sind.

Im Kontakt neigen sie dazu, **sich** wie ein Kind zu **verstecken.** Beim Betreten des Zimmers halten sie oft das **Gesicht gesenkt** und machen sich dadurch kleiner als sie sind. Sie scheuen es angeschaut zu werden, **bedecken das Gesicht mit den Händen** und **lachen verlegen** und dümmlich. Beim **Antworten** sind sie sehr gehemmt, **langsam** und **sprechen leise** und **stockend.** Dabei schauen sie immer wieder ihre Mutter an oder fragen noch einmal nach, ob sie es auch richtig machen. Sie spüren ihr Unvermögen und lassen sich nicht auf Risiken ein, da sie sich auf keinen Fall lächerlich machen wollen. In der Beschreibung ihrer Symptome sind sie umständlich und verlieren sich mit großer **Genauigkeit in Kleinigkeiten.** Die Jugendlichen sind **voller Sorgen** und **Angst** und fürchten **bei der geringsten körperlichen Irritation** das Schlimmste.

Man hat das Gefühl, ihnen vorsichtig Mut und Selbstvertrauen zusprechen zu wollen. Sie sprechen häufig über unbedeutende, belanglose Dinge oder versuchen, durch **Späße** und **unpassendes Gehabe** ihre **Unsicherheit** zu überspielen.

Die Schüchternheit und Spannung zeigen sich körperlich in **Nägelbeißen** oder im ständigen **Bewegen der Beine beim Sitzen.**

In ihrem Äußeren wirken die Jugendlichen unscheinbar, indem sie sich unauffällig und angepasst kleiden oder sich genau an die herrschenden Moden richten. Der **Kopf ist groß** und zuweilen auffällig geformt. Kummer und Sorgen zeigen sich bereits bei Adoleszenten in einem **„alten" Gesichtsausdruck** und in **Haarausfall.** Sie neigen zu **Wirbelsäulenverkrümmungen** und machen insgesamt einen unsportlichen Eindruck mit einem **dicken Bauch** bei magerem Körper. Bei der körperlichen Untersuchung fallen die **großen Mandeln** und **Lymphknoten** sowie die Neigung zu **Schilddrüsenvergrößerungen** auf.

Neben ständigen Anginen oder Erkältungen als Ausdruck der regressiven Tendenzen, führen Probleme bezüglich des Kontakts mit Gleichaltrigen oder Ängste in der Schule oder Ausbildung dazu, die Hilfe in einer homöopathischen Behandlung zu suchen.

> Sie ist sehr ängstlich und **besorgt um ganz unbedeutende**, ihr sonst durchaus gleichgültige **Dinge** (CK).
>
> Besorglich und schreckhaft; **ein kleines Geräusch auf der Straße dünkt ihm gleich, wie Feuerlärm,** und er erschrickt darüber, daß es ihm in alle Glieder fährt (CK).
>
> Aeußerst **verzagt und kleinmüthig**; sie glaubt, sterben zu müssen, und weint (CK).

Akzeptanz des Körpers

Die **körperliche Entwicklung** in einem Baryta-carbonica-Zustand ist **verzögert.** Brüste, Hoden, Penis, Körperbehaarung, Menarche, Stimmbruch, alle äußeren Zeichen des Erwachsenwerdens zeigen sich spät, was die Scham noch verstärkt.

Adoleszente in einem Baryta-carbonica-Zustand fühlen sich psychisch und körperlich **wie ein Zwerg.** Vor dem Hintergrund der Schamkonflikte führen die Veränderungen des Körpers zu Unsicherheit und Furcht. Die Jugendlichen haben das Gefühl, ihre Brüste oder ihr Penis seien zu klein, sie befürchten, nie eine „richtige Frau" oder ein „richtiger Mann" werden zu können.

Dabei beobachten sie jede Veränderung an ihrem Körper und vergleichen sich in ihrem Zweifel ständig mit anderen. Sie scheuen jede exponierende Situation, in der sie **angeschaut** oder **beurteilt werden** könnten, wie das gemeinsame Duschen nach dem Sport oder im Sommer mit anderen zum Schwimmen zu gehen.

Sie fürchten besonders den Kontakt mit Jugendlichen des anderen Geschlechts, da sie gar nicht wissen, wie sie sich verhalten könnten. Mädchen fühlen sich hässlich, kleiden sich wenig weiblich und wagen es nicht, sich zu schminken.

In den Gefühlen, **kritisiert** oder **ausgelacht zu werden**, zu klein zu sein oder nie Erfolg haben zu können, zeigt sich die ausgeprägte Scham, die im Falle von Baryta carbonica tief im Körperlichen wurzelt.

Es handelt sich nicht um internalisierte strenge Über-Ich-Figuren, die jedes Gelingen in Frage stellen, als vielmehr um eine grundlegende Unsicherheit, sich den Blicken anderer auszusetzen. Das von Barium-carbonicum-Jugendlichen so häufig geschilderte Gefühl, dass etwas mit den Maßen ihres Körpers nicht stimme, lässt an das Erstaunen eines kleinen Kindes denken, das seinen kleinen Körper mit dem eines (uneinfühlsamen?) Erwachsenen vergleicht. Die ausgeprägte Abhängigkeit von den bestärkenden Personen verstärkt die Scham noch zusätzlich. Zur Scham über die körperliche Unzulänglichkeit tritt die Scham aufgrund der Abhängigkeit hinzu (Wurmser 1990).

Körperlich führen häufige **Anginen**, **Einnässen** oder **Drüsenprobleme** (Parotis, Schilddrüse, Hoden) in die Praxis.

> Argwohn, beim Gehen auf der Straße, **die Leute möchten sich über sie aufhalten und sie schief beurtheilen**, worüber sie ängstlich wird, daß sie sich nicht aufzublicken getraut, **Niemanden ansieht und über und über schwitzt** (CK).
>
> Starker **Schweiß des Hodensackes** (CK).

Sexuelle Identität

Die körperliche Unsicherheit wirkt sich hemmend auf die Entwicklung der Sexualität aus. Die Jugendlichen fürchten die Begegnung mit dem anderen Geschlecht, vor allem, weil sie sich ihres Körpers schämen und sich keine sexuell gefärbten Begegnungen zutrauen.

Häufig wagen die Jugendlichen in ihrer **schamvollen Angst** nicht einmal zu masturbieren und können sich schwer mit ihrem Körper vertraut machen. Kommt es zu ersten sexuellen Kontakten, ist angesichts der Spannung kaum Genuss möglich.

Die Zweifel, je Vater oder Mutter eines Kindes werden zu können und die kindlichen Ängste vor einer Schwangerschaft zeigen die innere Verunsicherung bezüglich der Reifung in einen eigenen geschlechtlichen Körper.

Das Mittel kann bei **Folgen von sexuellem Missbrauch in der Kindheit** angezeigt sein. Die gesamte Kindheit über war keinerlei Reaktion auf das Trauma möglich, so dass Scham- und Schuldgefühle in der Adoleszenz unerträglich werden und jeder Schritt der Reifung in eine erwachsene Sexualität blockiert ist.

> **Taubheit der Geschlechtstheile**, etliche Minuten lang (CK).
>
> Er **schläft über der Begattung ein**, ohne Samen-Erguß (CK).

Lösung aus familiären Bindungen

Die Lösung aus dem Elternhaus bereitet große Probleme. Auf Jugendliche in einem Barium-carbonicum-Zustand passt das Bild eines Zwergs in einer zu großen Welt. Sie haben Angst, den Normen der Gesellschaft nicht zu entsprechen. Die Welt erscheint zu unübersichtlich angesichts ihrer inneren Unreife. Die jungen

Menschen scheuen sich vor jedem Schritt in die Unabhängigkeit. Sie haben **Heimweh**, finden sich schlecht zurecht, wenn sie das schützende Elternhaus verlassen und haben **Angst, dass Angehörigen etwas passieren könnte.**

Die Grundgefühle sprechen von einer tiefen **Verlassenheit.** Es scheint, als ob es kaum innere Fürsprecher gäbe, deren liebevoller Blick und Zusprache das Vertrauen in die eigenen Fähigkeiten nähren könnte.

Aggressionen zeigen sich bereits bei kleinen Kindern in der Form von heftigem **Widerstand**, meistens in der Form **passiver Verweigerung.** Auch die Adoleszenten neigen nicht dazu, andere körperlich anzugreifen. Streitigkeiten spielen sich meistens im sicheren Elternhaus ab. Die Jugendlichen können sich den Eltern in heftiger Wut entgegenstellen, sind **herausfordernd, bösartig** und sogar voller **Hass.** Es geht dabei weniger um Rechthaberei oder Macht, als vielmehr um eine Aufsässigkeit vor dem Hintergrund der kindlichen Unreife.

Je fremder die Umgebung, umso angepasster verhalten sich die Jugendlichen. Bei aller Wut und Reizbarkeit sind aggressive Fantasien und Träume wie auch Größenfantasien kaum entwickelt. Auch Schuldgefühle sind, anders als bei Silicea-terra-Jugendlichen, die sich mit strengen Gewissensfiguren auseinandersetzen, wenig vorhanden.

> Traurig und bang; es fallen ihm allerlei trübe Gedanken hinsichtlich seines künftigen Schicksales ein, und **er hält sich für ganz verlassen;** Abends. (CK).
>
> Höchst widrige, **gereizte Stimmung, über Kleinigkeiten auffahrend** (sehr bald.) (CK).
>
> Plötzliches höchstes, doch **bald vorübergehendes Zorn-Auffahren** und Ergrimmen bis zur Wuth, selbst bei geringen Veranlassungen, leicht bis zur Thätlichkeit. (n. mehren Tagen.) (CK).

Beziehungen zu Gleichaltrigen

Die Adoleszenten fühlen sich aufgrund ihrer Unselbständigkeit auf die Unterstützung durch andere angewiesen. Sie sind **nicht gerne allein** und haben **Angst**, ihre **Freunde zu verlieren.**

Neue Beziehungen einzugehen, fällt wegen der **Schüchternheit** und der ausgeprägten **Empfindlichkeit auf Beschämung** schwer.

Die Angst und Risikoscheu hemmt die Jugendlichen, sich auf unbeschwerte Kontakte einzulassen, da sie bei sportlichen Aktivitäten aber auch auf Partys und beim Feiern nicht mithalten können.

> Niedergeschlagenheit und **Menschenscheu** (CK).
>
> Eine böse, befürchtende Ahnung kommt ihm plötzlich vor die Seele, **als könne z.B. ein geliebter Freund auf einmal tödtlich erkrankt seyn** (CK).

Schulische und berufliche Entwicklung

Angesichts ihrer Unsicherheit ist Leistung ein Feld, in dem die Jugendlichen sich noch eine gewisse Sicherheit verschaffen können. Je umschriebener und überschaubarer die Aufgaben sind, desto besser sind sie zu bewältigen. Die Adoleszenten lieben genaue Vorgaben, an die sie sich mit **Akribie** halten, wobei sie dank ihrer **Hartnäckigkeit** und ihrer **intellektuellen Fähigkeiten** zu guten Leistungen fähig sind.

Manche Jugendliche wenden sich mit großer **Perfektion** einem Hobby zu und verschaffen sich damit das Gefühl, etwas zu leisten. Insgesamt dienen vor allem Genauigkeit und **Fleiß** dazu, das Selbstwertgefühl zu stützen, da adoleszente Träume und Höhenflüge wenig zur Verfügung stehen.

Die Jugendlichen haben **Angst vor allem Neuen**: Klassenreisen, Flugreisen, Auslandsaufenthalte, selbst einfache Klassenarbeiten – jede **unbekannte Kleinigkeit** kann zu einem **Schrecken** werden. Besonders angesichts komplexer Aufgaben den Überblick zu bewahren, Wichtiges von Unwichtigem zu unterscheiden, fällt sehr schwer. Die Adoleszenten werden meistens mit ihren Aufgaben nicht in der vorgegebenen Zeit fertig.

Übernahme von Verantwortung – Identität

Die Jugendlichen versuchen, sich über **Fleiß und Arbeit** eine Identität zu schaffen. Dabei kommen innovative Bereiche zu kurz. Adoleszente Höhenflüge und Träume sind wenig ausgeprägt. Die Pubertät verläuft weitgehend angepasst.

Wenn die Ängste und die Hilflosigkeit überhandnehmen, kann es zu Zuständen völliger **Gleichgültigkeit** und Interesselosigkeit kommen, was eine weitere Entwicklung in Selbstständigkeit über längere Zeit blockieren kann. Sich für irgendetwas zu **entscheiden**, ist fast unmöglich.

> **Höchste Unentschlossenheit**; er nimmt sich eine kleine Reise vor und sobald er Anstalt dazu machen will, wird es ihm leid und er zieht vor, heim zu bleiben (CK).
>
> Alles **Selbst-Vertrauen ist verschwunden** (CK).
>
> Langes **Schwanken zwischen entgegengesetzten Entschlüssen.** (n. mehren Tagen.) (CK).

DD: Baryta carbonica – Graphites naturalis

Gemeinsam: Schamhaft, schüchtern, mutlos. Herzlich. Suchen Unterstützung (Magnetisiertwerden bessert). Unentschlossen. Traurig und verzagt bei jeder Kleinigkeit. Überspielen durch unpassendes Lachen (auch bei Tadel). Prüfungsängste. Körperlich plump, unbeholfen. Späte Menarche. Leicht erkältet. Neigung zu Atheromen. Spinnwebengefühl (verwirrt angesichts einer komplexen Welt).

Graphites naturalis kann der Welt zu wenig Festigkeit entgegensetzen, jede Kleinigkeit „weicht auf“ und führt dazu, dass die Jugendlichen **„aufgelöst“ weinen** oder vor lauter Sentimentalität und Unruhe nichts mehr zustande bringen.

Anders als Baryta-carbonica-Jugendliche kann sich Graphites naturalis **durch Weinen oder Erzählen beruhigen**. Sie haben das Bedürfnis, mit anderen über jedes Detail aus ihrem Leben zu sprechen, was bei Baryta carbonica aufgrund der Scham nicht möglich ist.

Baryta-carbonica-Jugendliche fühlen sich der Welt nicht gewachsen. Sie leiden unter einer tief im Körperlichen wurzelnden **Scham**, während Graphites-naturalis-Jugendliche sich eher von **Schuldgefühlen** heimgesucht fühlen (**Gefühl, kriminell zu sein. Reue. Gewissensangst**). Sie leiden unter quälenden, beunruhigenden sexuellen Gedanken (**Unruhe von lasziven Gedanken, quälende sexuelle Gedanken**) und haben Angst vor den eigenen Möglichkeiten und den Folgen ihres Handelns, während Baryta-carbonica-Jugendliche gar nicht an ihre Möglichkeiten glauben.

Die **Träume von Unfällen**, die **Gedanken an den Tod**, die Traurigkeit und **Suizidalität** von Graphites naturalis weisen auf Schuld- und Bestrafungsängste hin, die bei Baryta carbonica fehlen.

Graphites-naturalis-Jugendliche sind angesichts der Gefahren, die sich in der adoleszenten Reifung auftun, zutiefst verwirrt und unsicher. Sie fühlen sich von einer Unmenge an Möglichkeiten und einer Angst vor dem Umsetzen überfordert. Sie wollen sich zu einem großen Menschen entwickeln (**Wahnidee, eine große Person zu sein**) und fühlen sich angesichts ihrer ängstlichen Stumpfheit unglücklich. Baryta-carbonica-Jugendliche sind realistischer und haben **keine ehrgeizigen Visionen von Größe**. Sie müssen sich alles im Leben hart erarbeiten, indem sie sich in ihrer intellektuellen Art gewissenhaft und mit **viel Fleiß** in einem kleinen Bereich Sicherheit verschaffen. Graphites naturalis ist emotionaler und passt weniger zu einseitig intellektuellen Menschen.

In Auseinandersetzungen mit den Eltern oder mit Freunden ist Baryta carbonica **eigensinniger** und **herausfordernder**, während Graphites-naturalis-Jugendliche zu wankelmütigem Verhalten tendieren. Sie geraten rasch in Wut, aber beruhigen sich ebenso rasch wieder.

DD: Baryta carbonica – Ambra grisea

Gemeinsam: Vorzeitig gealtert. Läppisch. Kindliches Benehmen. Fühlen sich klein (Beine zu kurz). Angst vor fremden Menschen, vor der Meinung anderer. Jede Annäherung ist unangenehm. Wollen nicht angesehen werden.

Ambra-grisea-Jugendliche haben in **öffentlichen Toiletten** Mühe zu stuhlen oder zu urinieren, wenn gleichzeitig andere anwesend sind. Sie sind **nachtragend** und **verweilen lange bei unangenehmen Ereignissen.** Sie sind weniger penibel und im Kontakt sexualisierter.

Auslöser für einen Ambra-grisea-Zustand können **Missbrauchserlebnisse**, schwere **Schicksalsschläge** oder **berufliche Probleme** sein.

Belladonna

Themen

- Lebendige, fantasievolle Jugendliche, die mit großen offenen Augen in die Welt schauen, solange sie gesund sind, aber von schrecklichen Bildern überflutet werden, wenn sie krank sind.
- Überempfindlichkeit. Beschwerden von Schock, Tadel, Schreck.
- Alles Dunkle und Negative wird ferngehalten, so lange es geht. Plötzliche unvermutet auftauchende Symptome, als wenn in einer Welt der Fröhlichkeit und Leichtigkeit plötzlich Bedrohliches auftaucht.
- Heftige Aggressionen.

Beobachtungen im Interview – Emotionen

Belladonna kann in seiner typischen Plötzlichkeit und **Heftigkeit** ein in der Pubertät indiziertes Mittel sein. Es ist bei empfindlichen Mädchen mit überschießenden Reaktionen angezeigt. Auslöser einer Pathologie kann **enttäuschte Liebe, Schreck** oder **Tadel** und **Kränkung** sein.

Es handelt sich meistens um fröhliche, fast leichtsinnig wirkende Jugendliche, die **gerne lachen, tanzen** und **singen.** Sie scheuen die dunklen Seiten des Lebens und wollen in guter Stimmung bleiben und das Leben nicht allzu ernst nehmen. Sie fühlen sich am wohlsten, wenn sie von allen gemocht sind und jedermann lieben können.

Die Jugendlichen können sich auch **scheu** zeigen. Wenn traumatische Erfahrungen überwiegen, wird die Lebendigkeit unterdruckt. Sie sprechen ausweichend oder verharmlosend über ihre Beschwerden.

So sagen sie zum Beispiel nur ein Wort und schauen einen dann lachend an, als ob sie erwarteten, dass man sie mit einem Minimum an Informationen schon versteht. Sie scheuen sich, auszusprechen, wie schlecht es ihnen eigentlich geht („hide things", nach Seghal 2001).

Die Jugendlichen zeigen eine eigenartige Mischung von hoher **Intelligenz** und einer gewissen **Naivität** und Offenherzigkeit.

Sie wollen hören, dass sie ihre Beschwerden rasch los sein werden, damit sie sich wieder mit Freunden treffen können. Die in der Adoleszenz häufige Leichtfertigkeit bezüglich körperlicher Beschwerden ist hier noch ausgeprägter. Es ist, als ob sie auf ein Wunder hofften, durch das ihre Symptome sofort erleichtert würden.

Entsprechend bricht die Krankheit anscheinend aus voller Gesundheit plötzlich hervor – „**Bewusstlosigkeit unterbrochen durch plötzliches Schreien**" ist ein charakteristischer Zug des Mittels. („Bewusstlosigkeit" könnte man auch auf psychische Vorgänge beziehen.)

Das Mittel passt für robuste Jugendliche mit einem kräftigen Körperbau. Sie haben oft ein **gerötetes Gesicht**, **glänzende Augen** und eine **ausdrucksvolle** Mimik und **Gestik.**

> Er **singt und trällert** (RAL).
>
> **Unwillkürliches, fast lautes Lachen**, ohne lächerliche Gedanken zu haben (RAL).
>
> Große **Reizbarkeit und Empfindlichkeit der Sinne; er schmeckt und riecht alles stärker; das Tast-Gefühl, das Gesicht und Gehör ist feiner und das Gemüth ist beweglicher und die Gedanken regsamer. (n. 3 St.)** (RAL).

Akzeptanz des Körpers

Vor dem Hintergrund der ausgeprägten körperlichen Empfindlichkeit und der Heftigkeit der Reaktionen ist der Körper in einer Art „Alarmbereitschaft" – über lange Zeit scheint es keinerlei Probleme zu geben, bis ein plötzlicher Aufruhr einsetzt.

Obwohl die Jugendlichen kräftig und robust wirken, ist die **Toleranz für Leiden gering. Schmerzen** oder **Fieber**, aber auch emotionaler Schmerz oder Schreck können zu einer drastischen Wende führen. Häufige körperliche Symptome sind heftigste **Kopfschmerzen**, **Anginen**, **Blasenentzündungen** oder **Dysmenorrhöe.**

„Ein Engel, wenn gesund, ein Teufel, wenn krank", diese Beschreibung des Belladonna-

Kinds gilt in gleichem Maße für die Jugendlichen. In der Krankheit besteht eine äußerste **Empfindlichkeit auf Licht, Erschütterung, Schmerzen, Berührung** – ein Zustand, der kaum auszuhalten ist.

Belladonna kann angezeigt sein, wenn Jugendliche **sich schneiden** oder ritzen oder in der Wut mit dem **Kopf gegen die Wand schlagen.**

Die Autoaggression dient bei diesen Adoleszenten eher der Abfuhr von innerer Spannung als der Selbstbestrafung.

> Ein **heftiges Zwängen und Drängen nach den Geschlechts-Theilen**, als sollte da alles herausfallen (RAL).
>
> **Während der Monatsreinigung Herzens-Angst** (RAL).
>
> Wahnsinn; **er fürchtet sich bei lebendigem Leibe zu verfaulen** (RAL).
>
> Die **Brüste werden mit Milch angefüllt bei einer Frau, die nicht schwanger ist, und die Milch läuft aus** (He).

Sexuelle Identität

Manche Adoleszenten zeigen sich ähnlich wie Hyoscyamus niger sexualisiert, **kokett**, schminken sich stark und kleiden sich **schamlos.**

Jugendliche in einem Belladonna-Zustand können sich **impulsiv** und begeistert in sexuelle Abenteuer stürzen.

Sie haben romantische, naive Vorstellungen von Beziehungen, die wenig mit der Realität von Bindungen zu tun haben. Mädchen stellen sich ihre **Traumhochzeit** vor und schwelgen dabei in Begeisterung, ohne die eigentliche Individualität des Partners richtig wahrzunehmen. Dabei zeigen sie **Eifersucht**, die sich in heftigen Gefühlsausbrüchen äußert.

Auf die erste Begeisterung der Beziehung folgt nicht selten das abrupte Erwachen. Es ist, als ob sie plötzlich aus einem angenehmen Traum durch einen plötzlichen **Schock** geweckt würden: „Himmelhoch jauchzend, zu Tode betrübt". Dieser Zug macht Belladonna zu einem Mittel, das bei schockartigen Folgen nach einer **Liebesenttäuschung** – etwa dem Erwachen nach einem adoleszenten „Liebestraum" – angezeigt sein kann. Dann ziehen sich die Jugendlichen aus jedem Kontakt zurück, sie wollen in ihrer Überempfindlichkeit **nicht mehr „berührt" werden** und **lehnen Trost ab.**

> Die **wollüstigsten Bilder und Erzählungen reitzen weder seine Phantasie, noch seine Geschlechts-Organe; er bleibt gleichgültig dabei** (RAL).
>
> **Geschwätzig, geil** (RAL).

Lösung aus familiären Bindungen

Bei den Adoleszenten in einem Belladonna-Zustand ist das Ich in Gefahr, durch Triebimpulse überflutet zu werden. Es gibt wenig Grenzen im Inneren, die innere Gefahren eindämmen könnten. Die Jugendlichen scheuen alles, was bedrohliche Bilder auslösen könnte.

Häufig kommt es bei den Jugendlichen zu schrecklichen **Albträumen** von **Geistern, Teufel** oder **schrecklichen Tieren.** Die **Furcht** vor **Hunden, Insekten** und vor allem **Dunklen** weist darauf hin, wie sehr Trieb- oder Instinkthaftes aus dem Gleis bringt. Man findet eine Vorliebe für Filme und Geschichten, in denen der Kampf zwischen Gut und Böse magische Dimensionen annimmt (Star Wars; Herr der Ringe).

Die Ängste und die emotionale Instabilität führen zu einer Unfähigkeit, wirklich zu trauern, und damit zu einer erschwerten Ablösung aus einer harmonisch verspielten Kinderwelt in eine Erwachsenenwelt, in der sich Licht und Dunkel, Freude und Schmerz mischen. Die Jugendlichen bevorzugen abrupte Trennungen, die wenig Raum für Trauer und Schmerz lassen. Andere nicht nachvollziehbare Fluchtreaktionen treten zuweilen an die Stelle einer langsamen identifikatorischen Ablösung von den Eltern. Belladonna kann bei Adoleszenten hilfreich sein, deren Mutter sich in der Schwangerschaft seitens ihres Manns oder eines anderen Familienmitglieds gemaßregelt, ungerecht behandelt oder verachtet gefühlt hat (Master 2006).

Die pubertären Auseinandersetzungen sind heftig. Die Jugendlichen sind **dominant** und versuchen die Eltern ständig herumzukommandieren. Es kommt zu **zerstörerischer Wut**, die sich gegen Gegenstände, Tiere und Menschen richtet.

Es handelt sich dennoch nicht um die Adoleszenten, die sich ständig mit Selbstvorwürfen plagen und immer das Gefühl haben, alles falsch gemacht zu haben.

Sie macht **Anstalt zur Heimreise** (RAL).

Er delirirt wie im Traume und **schreit; er müsse zu Hause**, weil da alles verbrannt sei (RAL).

Wuth; der Knabe kannte seine Eltern nicht (RAL).

Er **sucht zu entfliehen** (RAL).

Beziehungen zu Gleichaltrigen

In der Peergroup sind die Jugendlichen beliebt und haben meistens viele Freunde. Sie bemühen sich, im Mittelpunkt zu stehen. Ihre **Begeisterungsfähigkeit** kann ansteckend wirken. Sie sind **dominant**, teilweise **hochmütig**, können sich aber auch sozial **um Schwächere kümmern.** Sie sind gerne auf Partys und gehören in ihrer fantasievollen Art zu den Beliebten.

In ihren Beziehungen achten sie sehr darauf, dass Nähe und Distanz ausgewogen sind. Sie lassen sich nicht gerne berühren, wenn sie nicht wollen. Auf Phasen von zu viel Kontakt und Unterwegssein folgen Phasen von Rückzug.

Er **wünscht Einsamkeit und Ruhe; jedes Geräusch und der Besuch von Andern ist ihm** zuwider (RAL).

Heftige Zanksucht, die sich nicht besänftigen lässt (RAL).

Neigung, die Umstehenden zu beißen (RAL).

Schulische und berufliche Entwicklung

In Schule und Freizeit sind die Jugendlichen spontan und unbekümmert. Sie gehen vielerlei Interessen nach, sind aktiv und haben eine **rasche Auffassungsgabe.** Obwohl ihnen an einer guten Stellung innerhalb ihres Freundeskreises viel gelegen ist, gehören sie nicht zu den extrem Ehrgeizigen, eher zu den Ideengebern.

Sie lieben am Leben das **Spiel** und fühlen sich am wohlsten, wenn man sie ihren Weg in Ruhe und Frieden gehen lässt.

Alles, was diesen Zustand stört, Krankheiten oder andere ängstigende Herausforderungen des Lebens werden fluchtartig gemieden oder mit heftigen Körperreaktionen abgewehrt.

Übernahme von Verantwortung – Identität

Die Übernahme von Verantwortung kann vor dem Hintergrund der persistierenden ausgeprägten Größenfantasien schwierig sein. Um ein tragendes Realitätsbewusstsein zu entwickeln, braucht es die Fähigkeit zu trauern und die eigene Begrenztheit zu akzeptieren, was bei Belladonna wenig bewusst erlebt wird. **Lichte** und **dunkle Seiten der Persönlichkeit** sind stark voneinander **separiert.** Die Jugendlichen fühlen sich entweder sehr vital oder sehr krank, es gibt wenig Zwischenbereiche. Sie werden aus voller Gesundheit schwer krank.

Die Gefahr, durch Drogenmissbrauch in entfremdete Zustände zu geraten, ist groß. Belladonna kann bei psychotischen Entwicklungen in der Adoleszenz indiziert sein, wenn die Jugendlichen in Gefahr sind, sich selbst zu verletzen.

Schwatzt von Wölfen; dabei voller Puls (RAL).

Delirirendes Geschwätz von Hunden, die ihn umschwärmen (RAL).

Er **schlägt sich mit Fäusten ins Gesicht** (RAL).

Sie **sucht sich zu erdrosseln und bittet die Umstehenden, sie umzubringen**, weil sie dießmal durchaus sterben müsse. (RAL).

DD: Belladonna – Stramonium

Gemeinsam: Lebhaft. Laute Stimme. Reden viel (Stramonium springt von einem Thema zum anderen). Lachen viel. Versuchen, alles Dunkle von sich fern zu halten. Gerne in lustiger Gesellschaft. Robust bei schweren Krankheiten. Hochmütig. Angeberisch. Hypersexualität, Schamlosigkeit. Verfolgt von bedrohlichen Bildern. Aggressive Ausbrüche. Zerstörerisch. Beißen.

In der **Abwehr der inneren Bedrohung** zeigen sich Unterschiede: Belladonna möchte in einer kindlichen Welt der Freude und Eintracht bleiben. Die Jugendlichen sehen alle als ihre Freunde an; jeder Tadel, jeder Streit oder jede Zurechtweisung kann die Harmonie zerstören. Sie haben **Einbildungen**, dass **alles wunderbar** und alle Menschen ihre Freunde seien. Emotionaler und körperlicher Schmerz werden aus dem Erleben verbannt und brechen dann mit Wucht und Plötzlichkeit hervor. Stramonium-Jugendlichen gelingt es weniger, ihre Verlassenheitsgefühle von sich fern zu halten. Sie fühlen **qualvoll**, wie **alleine** sie **angesichts innerer Bedrohungen** sind. Anders als Belladonna, das sich eher ans Vergnügen klammert, **klammern** sie sich an andere Menschen und geraten in abgrundtiefe Ängste, wenn sie allein sind. Sie fühlen sich ohne den Beistand anderer **hilflos**, was kein Zug von Belladonna ist.

Stramonium ist oft bei Asthma bronchiale hilfreich, wenn es mit ausgeprägten Erstickungsängsten verbunden ist. Sie fühlen sich haltlos („fällt durch das Bett") als Symbol für „Nichts hält mich".

Ein Ausweg aus der inneren Verlassenheit stellt die Flucht ins Religiöse dar. **Hellsichtige** oder **prophetische Fähigkeiten** sprechen eher für Stramonium.

Stramonium-Jugendliche schließen sich oft **fanatischen**, engstirnigen **religiösen Gruppierungen** an oder halten noch lange an kindlichen Glaubensvorstellungen fest. Trost im Klammern ans Religiöse zu finden, ist für Belladonna-Jugendliche weniger charakteristisch. Stramonium fühlt sich entweder im Himmel oder in der Hölle, glaubt einmal Gott, ein anderes Mal der Teufel zu sein. Die innere Welt von Belladonna ist eher von magischen Bildern bestimmt: Kommt sich vor wie ein Jongleur oder Zauberer oder spricht mit Geistern.

Calcarea carbonica

Themen

- Zeigen sich unsicher und scheu. Im Inneren herrscht das Gefühl, schutzlos in einer grausamen Welt zu stehen. Befürchten, dass andere ihre Verwirrung bemerken könnten.
- Furcht vor Tieren. Triebhaftes schreckt.
- Suchen Sicherheit im Materiellen und prahlen gerne mit ihrem Besitz.
- Sehr empfindlich und kränkbar. Hass und Verächtlichkeit. Grausamkeit.
- Schützen sich durch Fleiß, Sparsamkeit. Gehen allem Chaotischem aus dem Weg, wodurch adoleszente Entwicklungen eingefroren sind.

Beobachtungen im Interview – Emotionen

Calcarea carbonica ist häufig in der frühen Adoleszenz indiziert, wenn die beginnende körperliche Reifung bei den Jugendlichen Angst und **Verwirrung** auslöst. Kopfschmerzen, Infektanfälligkeit oder Erschöpfung sind häufige körperliche Beschwerden, die in die Praxis führen.

Wenn viele Adoleszente gerade das Auffällige, Extreme suchen, klammern sich diese Jugendlichen an die Normalität und **wollen nicht auffallen.**

Die Adoleszenten kommen häufig in Begleitung eines Elternteils, zu dem sie aber wenig direkte Nähe zeigen. In ihrer **Unsicherheit fingern** sie ständig **an** ihren **Kleidern herum.** Manche wirken **schüchtern** und verschlossen, so dass man ihnen jedes Wort aus der Nase ziehen muss – andere zeigen sich **optimistisch**, indem sie in einer „No-problem-Haltung" ihre innere Unsicherheit sich selber und anderen gegenüber überspielen. Sie **erzählen nicht gerne** über ihre Beschwerden, da sie unter allen Umständen als „normal" erscheinen wollen.

Die Adoleszenten wirken häufig im Gesicht und Ausdruck noch **kindlich**, während die körperliche Reifung dem Alter eher voraus ist. Der Händedruck ist schlaff und feucht oder kalt. Calcarea carbonica ist nach P. Schmidt ein Mittel für Mädchen, die zu schnell wachsen (Jungen: Phosphoricum acidum) und besonders am Bauch Fett ansetzen.

Äußerlich fällt oft ein **blasses**, zuweilen etwas **gedunsenes Gesicht** auf. Der Körpertonus ist schlaff mit **gebeugten Schultern** und einem **großen Bauch.** Abmagerung, wie auch Fettleibigkeit können auf das Mittel hinweisen.

> Traurig, fast bis zu Thränen, bei **sorgenvoller Beschäftigung mit Gegenwart und Zukunft** (CK).
>
> **Aengstlich über jede Kleinigkeit** und weinerlich (CK).

Bange, traurige Stimmung, **als ob er eine böse Nachricht zu erwarten hätte** (CK).

Akzeptanz des Körpers

Die Pubertät beginnt oft früh – die körperliche Reifung eilt der emotionalen voraus. Die **Menarche** und die sekundären Geschlechtsmerkmale erscheinen **früh.** Junge Mädchen sind oft von der ersten Blutung erschreckt und verängstigt, zumal jede emotionale Aufregung oder körperliche Anstrengung die Blutung verstärken oder hervorrufen kann.

Die raschen Veränderungen des Körpers sind schwierig zu integrieren. Die Jugendlichen werden oft plump und dick. Das Wachstum der Brüste kann mit Schmerzen und Ängsten verbunden sein.

Sportliche Betätigungen sind eher anstrengend als lustvoll.

Die Adoleszenz kann bei Calcarea-carbonica-Jugendlichen eine Zeit voller hypochondrischer Ängste sein. Die **Furcht vor ansteckenden Erkrankungen** wie Borreliose, Aids oder „Rinderwahn" kann in dieser Zeit zu einer ständigen Sorge werden.

Sie hält, **hypochondrisch, sich für sterbenskrank,** und konnte doch über nichts klagen. (die ersten Tage.) (CK).

Verzweifelnde Stimmung mit Furcht vor Krankheit und Elend, mit Ahnung betrübender Vorfälle (CK).

Träume von Todten und Leichengeruch (CK).

Sexuelle Identität

Die Adoleszenten scheuen sich vor ersten sexuellen Kontakten.

Die **Furcht vor Tieren** weist darauf hin, wie sehr alles Animalische schreckt. Sexuelle Lust wirkt dem Bedürfnis, innere Strukturen zu halten, entgegen.

An die Stelle von lustvollem Entdecken der Sexualität kann die **Gier** auf **Essen** oder ein Hang, sich ständig mit **Arbeit** einzudecken, treten. Es handelt sich oft um fleißige, sehr stur arbeitende Jugendliche. Die **Ängste vor ansteckenden Krankheiten** können als ein Ausdruck sexueller Hemmung im Kontakt mit anderen gedeutet werden. Manche Jugendliche leiden geradezu panisch unter Ängsten, sich auf unsauberen Toiletten angesteckt zu haben, durch einen Händedruck eine Krankheit übertragen zu bekommen oder haben Angst, beim geringsten Körperkontakt schwanger zu werden.

Auf der anderen Seite fühlen sich die Jugendlichen stark zu sexuellen Themen hingezogen. Sie interessieren sich für pornografische Darstellungen oder tendieren zu **anzüglichen Witzen,** was ihnen ermöglicht, sich sexuellen Themen anzunähern, ohne sich in Liebesbeziehungen einzulassen.

Manche Jugendlichen suchen Sicherheit vor ihrem inneren Chaos in einer verstärkten Hinwendung zu **Religiosität** und Kirche oder es entwickeln sich **Kontrollzwänge.**

Nach dem Beischlafe, den folgenden Tag, große Angegriffenheit des Kopfes (CK).

Nach dem Beischlafe, einige Tage lang sehr matt und angegriffen (CK).

Lösung aus familiären Bindungen

Die Gefühle der Schutzlosigkeit und die Angst vor den Grausamkeiten des Lebens können die Ablösung in eine eigene autonome Identität erschweren. Die **Furcht vor allem Unberechenbaren** erschwert es den Jugendlichen, innere Strukturen wenigstens teilweise aufzulösen und dem Chaos nachzugeben.

Vor diesem Hintergrund werden die Wärme, der Schutz, die Nahrung und die materielle Sicherheit des Elternhauses ungern aufgegeben.

Auf der anderen Seite kann die Entwicklung in Richtung Autonomie, wenn die äußeren Bedingungen günstig sind, problemlos ablaufen. Die Jugendlichen gehen oft hartnäckig und geradlinig ihren Weg und haben ein gutes Gespür für die Realität und materielle Dinge, wenn sie sich in ihrem Leben auch oft eng an den Werten der Eltern orientieren.

Die bei Säuglingen im Calcarea-carbonica-Zustand zu beobachtende Abneigung gegen Muttermilch weist auf Schwierigkeiten hin, eine nahe, Sicherheit spendende Beziehung zur Mutter einzugehen. Die Kinder zeigen von frühem Alter an eine eigentümliche Mischung von Ängstlichkeit und Abwehr gegen Nähe. Sie fühlen sich am wohlsten in einer geschützten Umgebung, während sie sich trotz ihrer Ängstlichkeit wenig an Menschen klammern und Trost abwehren.

Die Kinder, wie auch später die Jugendlichen, entwickeln früh eine scheinbare Autonomie, die allerdings nur eine Pseudoreife ist. Im Hintergrund bleibt das Gefühl, ohne Schutz allein in einer chaotischen Welt bestehen zu müssen, die **Furcht, ins Nichts zu sinken** oder sich aufzulösen. Beim Eintritt der Adoleszenz müssen die Schutzmaßnahmen gegen die verwirrende innere Welt verstärkt werden, was zu Rückzug und Stagnation führt.

Besonders in der Frühadoleszenz bevorzugen die Jugendlichen, sich in Bücher- oder Computerwelten aufzuhalten. Sie sind zu faul und furchtsam, aus ihrem warmen Zimmer hinaus in die Welt zu gehen. Dabei können sie völlig in Traum- oder Fantasiewelten leben.

Die Entwicklung in Richtung Autonomie ist von wenig Rebellion begleitet.

Aggression kann wenig zur Schaffung einer eigenen von den Eltern abgelösten Identität eingesetzt werden. Um wirklich streiten zu können, sind die Adoleszenten zu empfindlich. Sie können **keine Kritik ertragen** und brechen bei Auseinandersetzungen in kindischer Art in beleidigtes **Weinen** aus oder sie ziehen sich **stur** und unzugänglich zurück.

Die aggressiven Fantasien sind ausgeprägt. Die Jugendlichen schwelgen in grandiosen Helden-, Ritter- oder anderen Fantasy-Geschichten, in denen sie sich mit den Mächtigen und Unverletzlichen identifizieren.

Trotz ihrer Ängste lieben manche Calcarea-carbonica-Jugendlichen Horrorfilme, die allerdings zu lang anhaltenden Schlafstörungen und Albträumen führen können.

> **Weinen, bei Ermahnungen** (CK).
>
> Befürchtende, bange **Ahnung, als ob ihm oder einem Andern ein Unglück begegnen würde**, die er auf keine Weise verscheuchen konnte. (n. 23 T.) (CK).
>
> Gedanken an **ehemalige Verdrießlichkeiten** reizen ihn zum Zorne auf (CK).
>
> Ängstlicher Traum gegen Morgen, von **Feuer und Mord** (CK).

Beziehungen zu Gleichaltrigen

In nahen Beziehungen sind die Jugendlichen sehr verletzlich und fühlen sich **schnell kritisiert.** Es kommt zu **Hassreaktionen** auf Enttäuschungen, zuweilen mit einer äußerst hartnäckigen **Aversion** gegen einzelne **Familienmitglieder** oder gegen bestimmte Klassenkameraden.

Anstatt enge Bindungen zu einzelnen Freunden einzugehen, schließen sich die Jugendlichen an Gruppen an.

Es handelt sich oft um nützliche Mitglieder kirchlicher oder sonstiger strukturierter Gemeinschaften. Die Adoleszenten betreuen Zeltlager oder organisieren Chorfreizeiten, wobei sie häufig die Grenzen ihrer physischen Belastbarkeit überschätzen und nach einer Anstrengung krank werden.

In der Kleidung der Jugendlichen zeigt sich eine **angeberische Neigung** zu Solidem oder Teurem. Sie zeigen gerne, dass sie oder ihre Eltern es zu etwas gebracht haben. Sie brauchen ein großes Maß an materieller Sicherheit: Wenn Calcarea-carbonica-Erwachsene sich später große Häuser bauen und große Autos fahren, so sparen die Jugendlichen auf teure Stereoanlagen oder Computer.

> Abneigung, Widerwillen, **Ekel vor den meisten Menschen** (CK).

Schulische und berufliche Entwicklung

Schule und Ausbildung sind oft von Phasen der Überanstrengung und Krankheit begleitet. **Lernen** wird als **anstrengend** empfunden. Die Jugendlichen brauchen lange für ihre Hausaufgaben, wobei es für die Eltern nicht leicht ist, ihnen zu helfen. Da sie in der Schule nicht unangenehm auffallen wollen, entsteht oft ein großer Druck.

Insgesamt handelt es sich meistens um leistungsorientierte Jugendliche, die ihren Tag gerne strukturiert haben wollen und ungern nutzlos herumhängen.

Sie haben konkrete Pläne bezüglich ihrer Zukunft und wollen auf alle Fälle einen sicheren Beruf erlernen. Dabei machen sie sich bereits früh Sorgen, ob alles so läuft, wie sie es sich zurechtlegen.

Materielle Sicherheit kann bereits in der Adoleszenz zu einem wichtigen Thema werden. Anders als viele ihrer Altersgenossen handelt es sich meistens um Jugendliche, die gut mit ihrem **Geld** umgehen können. Sie arbeiten häufig neben der Schule noch und haben immer Geld auf ihrem Konto.

Ihre Berufsziele verfolgen sie mit **Hartnäckigkeit**, wobei sie immer wieder gegen ihre „Anfälligkeit", aber auch die sorgenvollen, ängstlichen Seiten kämpfen müssen. Sie „arbeiten" an ihren Schwächen, weil sie sich die Gefühle der Leistungsfähigkeit als Gegengewicht gegen die inneren Ängste – und auch um **vor anderen ein gutes Bild abzugeben** – erhalten wollen.

> Aengstliches Gemüth, als ob er **Böses begangen oder Vorwürfe zu befürchten** hätte, bei **beharrlicher Neigung zur Arbeit** (CK).
>
> **Sobald er müßig und ruhig sitzt, wird er verdrießlich und schläfrig**, und es ist ihm Alles zuwider (CK).
>
> **Scheu und Ekel vor der Arbeit**, bei großer Reizbarkeit und Schwere der Füße (CK).

Übernahme von Verantwortung – Identität

Calcarea-carbonica-Jugendliche benutzen vor allem materielle Sicherheit, um sich ein stabiles Identitätsgefühl zu verschaffen. Ihre Adoleszenz verläuft angepasst, da sie um jeden Preis normal erscheinen wollen und ängstlich darauf bedacht sind, nicht aufzufallen.

Dadurch kleben sie an den **althergebrachten Werten** und Normen. Es ist ihnen daran gelegen, ihre Zukunft so vorhersehbar wie möglich zu gestalten. Ihre Identität ist zu früh gefestigt und hat wenig Flexibilität. Auf die Wechselbäder des Lebens reagieren sie vor allem mit Sturheit und Sparsamkeit.

> Sie **befürchtet, den Verstand zu verlieren** (CK).
>
> Sie fürchtet, die **Leute sehen ihr ihre Verwirrtheit im Kopfe an** (CK).

DD: Calcarea carbonica – Kali carbonicum

Gemeinsam: Angepasst. Hängen an **traditionellen Vorurteilen**. Vorsichtig. Viele Befürchtungen. **Materielle Sicherheit** ist wichtig. Gereizt bei emotionaler Nähe (Trost). Beschwerden stehen im Zusammenhang mit Erkältungen oder Überanstrengung, weniger mit Liebesenttäuschung.

Die emotionale Ablösung aus der Familie kann bei Calcarea-carbonica-Jugendlichen radikaler sein und ist von viel **Kränkung** und **Hass** begleitet. Kali-carbonicum-Jugendliche **klammern sich** vor dem Hintergrund der Ängste, alleine zu sein, mehr an den Halt der Familie. Sie **streiten** zwar **unentwegt** und stellen durch ihre Gereiztheit die Eltern auf eine harte Probe, aber sie bleiben meistens dennoch zu Hause.

Calcarea-carbonica-Jugendliche suchen Sicherheit eher im Materiellen (prahlen mit teuren Gegenständen; sind verschwenderisch) oder in der Religion und sind damit im Vergleich zu Kali carbonicum weniger auf Menschen angewiesen. Wut und Auflehnung drückt sich bei Kali carbonicum oft körperlich in heftigen Kolikschmerzen oder einem unerträglichen, quälenden Husten aus. Calcarea-carbonica-Jugendliche bringen die Aggression in Form passiver Sturheit in Beziehungen ein. Anders als Kali-carbonicum-Jugendliche sind bei ihnen die aggressiven Fantasien stark ausgeprägt, was zu ihrer inneren Verwirrung beiträgt.

Calcarea phosphorica

Themen

- „Nicht gestillt" – die mütterliche Nahrung ist nicht befriedigend.
- Unzufriedenheit. Bekommen nie das Richtige. Fühlen sich ungerecht behandelt.
- Fühlen sich zu Hause nicht wohl und schaffen es auch nicht, sich zu lösen.
- Können nicht streiten. Sentimental und tierlieb.
- Es fehlt die Kraft, erwachsen zu werden. Lernen ist zu anstrengend.

Beobachtungen im Interview – Emotionen

Calcarea phosphorica kann bei **launischen, mürrischen, unzufriedenen** Jugendlichen vor allem in der beginnenden Pubertät ein hilfreiches Mittel sein.

Die Jugendlichen sind **rasch in die Höhe geschossen**, haben eine schlechte Haltung und werden häufig wegen ständiger Infekte von der Mutter in die Praxis gebracht. Sie sind zartgliedrig, wirken nervös und **seufzen** viel, weniger aus spürbarem Kummer, als aus mangelnder Energie und Lufthunger.

Die **Antworten** im Interview erfolgen lustlos und **abweisend.** Die Kraft, den adoleszenten Entwicklungen zu begegnen, scheint zu fehlen. **Lernen** und **Denken ermüdet**, es besteht wenig Antrieb oder Ehrgeiz. Häufig führen Schulprobleme oder **Kopfschmerzen von Lernen** in die homöopathische Behandlung. Auch **Streit** und Auseinandersetzungen lösen Kopfschmerzen aus. Die **abgekauten Fingernägel** zeugen von einer starken inneren Spannung.

Durch das **rasche Wachstum** kommt es zu Rückenschmerzen. Jede Anstrengung führt zu Kopfschmerzen, jedes Kaltwerden zu einer Mandelentzündung. Die Jugendlichen tragen häufig einen Schal, da der Nacken und Hals extrem **zugluftempfindlich** sind.

Sehr verstimmt, **will nichts reden**, es ist ihm am liebsten, wenn man ihn nichts frägt und ihn in Ruhe läßt, **nach einer unangenehmen Nachricht** (Stapf 1).

Akzeptanz des Körpers

Calcarea phosphorica ist als hilfreiches Mittel für **traurige Mädchen** vor der Pubertät beschrieben. Die Mädchen sind dünn und haben wenig Elan. Sie sind dauernd müde, erkältet und haben Kopf- oder Rückenschmerzen.

Die Brüste und die Schambehaarung zeigen sich verspätet.

Die **Reifung der Genitalorgane** kann **verzögert** oder **frühreif** sein. Die Mädchen sind bei jeder Menstruation krank oder leiden unter **Dysmenorrhö mit Schreien**, was ein Hinweis auf eine konflikthafte Beziehung zur weiblichen Identiät sein kann. Manchmal ist die Dysmenorrhöe durch eine Erkältung bei der ersten Regel ausgelöst (Kent 1998).

Sexuelle Identität

Die sexuelle Entwicklung ist überstimuliert.

Bei der Mutter kommt es bereits in der Stillzeit zu erhöhtem sexuellem Verlangen. An die Stelle einer beruhigenden emotionalen Bindung zum Kind treten sexuelle Erregungen. Besonders vor der Menstruation ist das **sexuelle Verlangen verstärkt.**

Die Adoleszenten sind angespannt und **kitzlig** bei der körperlichen Untersuchung, was auf eine versteckte Sexualisierung des Kontakts hinweisen kann.

Vor dem Hintergrund der inneren Unsicherheit fällt es schwer, erwachsen zu werden und sich auf eine sexuelle Beziehung einzulassen. Der Wunsch, wieder in eine passive Kinderwelt heimzukehren, ist groß (**Heimweh**).

Um Enttäuschungen aus dem Weg zu gehen, neigen die Jugendlichen dazu, sich in romantische **Träumereien** zurückzuziehen und meiden dadurch reale Liebesbeziehungen.

Lösung aus familiären Bindungen

Die Ablösung aus der elterlichen Beziehung ist durch die Unfähigkeit zu streiten erschwert. Die Jugendlichen sind zwar immer **unzufrieden** und **mürrisch**, aber für wirkliche Auseinandersetzungen zu schwach und fühlen sich wie gelähmt.

Die für das Mittel charakteristischen **Schmerzen wie von elektrischen Schlägen** sind ein Ausdruck der Schreckhaftigkeit und Ungeborgenheit der Jugendlichen. Rasch wird den empfindlichen Adoleszenten alles zu viel und sie flüchten sich krank in den Schutz des warmen Bettes.

Zuweilen findet man Calcarea phosphorica bei Kindern und Jugendlichen hilfreich, deren Eltern für die Erziehungsaufgaben zu jung oder unreif sind. Es kann sich um junge Paare (oder Mütter) handeln, die aufgrund von finanziellen Problemen, Drogenabusus oder anderen sozialen Schwierigkeiten ihrem Kind keine Sicherheit geben können. Das Mittel ist bei **Folgen nach** sexuellem oder anderem physischem **Missbrauch** angezeigt (Master 2003).

Den Hintergrund der pubertären Reifungsstörung könnte eine frühe Störung der Mutter-Kind-Beziehung darstellen. Die Angst, der Welt zu begegnen, zeigt sich früh: Bereits der Säugling hat **Angst** oder hält die Luft an, **wenn man ihn aus der Wiege nimmt.** Man findet in der Anamnese eine erschöpfende Schwangerschaft und eine schwierige Stillbeziehung. Die Säuglinge wollen unentwegt gestillt werden und sind dann doch nicht befriedigt. Sie verweigern die Brust oder zeigen eine **Unverträglichkeit von Muttermilch** mit häufigem Erbrechen. Gedeihstörungen und ständiges Jammern und Stöhnen. Es ist, als ob die Mutter nicht die Nahrung geben könnte, die das Kind zum Wachsen und zur Zufriedenheit bräuchte. **Trost** wird **abgelehnt.** Neugeborene leiden unter blutigen Nabelsekreten oder Ulzerationen um den Nabel – die Abnabelung gestaltet sich als schwierig.

Die Jugendlichen sind **unstet**, **launisch** und suchen **dauernde Aktivität**, um der **Langeweile** zu entfliehen. Anders als bei Tuberculinum-Adoleszenten besteht jedoch die Sehnsucht nach einem Zuhause mit **Heimweh** und eine schwierige Lösung aus der elterlichen Beziehung. Sie können sich wenig innere Welten erschließen und brauchen viel Halt bei anderen Menschen. Die Jugendlichen leiden unter der **enttäuschten Liebe** und sehnen sich nach einer primären Mutterliebe, die nie genügt hat.

Damit sich Adoleszente allmählich vom Elternhaus „abnabeln" können, brauchen sie die Erfahrung, ausreichend genährt und umsorgt gewesen zu sein, eine Erfahrung, die Calcarea-phosphorica-Jugendliche nicht ausreichend verinnerlicht haben.

Aggressionen sind schwach ausgeprägt und Themen der Schuld oder Scham spielen bei den Jugendlichen kaum eine Rolle.

Anders als bei Natrum muriaticum oder Silicea terra (zwei Mittel, die ebenfalls bei Adoleszenten, die sich schwer von der Mutter lösen, angezeigt sein können) kommt es nach Streit kaum zu nagenden Selbstvorwürfen. Auch die zwanghafte Genauigkeit, die besonders Silicea terra, zuweilen auch bei Natrum muriaticum, zu finden ist, fehlt hier.

Im Vergleich zu Silicea terra und Natrum muriaticum sind hier wenig aggressive Fantasien und auch weniger anale Abwehrstrukturen ausgebildet. Waschzwänge, Sauberkeitswünsche oder hartnäckige Verstopfung sind keine Züge von Calcarea-phosphorica-Jugendlichen.

> **Sie möchte zu Hause sein, und wenn sie zu Hause ist, möchte sie nach draußen;** geht von einem Ort zum anderen (He).
>
> Das **Kind lehnt die Brust ab;** die Milch hat einen salzigen Geschmack (He).

Beziehungen zu Gleichaltrigen

Oft sind den Jugendlichen ihre Freunde wichtiger als ihre Familie.

In ihren Kontakten zu den Gleichaltrigen sind die Jugendlichen **mitfühlend.** Wenn sie in der Schule erleben, dass jemand aus der Klasse bestraft wird, werden sie nervös und ängstlich und können sogar ein schlechtes Gewissen bekommen, ohne einen eigentlichen Grund angeben zu können.

Ihre Neigung, sich über die **ungerechte Behandlung** anderer aufzuregen, führt selten zu einem wirklich Engagement, das zu viel Kraft und Durchhaltevermögen brauchen würde.

Die Jugendlichen reiben sich in kleinen Streitereien auf, die von passiven Ansprüchen bestimmt sind. „Du hast doch gesagt" ist ein typischer Satz, mit dem die Adoleszenten versuchen, sich gegenüber Erwachsenen zu behaupten, oft ohne wirklich etwas zu bewirken. Die Jugendlichen drücken ihr Gefühl, immer zu kurz gekommen zu sein, in der ständigen Launigkeit aus, ohne dass sie in der Lage wären, ihre emotionalen Bedürfnisse in nahen Beziehungen zu stillen.

In ihrer Schwäche gehen sie Streit aus dem Weg und ziehen sich in **sentimentale** und **verträumte Welten** zurück. Oft **lieben** sie ihre **Tiere** mehr als die Menschen.

> Heftig, ärgerlich, auffahrend, am meisten greift es ihm unangenehm an, **wenn er hört, daß Jemand unrecht gehandelt hat**; es steigt eine Indignation in ihm auf, und [er] möchte gern dem Gespräch ausweichen (Stapf 3).

Schulische und berufliche Entwicklung

Die **Unzufriedenheit** und Schwäche hindern die Jugendlichen daran, ihr Leben selbst in die Hand zu nehmen und führen dazu, dass viel Zeit vertrödelt wird. Die ständig wechselnden Aktivitäten dienen mehr dazu, der **Langeweile** zu entfliehen und münden nicht in wirkliche Wünsche zu lernen.

In der Schule und Ausbildung ergeben sich aufgrund der **intellektuellen** und körperlichen **Schwäche** oft Schwierigkeiten. Die Jugendlichen fangen eine Aufgabe an und verlieren dann bei der geringsten Schwierigkeit die Lust, fertig zu machen. Sie lassen sich von ihren Eltern nicht helfen. Die Schule wird als zu anstrengend empfunden und kann zur Qual werden.

> **Kopfschmerzen bei Schulmädchen** mit Durchfall (He).

Übernahme von Verantwortung – Identität

Im Unterschied zu den Calcarea-carbonica-Jugendlichen sind die Größenfantasien und der Ehrgeiz schwach ausgeprägt und können wenig zur Bildung einer eigenständigen Identität beitragen. Die ungestillten Geborgenheitswünsche, die Empfindlichkeit auf Streit sowie die intellektuelle und körperliche Schwäche führen dazu, dass es in der Pubertät nur langsam und unter großer innerer **Verwirrung** zu einer wirklichen Ablösung in ein eigenes Leben kommt.

DD: Calcarea phosphorica – Tuberculinum

Gemeinsam: Sentimental. Romantisch. Unzufrieden. Gereizt. Unruhig. Launisch. Nörglerisch. Brauchen viel Abwechslung. Lernschwierigkeiten wegen mangelnder Ausdauer. Früh entwickelte Sexualität (Masturbation bei Kindern).

In ihren Beziehungen lehnen sie **Trost** und Einmischung ab. Tuberculinum fürchtet den Freiheitsverlust, Calcarea-phosphorica-Jugendliche sind der Überzeugung, dass sie von anderen doch nie das Richtige bekommen. Sie sind schwer zu befriedigen, wie sie als Babys schon schwer zu stillen waren. Bei Calcarea phosphorica erinnern Autonomiekonflikte an eine frühe schwierige Mutterbeziehung. Trotz Muttermilchablehnung sehnen sie sich nach einem geborgenen Zuhause, aus dem sie aber immer wieder flüchten wollen. Heimweh und Seufzen sind charakteristisch – bereits Babys haben Angst, wenn sie aus der Wiege gehoben werden.

Ein wichtiger Unterschied der beiden Mittel liegt in ihrem **aggressiven Potenzial**: Calcarea-phosphorica-Jugendliche zeigen kaum aggressive Verhaltensweisen. Trotz allem **Nörgeln** brauchen sie viel Harmonie und sind bei Streit wie gelähmt. Sie sehnen sich nach Halt in einem Zuhause (**Heimweh**). Alles, was die Geborgenheit stört, verschlechtert ihren Zustand. Sie fühlen sich bei Kummer, unglücklicher Liebe, schlechten Nachrichten oder Streit besser, wenn sie „gehalten" werden.

Tuberculinum-Jugendliche hingegen erleben Halt und Sicherheit als Einengung. Die Ablösung aus dem Elternhaus kann sehr heftig sein: In **Wutausbrüchen** werfen sie Gegenstände auf Familienmitglieder, werden grob, beschimpfen die Eltern. Die Aggression kann sich ins Destruktive kehren mit einer Abwendung von Familie und Gesellschaft. Heimweh ist kein Zug für die kosmopolitisch orientierten Tuberkuliniker. Tuberculinum-Jugendliche sind sehr **beeindruckbar** und verfügen über viele kreativ-künstlerische Möglichkeiten. Originelles Benehmen kann mit quengeligem

Verhalten wechseln. Die **Suchtgefährdung** ist bei Tuberculinum viel ausgeprägter.

Bei Calcarea phosphorica liegt der Konflikt auf einer frühen Ebene, durch die Mutter Wünsche „stillen" zu lassen, während es bei Tuberculinum um das Gefühl geht, dass **alles fremd** ist, mit der Angst, von jedem Vorübergehenden **erdrückt** zu werden. Tuberculinum-Patienten haben oft eine panische Angst vor einer körperlichen Untersuchung. Sie wehren jeden nahen Kontakt ab. Schamthemen mit dem Gefühl, **hässlich** zu sein, einer **Abneigung gegen Blickkontakt** und einem Wunsch, sich von allen Menschen abzuwenden, sprechen für Tuberculinum. Die Jugendlichen haben eher die Möglichkeit, Liebe zu den Menschen durch Liebe zu Musik, Kunst oder Literatur zu ersetzen. Dadurch kleben sie im Vergleich zu Calcarea phosphorica weniger an ihrer Unzufriedenheit. Sie verfügen über mehr Größenfantasien, können fliegen, träumen von Reisen, um familiärer Enge entgehen zu können.

Beide können von zartem, **feinem Körperbau** sein und zu **Entwicklungsdefiziten**, Wachstumsunregelmäßigkeiten und Knochenschmerzen tendieren. Auch die Neigung zu **Anginen** und **Schulkopfschmerzen** kann zu Verwechslungen führen.

Carcinosinum Burnett

Themen

- „Pseudoreife". Überangepasstheit. Haben keine eigene Identität. Haltung des Verzichts.
- Gefühle und eigene Wünsche sind unterdrückt. Wollen nicht zur Last fallen.
- Richten sich stark an anderen Menschen aus. Viel Mitgefühl. Verlangen nach Mitgefühl. Angst um andere.
- Pingelig genau.
- Regressive stehen neben frühreifen Zügen. Kinderkrankheiten in der Pubertät.

Beobachtungen im Interview – Emotionen

Jugendliche in einem Carcinosinum-Burnett-Zustand sind im Interview **liebenswert** und **herzlich.** Bei der Begrüßung fällt ein schlaffer Händedruck auf. Sie wirken sensitiv und stimmen sich sehr auf das Gegenüber ein, weil sie es gewohnt sind, die Erwartungen anderer zu erfüllen. Die Adoleszenten wollen nicht zur Last fallen und bemühen sich, harmonische Beziehungen herzustellen. Dabei wirken sie reif und vernünftig, was aber vor dem Hintergrund der emotionalen Fragilität den Eindruck einer „Pseudoreife" hinterlassen kann. Der Wunsch geliebt zu werden, blockiert adoleszente Entwicklungen. Es ist, als ob die Jugendlichen zu rasch erwachsen geworden wären.

Emotionale Symptome wechseln mit **Körperbeschwerden** ab und auch die **Stimmungen wechseln rasch.**

In der typischen Kombination von Angepasstheit und **Empfindlichkeit** können sie Staphysagria-Jugendlichen ähneln. Durch unbequemes Verhalten aufzufallen und Kritik auf sich zu lenken, wird um jeden Preis vermieden. Die Gefühle sind noch tiefer unterdrückt als bei Staphysagria, bei denen Ärger oder Entrüstung dicht unter der Oberfläche liegen. Als Gegenüber spürt man im Vergleich zu Carcinosinum Burnett die Verletzlichkeit und das „Nur-nicht-Anrühren" bei Staphysagria deutlicher.

Das Interview kann sich auf einer „glatten" Ebene von **Perfektion** und Freundlichkeit bewegen, ohne dass ein wirklich tiefer emotionaler Kontakt zustande kommt.

Die Anspannung und das Bedürfnis nach Kontrolle eigener autonomer Impulse zeigen sich in **Tics**, **Nägelbeißen** oder dem ständigen Zupfen an den Nagelhäutchen.

Silicea-terra-Jugendliche können sich im Interview unter einer ähnlichen Spannung befinden. Beide bemühen sich, ein perfektes Image abzugeben. Bei Silicea terra spürt man jedoch häufig ein hochmütiges Gefühl, etwas Besonderes zu sein und den Wunsch, alle Mängel zu verstecken. Diese Züge des „Lügens" und der „Heuchelei" finden sich bei Carcinosinum Burnett nicht.

Akzeptanz des Körpers

Carcinosinum Burnett kann angezeigt sein, wenn noch in der Adoleszenz eine „Kinderkrankheit" auftritt. Lang anhaltende **Erschöpfungszustände** nach einer Mononukleose („Kissing-Disease") können auf das Mittel ansprechen. Die Entwicklung in einen reifen Erwachsenenkörper, der sexuelle und aggressive Möglichkeiten hat, ruft regressive Tendenzen wach. Häufig kommt es zu einer einseitigen Entwicklung des **Intellekts**, wobei die Emotionen und Fantasien auf einem kindlichen Stand zurückbleiben. Der Wunsch, in der Kinderkrankheit noch einmal Zuwendung und Mitgefühl wie ein Kind zu bekommen, kann ein Ausdruck einer solchen Regression sein.

Sexuelle Identität

Die Sexualität kann bereits bei Kindern stark ausgeprägt sein.

Im Zuge der adoleszenten Reifung werden jedoch triebhafte Wünsche bei Carcinosinum-Burnett-Adoleszenten mehr und mehr aus dem Erleben verbannt.

Das Eingehen von Liebesbeziehungen ist aufgrund des Wunschs nach einem perfekten Selbstbild und der Verbannung des Triebhaften für die Jugendlichen schwierig. Die **Wahnidee, schwanger** zu sein, weist auf kindliche Ängste vor nahem Kontakt hin. Die Gefahr, in sexuellen Abhängigkeitsbeziehungen sich ganz nach den Wünschen eines häufig älteren Partners zu richten, ist bei diesen Jugendlichen groß.

Eine traumatische sexuelle **Missbrauchserfahrung** in der Kindheit kann in einen überangepassten Carcinosinum-Burnett-Zustand führen, in dem es vor allem darum geht, den Bedürfnissen der anderen zu entsprechen.

Lösung aus familiären Bindungen

Um sich abzulösen, fehlt die Geborgenheit und die Sicherheit, auch dann geliebt zu werden, wenn man sich mittels aggressiver Impulse in eine eigene Identität löst. Vorstellbar sind intellektuelle oder künstlerische Eltern, die vor allem auf ihre Selbstverwirklichung bedacht sind. Es kann sich auch um rigide, sehr strenge Familien handeln, in denen nur Leistung zählt. Dem Kind bleibt nur noch der Verzicht auf eigene Bedürfnisse aus Angst vor Liebesverlust. Manche Kinder sind im Alter von ein oder zwei Jahren noch nachts stündlich an der Brust. Gestörter Schlaf bei Säuglingen und Kindern, ein Symptom, das auf frühe **Ungeborgenheit** hinweist, ist eine häufige Indikation für das Mittel.

Vor dem Hintergrund der Überanpassung und des Perfektionsdrangs steht ein großes Bedürfnis danach gemocht zu werden. Die Jugendlichen scheinen in fast kindlicher Weise auf zärtliche **Zuwendung** angewiesen zu sein und vermeiden es um jeden Preis zur Last zu fallen. Sie sind sehr **besorgt um andere** und kümmern sich intensiv, wenn ein Mitglied der Familie krank ist. Dabei vergessen sie völlig ihre eigenen Interessen, was die Ablösung aus dem Elternhaus erschwert.

Beziehungen zu Gleichaltrigen

In ihren Beziehungen zu anderen sind die **freundlichen** und netten Jugendlichen, die viel **lesen**, **tanzen**, schreiben oder sich für Kunst interessieren, oft beliebt. In ihrer ängstlichen Empfindlichkeit und Angepasstheit meiden sie Partys und gehen Alkoholexzessen oder Drogenerfahrungen aus dem Weg. Ihrer Leidenschaft zu tanzen gehen sie eher in Kursen und Tanztheatern nach, als dass sie die Nächte in Discos verbringen.

Sie sind gerne in der Natur und beschäftigen sich mit Kindern oder **Tieren.**

Die Aggression kann sich vor allem in jüngerem Alter in Form von heftigen **zerstörerischen Wutausbrüchen** zeigen – hat aber innerhalb von Beziehungen wenig Funktion.

Adoleszente und mehr noch Erwachsene **unterdrücken** ihre **Aggression** meistens stark und wissen oft kaum, wie es sich anfühlt, richtig wütend zu sein. Wünsche, sich unter Gleichaltrigen zu behaupten oder gar für die eigenen Interessen zu kämpfen, sind wenig entwickelt. Anstatt anzugreifen, wendet sich die Aggression eher gegen den eigenen Körper.

In den **Träumen von Mord und Verfolgung** zeigen sich die Spuren der unterdrückten Aggressionen, die bei Carcinosinum Burnett im Zuge der Anpassung immer mehr in Angst umschlagen. Die Jugendlichen **fürchten sich** vor **Spinnen**, **Insekten** und **Schlangen** und befürchten, anderen Menschen könnte **etwas Schlimmes zustoßen.**

Schulische und berufliche Entwicklung

In der Schule und unter Freunden erledigen die Jugendlichen ihre Aufgaben **gewissenhaft** und **sehr genau.** Sie leiden in turbulenten, chaotischen Klassen unter den ständigen Streitereien. Ihre Lernfähigkeit ist bei groben, ungerechten Lehrern stark vermindert. Es geht ihnen nicht so sehr darum, zu den Besten zu gehören, als vielmehr darum, ihrem perfekten Selbstbild zu entsprechen. Sie legen großen Wert auf ein aufgeräumtes Zimmer und saubere Kleidung.

Die Adoleszenten gönnen sich wenig Spaß, sind häufig gestresst und neigen dazu, sich zu „übernehmen". Sie haben **keine Ruhe**, **wenn** sie **nicht mit allem**, was sie sich vorgenommen haben, **fertig** sind.

Durch das Nichtspüren (nicht: Unterdrückung, vgl. Staphysagria) der aggressiven und egoistischen Wünsche sowie den Perfektionsdrang kommt es leicht zu Erschöpfungs- und Burnout-Zuständen.

Übernahme von Verantwortung – Identität

Die **Wahnidee, schwanger** zu sein, sowie der Bezug des Mittels zur nährenden Brust weist auf eine „frühe" Störung im Bereich der Trennung zwischen mütterlicher und kindlicher Identität hin. Der **Traum, jemanden zu suchen**, zeigt die schwierige Suche nach einer eigenen getrennten Identität.

Carcinosinum-Burnett-Jugendliche zeichnen sich durch das Nebeneinander von erwachsenen und **kindlichen Zügen** aus. Trotz großer **Intelligenz** und guten Schulleistungen lieben sie ihre Kuscheltiere oder sind fast monoman in ihrer **Liebe an Tiere** gebunden.

Es gibt kaum innere oder äußere Spielräume, die es den Jugendlichen ermöglichen würden, neue Lebensformen zu probieren. Das Klima im Elternhaus ist rigide, angepasst und vermittelt hohe Leistungsanforderungen. Nach Foubister handelt es sich oft um Folgen langer Überbehütung und Kontrolle.

Eine wirkliche Ablösung von den Eltern kann dadurch nicht zustande kommen. Die Identitätsbildung mündet in einer gefälligen, den elterlichen Vorstellungen entsprechenden Persönlichkeit, die nirgends für die eigenen Wünsche einstehen kann.

DD: Carcinosinum Burnett – Anacardium orientale

Gemeinsam: Häufig Hintergrund eines strengen dominierenden Familiensystems. Verzweifelter Leistungsdruck. Pingeligkeit. Prüfungsängste. Folgen von Grobheit durch andere Menschen. Folgen von sexuellem Missbrauch.

Carcinosinum-Burnett-Adoleszente gehören zu den typischen **„gefügigen"** Jugendlichen, die sich nicht wehren können. Sie unterdrücken ihre eigenen Wünsche und Bedürfnisse, um sich den **Erwartungen der ehrgeizigen Eltern** anzupassen und nehmen sich damit die adoleszenten Entwicklungsmöglichkeiten. Sie kämpfen im Vergleich zu Anacardium orientale weniger, um sich aus einem unerträglich einengenden System zu befreien. Sie sind empfindlich auf Tadel und heischen nach Liebe. In **frühreifer** Art übernehmen sie viel Sorge und **Verantwortung für andere**. Dabei persistieren die kindlichen, unreifen Teile der Persönlichkeit, was die Errichtung einer Erwachsenenidentität behindert.

Anacardium-orientale-Jugendliche können sich auch **angepasst** und **emotionslos** zeigen, wobei jedoch ein unterschwelliger sadistischer, zerstörerischer Hass dazu führt, dass alle Bindungen zerreißen. Bei Anacardium-orientale-Jugendlichen sind starke **Ambivalenzen** spürbar. Sie pendeln zwischen Aufsässigkeit und Abhängigkeit. Milde und Mitgefühl können in blanken Hass umschlagen. Diese Jugendlichen konnten keine stabilen, verlässlichen Beziehungen zu anderen Menschen aufbauen. Sie sind voller innerer, grausamer Abgründe, haben das **Gefühl, von der Welt getrennt** zu sein. Trotz ihrer **Hilflosigkeit** und dem Leeregefühl im Herzen **wenden sich von der Familie ab**, sie fühlen sich nirgends mehr zugehörig. Sie fühlen sich schuldig, spüren teuflische Impulse. Häufig wenden sie destruktive familiäre Beziehungsmuster (Übergriffe) gegen sich selber. Emotional können sie nur durch Abspaltungen überleben, sie empfinden Körper und Geist als getrennt oder glauben, zwei getrennte Identitäten zu haben.

Carcinosinum-Burnett-Jugendliche waren weniger emotionalen Wechselbädern ausgeliefert, die bei Anacardium orientale zu den inneren **Spaltungen** führten. Bei Anacardium orientale sind Gefühle vom Intellekt getrennt, bei Carcinosinum Burnett ist die tiefe Unterdrückung der Gefühle und die Ausbildung einer „Pseudo-Reife" im Vordergrund.

DD: Carcinosinum Burnett – Silicea terra: s. Silicea terra S. 157

Causticum Hahnemanni

Themen

- Leiden anderer Menschen werden so gespürt, als ob es die eigenen wären.
- Verluste werden schlecht ertragen. Kummermittel. Verzweiflung nach enttäuschter Liebe.
- Angst um andere. Lösen sich schwer aus der Familie, da sie niemanden im Stich lassen wollen.
- Im Hintergrund findet man oft Themen von Ungerechtigkeit oder Missbrauch innerhalb der Familie. Identifizieren sich mit der Opferrolle.
- Wenden das Leiden ins Handeln, indem sie sich für die Schwachen und Unterdrückten einsetzen und können dadurch selbst manipulativ und rechthaberisch werden.

Beobachtungen im Interview – Emotionen

Jugendliche in einem Causticum-Hahnemanni-Zustand wirken im ersten Kontakt oft **scheu** und **sensibel.** Wenn sie im Gespräch an einen emotionalen **Schmerz** rühren, reagieren sie **sehr empfindlich.** Sie können durch **Kummer** in eine Art paralysierten Zustand kommen, in dem sie ihre Gefühle nicht mehr unter Kontrolle haben und den schulischen Anforderungen nicht mehr gerecht werden können.

In ihrer **mitfühlenden Art** und in ihren teilweise **hysterisch geäußerten Emotionen** kann man sie mit Natrum-muriaticum-Jugendlichen verwechseln, zumal in der Geschichte häufig Kummer und Verlust eine große Rolle spielen. Wie Natrum-muriaticum-Adoleszente sind sie unsicher im Ausdruck ihrer Gefühle. Sie benehmen sich **geziert** oder **lachen im Gespräch** an unpassenden Stellen oder sie lachen und **weinen dauernd.** Die Jugendlichen sind emotional nicht belastbar und können in Ohnmacht fallen, wenn sie etwas aufregt.

Die Erregbarkeit und Angst äußert sich in einer ständigen **Unruhe beim Sitzen.**

Ihre **Kleidung** hat zuweilen **etwas „Seltsames" an sich** und kann in der Farbzusammenstellung auffallen (Pastelltöne).

Sie zeigen im Kontakt hysterische Züge, indem sie **heucheln**, **klatschen** oder sich über andere lustig machen. Anders als Natrum-muriaticum-**heischen** Causticum-Hahnemanni-Adoleszente nach **Mitgefühl** und kommen im Interview manchmal unangenehm nahe, indem sie sich über den Schreibtisch lehnen, was in einem Natrum-muriaticum-Zustand kaum zu beobachten ist. Causticum-Hahnemanni-Jugendliche sind häufig eng an die Mutter (oder Ersatzpersonen) gebunden, gegen die sie sich nicht so feindselig abgrenzen, wie es für Natrum-muriaticum-Jugendliche typisch ist.

Neben den ängstlichen, schüchternen Seiten zeigen sich zuweilen bereits im ersten Kontakt **aufsässige** oder **rechthaberische Züge.** Die Jugendlichen **antworten widerwillig** und **widersprechen** den Eltern **harsch.** Man bekommt das Gefühl, dass sie gegen ihren Willen zum Homöopathen gebracht wurden und dass sie trotz ihrer offensichtlichen Not keine Hilfe annehmen wollen.

> Das **Kind ist weinerlich über jede Kleinigkeit** (CK).
>
> Grosse **Befürchtungen bei allen Vorfällen** (CK).
>
> **Aergerlich, reizbar, keine Freude an Musik** (CK).
>
> Er **lacht laut im Träume** (CK).
>
> Im **Schlafe erschrickt sie oft und schreit** (CK).

Akzeptanz des Körpers

Die körperliche Entwicklung und das Auftauchen sexueller Wünsche ist mit Fantasien der Schutzlosigkeit und Verletzlichkeit verbunden. Das erstmalige Auftreten von **Krampfanfällen in der Pubertät** kann ein Hinweis auf Causticum Hahnemanni sein und als Ausdruck der inneren Verkrampfung und Angst gedeutet werden.

Möglicherweise machen die Fantasien um die elterliche sexuelle Beziehung den Adoleszenten Angst. Indem die Jugendlichen sich mit der (vermeintlich) leidenden Mutter identifizieren, werden **Ängste vor körperlichen Übergriffen** sowie verwirrende Fantasien verinnerlicht. Nach Gallavardin (1992) hat Causticum Hahnemanni Bezug zu perversen sexuellen Wünschen.

Der Umgang mit sexuellen Wünschen und den daraus resultierenden Ängsten hat hysterischen Charakter. „**Eifersucht** mit sexueller Erregung" oder „**Chorea** mit Bewegungen wie bei Koitus" sind Symptome, die auf **obszöne sexuelle Fantasien** hinweisen.

Alkohol löst bei den verschlossenen Jugendlichen die Zunge und führt zu Geschwätzigkeit.

Die in der Adoleszenz typische Ungelenkheit und schamhafte **Ungeschicklichkeit** ist bei Causticum-Hahnemanni-Jugendlichen besonders ausgeprägt: **Stottern** bei Erregung, **Muskelzucken** oder **Stolpern** sind Ausdruck des unsicheren Körpergefühls.

Körperliche Beschwerden, die in die Praxis führen, sind **neuralgische Kopf- oder Gesichts-Schmerzen, Verkrampfungen, Tortikollis** oder **neuromuskuläre Erkrankungen mit Blasenbeschwerden** und einer Neigung zu **Obstipation.**

Sexuelle Identität

Die Jugendlichen zeigen wenig Sinnlichkeit. Der Gedanke an eine sexuelle Beziehung erscheint ihnen lange Zeit unerträglich (**Gedanke an Heirat erscheint unerträglich**) oder die Adoleszenten sind wie besessen davon, sich in eine Beziehung zu stürzen und **zu heiraten.**

Eine auffällige **Aversion gegen das andere Geschlecht** kann ein Hinweis auf das Mittel sein. Causticum Hahnemanni kann bei **Folgen nach einer Vergewaltigung** indiziert sein. Das Mittel ist eines der häufig indizierten Mittel, wenn eine furchtsame **Abneigung gegen Geschlechtsverkehr** auffällt. Träume mit sexuellen Inhalten oder Übergriffsthemen zeigen die innere Konflikthaftigkeit im Zusammenhang mit der sich entwickelnden Sexualität. In Hahnemanns Prüfung zeigten sich Angstträume im Zusammenhang mit der Menstruation. Die häufig sehr schmerzhafte Blutung rührt möglicherweise an Fantasien von Gewalt und Verletzung.

> **Nach dem Beischlafe, krampfhafter Zieh-Schmerz im Mastdarme (After)** (CK).
>
> **Vor der Regel, wie melancholisch;** es kam ihr Alles in schwarzen Farben vor (CK).
>
> **Bei der Regel, Schmerz im Unterleibe, als wäre Alles entzwei,** mit Kreuzschmerz, wie zerschlagen und Blut-Abgang in grossen Stücken (CK).

Lösung aus familiären Bindungen

Alle Emotionen im Zusammenhang mit Verlust und Trauer sind überwältigend. Das Symptom „**Verzweiflung nach enttäuschter Liebe**" zeigt, wie schwierig die Lösung von anderen Menschen sich gestaltet.

Die identifikatorische **Verbundenheit mit anderen**, manchmal mit einem leidenden Familienmitglied führt zu massiven **Ängsten um die geliebten anderen Menschen.** Der Schmerz des anderen wird empfunden, als ob es der eigene wäre. Daraus resultieren starke **Trennungs-** und **Verlustängste**, die die adoleszente Ablösung erschweren und in eine Pubertätsdepression führen können.

Die Jugendlichen lösen sich schwer und voller **Heimweh**, **Traurigkeit** und **Schuldgefühle** aus dem Elternhaus. Sie haben das Gefühl, andere im Stich zu lassen, wenn sie sich ihrem eigenen Leben zuwenden.

Im Hintergrund können unsichere Familienkonstellationen stehen, wie eine leidende Mutter, ein krankes Geschwisterkind oder der frühe **Verlust eines Familienmitglieds** und eine nachfolgende Depression der Mutter.

Häufig findet man Familienkonstellationen, in denen Gewalt und Ungerechtigkeit herrschen. Die Jugendlichen ertragen es kaum, wenn sie das Gefühl haben, ein Elternteil könnte **Unrecht erleiden** und werden dann **aufsässig gegen jede Art von Macht** und Autorität.

> **Uebertrieben mitleidig;** bei Erzählungen Anderer und ihnen angethaner Grausamkeiten ist sie ausser sich vor Weinen und Schluchzen und kann sich nicht zufrieden geben (CK).
>
> Wenn sie die Augen zumacht, hat sie nichts, als **fürchterliche Fratzen und verzerrte Menschen-Gesichter vor sich** (CK).
>
> Er schwatzte nach Mitternacht wimmernd im Schlafe: **komm her! komm her!** und schlief dann so leise, dass man keinen Athem hörte (CK).
>
> **Trauriger Traum, von verstorbenen Bekannten** (CK).

Beziehungen zu Gleichaltrigen

Die Aggression zeigt sich vor allem im Zusammenhang mit der starken **Empfindlichkeit auf Ungerechtigkeit.** Das für die Adoleszenz typische starke Gerechtigkeitsempfinden ist verschärft und kann zu **dogmatischem Kampf gegen Unrecht** führen. Im Hinblick auf das Kämpferische kann man Causticum-Hahnemanni-Jugendliche mit Mercurius-solubilis-Adoleszenten verwechseln, bei denen die aggressiven Ausbrüche impulsiver und unkontrollierter erfolgen können. Mercurius-solubilis-Jugendliche wollen alle alten Werte zerstören, um eine neue bessere Welt zu schaffen, während Causticum-Hahnemanni-Adoleszente sich engagieren, weil sie die Leiden anderer spüren, als ob es die eigenen wären. Es geht ihnen nicht um Zerstörung oder Tötung.

Rechthaberei und **Fanatismus** kann eine psychische Entlastung bieten, indem die Jugendlichen ihr passives Leiden in aktives Handeln verwandeln können. Sie machen sich vom Opfer zum Täter.

In ihrem Kampf gegen Unrecht können sie unangenehm fixiert und vehement sein und ihre Ziele **dogmatisch** verfolgen. Sie schließen sich idealistischen Gruppierungen an, in denen sie führende Positionen übernehmen, zu Einzelkämpfern werden und sich im Verfolgen ihrer Ziele völlig aufgeben. In ihrer moralisierenden, besserwisserischen Kompromisslosigkeit haben sie wenig Freunde. Aber auch wenn die Jugendlichen nicht offen kämpferisch sind und die passiven Seiten des Erleidens dominieren, haben sie manipulatorische Züge. **Hypochondrie mit Suizidneigung** gehören zu den Tendenzen des Mittels.

Die Übernahme des Leidens anderer kann mit **Schuld**- und **Zwangsgedanken** verbunden sein, da es nie möglich sein kann, sich und andere gegen alle Gefahren zu schützen.

> **Höchste Reizbarkeit des Gemüthes;** der geringste Aerger fährt ihr durch den Körper, dass ihr die Knie einsinken (CK).
>
> **Wüthige Rechthaberei und Zanksucht** (CK).

Schulische und berufliche Entwicklung

In der Schule und Berufsfindung verlaufen die Wege selten geradlinig. Die Adoleszenten brauchen viel Zeit, aus dem inneren Chaos wieder Ordnungen zu finden. Die schulischen Leistungen gehen zurück, wobei besonders Schreib- und Rechenfehler auffallen können (Zeichen innerer Verwirrung).

Manchen Jugendlichen gelingt es, sich wieder zu strukturieren, wenn sie eine Zeitlang als Gärtner oder **in der Landwirtschaft arbeiten** können, wo die intellektuellen Anforderungen weniger drängen.

In extremen Fällen **verlieren** sie jeden **Ehrgeiz**, **vernachlässigen alles** und **flüchten sich in Krankheit** und Versorgtwerden. **Geiz**, **gieriges Essen** oder **Kleptomanie** sind Versuche, emotionale Verluste auszugleichen.

> Aengstliches, unruhiges Gemüth, als stünde ihm Unangenehmes bevor, **was ihn von aller Arbeit abhält.** (CK).
>
> **Unaufgelegt zur Arbeit.** (CK).

Übernahme von Verantwortung – Identität

Vor dem Hintergrund der emotionalen Überflutung kann es zu Problemen der intellektuellen und sprachlichen Fähigkeiten kommen. Kinder **lernen spät zu sprechen** oder können nicht schreiben, was auf eine **Konfusion im Denken** hinweist, die sich in der Adoleszenz verstärken kann.

Bei der Bildung einer eigenständigen Identität müssen die Jugendlichen in der Lage sein, ihre identifikatorische Verbundenheit mit dem Leid anderer Menschen wenigstens teilweise aufzulösen, ohne dabei in **Depression** zu fallen. Nur wenn es ihnen gelingt, ihr Engagement zu etwas Eigenem zu machen, können sie in eine eigene Identität reifen.

> **Aengstlichkeit, den ganzen Tag, als wenn er Böses begangen oder zu befürchten hätte**, oder ein Unglück vorgefallen wäre (CK).
>
> Aeusserliche ängstliche Furchtsamkeit; sie hatte so **grosse Angst vor einem nahen Hunde**, der ihr Nichts that, dass sie am ganzen Leibe zitterte; jedes Geräusch auf der Strasse setzte sie in Bangigkeit, und **wenn sie Knaben klettern sah, gerieth sie in grosse Unruhe, dass sie Schaden nehmen möchten** (CK).

Causticum-Hahnemanni-Jugendlichen der Kontakt zum anderen Geschlecht verkrampfter ist. Anders als die geradlinigeren Sepia-succus-Jugendlichen, die ihre Wirkung auf andere Menschen genau abschätzen können, zeigen sich Causticum-Hahnemanni-Adoleszente trotz sexueller Erregung vorsichtig scheu, geziert oder kleiden sich unpassend.

Ihre Identifikation mit einer Opferrolle macht sie unfrei und führt zu ständigen Wiederholungen traumatischer Situationen, indem sie sexuelle Kontakte suchen, die ihnen nicht gut tun, oder diese vehement abwehren.

Auch im **Kampf gegen Ungerechtigkeit** setzen sich alte Situationen fort, indem die Opfer-Täter-Rolle umgekehrt wird. Causticum-Hahnemanni-Jugendliche können verbissen und **dogmatisch** ihre Anliegen verfolgen und sich damit in ihrer Gemeinschaft unbeliebt machen, weil sie in ihrer inneren Verkrampfung jedes Maß verlieren.

Sepia-succus-Jugendliche äußern ihre anarchistischen Züge sowie die Empfindlichkeit gegen Unrecht in weniger dogmatischer Art. Sie glauben an ein Recht auf Selbstbestimmung und wollen sich von niemandem in ihrer Autonomie beschneiden lassen.

DD: Causticum Hahnemanni – Sepia succus

Gemeinsam: Ängstlich. Erregbar. Angst, Familienmitgliedern passiere etwas. Kümmern sich um Kranke. Kämpferisch angesichts Ungerechtigkeiten. Besser durch Tanzen (Sepia officinale fühlt sich belebt, Causticum Hahnemanni möchte sich aus der inneren Verkrampfung lösen). Abwehr der Weiblichkeit nach traumatischen Erlebnissen (Missbrauch). Abneigung gegen Koitus. Stumpfheit nach Koitus. Überaktiv vor der Menstruation. Tendenz zu Warzen und Hautausschlägen.

Sepia-succus-Jugendliche suchen in der völligen Hingabe in einer sexuellen **Liebesbeziehung** Gefühlen der Leere und Einsamkeit zu entfliehen. Sie lassen sich voller Lebendigkeit auf Beziehungen ein und bleiben nach Enttäuschungen einsam und entleert zurück. Es handelt sich um Jugendliche, die sich attraktiv zeigen und den Kontakt zum anderen Geschlecht leicht finden, während bei

DD: Causticum Hahnemanni – Kali bromatum

Gemeinsam: Nervös, ängstlich. Kindlich. Weinen viel. Schamhaft, schüchtern. Stottern, können sich schwer ausdrücken. Schwere Ablösung aus dem Elternhaus. Kommen noch lange mit Elternteil zur Konsultation. Störungen der Motorik (Stolpern, Ataxien, Krampfanfälle in der Pubertät). Akne.

Folgen nach Verlust eines Angehörigen (Causticum Hahnemanni identifiziert sich mit dem Leid anderer, Kali bromatum wird mit den Schuld- und Bestrafungsängsten nicht fertig).

Die Verschämtheit ist bei Kali bromatum ein zentraler Zug: Sie **scheuen Blickkontakt** und wirken **verlegen**, was durch die ständigen **Bewegungen der Finger oder Hände** noch verstärkt wird (bei Causticum Hahnemanni sind vorwiegend die Beine unruhig). Kali-bromatum-Jugendliche wirken kindlich, hilflos und geben nur einsilbige Antworten in monotoner Stimmlage.

Im Hintergrund bei Kali bromatum können Familienstrukturen stehen, die wenig Freiheit zur Entwicklung und zum Ausprobieren lassen. Die Jugendlichen wollen sich keine Blöße geben, arbeiten von früh bis spät, um den Eltern zu zeigen, dass sie ein gutes Mitglied der Familie sind. Da es vor allem wichtig ist, nie an etwas schuldig zu werden, kommt es zu Überanpassung. Ständige Beschäftigung oder zwanghafte Rituale können dazu dienen, abergläubische Bestrafungsängste zu mildern.

Es fehlt die anarchistische Auflehnung gegen Ungerechtigkeit, die bei Causticum Hahnemanni zu heftigen rechthaberischen Kämpfen zu Hause oder in der Schule führt.

Bei Kali bromatum geht es nicht um die Identifizierung mit der Opferrolle, sondern vielmehr um eine Unfähigkeit, mit sexuellen Wünschen und den nachfolgenden Schuldgefühlen fertig zu werden (**Stumpfheit nach Pollutionen**; Konvulsionen bei sexueller Erregung; bildet sich ein, sein Elternhaus sei voll von geilen Frauen; bildet sich ein, Opfer der Rache Gottes zu sein). Sie wirken verklemmt, leiden an Schuldgefühlen infolge ausgeprägter sexueller Fantasien. Kali-bromatum-Jugendliche sind oft wegen **sexueller Erregung schlaflos**.

Sexuelle Regungen sind tabuisiert und mit mentaler Verwirrung und Schuldgefühlen verbunden. Dadurch ist eine Ablösung aus den familiären Bezügen erschwert. Sie versuchen, sich durch fleißiges Arbeiten gut darzustellen.

Das Mittel ist bei Schulschwierigkeiten aufgrund von Denkproblemen indiziert, die zu einer schwierigen Identitätsfindung beitragen (Hilflosigkeit. Wahnideen mit Verwirrung über die eigene Identität).

DD: Causticum Hahnemanni – Arsenicum album

Gemeinsam: Quälende Ängste, schlimmer abends im Bett, schlimmer Alleinesein. Große Unruhe. Verzweifelt. Untröstlich. Können Verluste schwer ertragen: Traurigkeit in der Pubertät. Angst um andere Menschen. Kritisch. Diktatorisch. Rechthaberisch. Zwanghafte Züge (bei Arsenicum album ist Ordnung und Sauberkeit zentral – bei Causticum Hahnemanni findet man viele Symptome im Bereich der analen Kontrollfunktionen: Halten den Stuhl zurück, Enkopresis, Enuresis).

Anders als Arsenicum album zeigt Causticum Hahnemanni keine **Grausamkeit** oder Tötungsimpulse. Sie verschieben ihr Handeln auf den idealistischen Kampf.

Bei Arsenicum album geht es um das Gefühl, **etwas falsch gemacht** zu haben. Die Adoleszenten machen sich Selbstvorwürfe und haben das Gefühl, alles pingelig unter **Kontrolle** haben zu müssen, damit nichts Schlimmes passiert. Dadurch haben sie ständig Angst, etwas versäumt zu haben oder **einer Pflicht nicht gerecht zu werden**. Anders als Causticum-Hahnemanni-Jugendliche suchen sie verzweifelt Hilfe und Unterstützung bei anderen Menschen oder in der Religion. Auch materielle Sicherheit ist ein wichtiges Mittel für Arsenicum-album-Jugendliche, um ihre existenziellen Ängste zu beruhigen.

Hyoscyamus niger

Themen

- Themen der Liebe, Beziehungen, Sexualität und Gewalt stehen im Vordergund.
- Fühlen sich betrogen, verraten. Liebesenttäuschung. Haben den Platz in Beziehungen verloren und können niemandem mehr trauen.
- Eifersucht. Suchen ständige Aufmerksamkeit. Schamlosigkeit. Hypersexualität.
- Stehen unter einem unbewussten Drang, alte Traumatisierungen zu wiederholen, häufig in der Wendung vom Passiven ins Aktive: Tricksen in Beziehungen andere aus, um nicht ausgetrickst zu werden. Inszenieren Betrug, um sich nicht betrügen zu lassen. Manipulieren die Partner durch Sexualität. Lassen lieber den anderen fallen, als selber fallen gelassen zu werden.
- Wut. Heftigkeit.
- Scham. Verlegenheit. Verstecken sich. Verweigern Kontakt. Ziehen sich aus allen sexuellen Beziehungen zurück.

Beobachtungen im Interview – Emotionen

Hyoscyamus niger ist durch seine Beziehung zu den Themen der Sexualität und Scham ein wichtiges Pubertätsmittel. Manche Jugendliche zeigen sich extrem **extrovertiert.** Sie haben keine Hemmungen, in **schamloser** Kleidung zum Interview zu erscheinen, wobei sie sich in ihrer Naivität ihrer Wirkung auf andere Menschen nicht bewusst sind. Die Jugendlichen schminken sich stark und erscheinen in Gestik oder Redeweise **exhibitionistisch**, **aufdringlich** oder auch unangenehm unterwürfig. Es ist, als ob sie über äußere Attraktivität die Liebe und Aufmerksamkeit anderer Menschen an sich binden würden.

Bei Lachesis muta oder den Schlangenmitteln wird die Attraktion bewusster und teilweise mit viel Raffinesse eingesetzt, während ein junges Hyoscyamus-niger-Mädchen wenig spürt, was sie bei anderen auslöst. Die Jugendlichen **reden viel** und **klatschen indiskret über Geheimnisse**, sowohl ihre eigenen als auch die ihrer Freundinnen oder Freunde. Die **Sprache** ist **obszön** und ungehemmt mit einer Neigung zu **schmutzigen Witzen.**

Die Kehrseite der **Schamlosigkeit** ist eine **extreme Scham** und der **Wunsch, sich zu verstecken** oder dauernd zu entschuldigen. Die Jugendlichen sind **schweigsam** und verschlossen. Sie **fingern** beim Gespräch ständig **nervös an etwas herum. Misstrauen** und **Furcht vor Verletzung** herrschen vor. Die Adoleszenten leugnen ihre Probleme und und **möchten keine Behandlung.**

Sie wenden sich von allem Sexuellen ab, sind extrem verlegen, wobei hinter der **Schüchternheit** etwas versteckt Obszönes zu ahnen ist. Manche Jugendliche **weigern sich zu antworten** und **brüten nur noch mit leerem Blick vor sich hin**, ein Zustand, der **nach einer Liebesenttäuschung** auftreten kann.

> Sie **plappern fast alles aus, was ein Kluger sein Leben lang verschwiegen haben würde** (RAL).
>
> Ein ganz eigenes Gefühl von **Leichtigkeit und Beweglichkeit** (RAL).

Akzeptanz des Körpers

Die Jugendlichen bedienen sich unbewusst ihres Körpers, um andere in sexualisierter Art an sich zu binden. Dabei zeigen sie sich ungehemmt **schamlos** und **exhibitionistisch.**

In manchen Fällen überwiegt die Scham: die Adoleszenten **verstecken ihren Körper** und wirken im körperlichen Ausdruck **ungeschickt** und verlegen.

Ein Hinweis auf die gestörte Körperwahrnehmung sind die autoaggressiven Tendenzen, **sich zu verstümmeln**, die ein Hinweis auf Hyoscyamus niger sein können.

Essstörungen in Form von abwechselnden bulimischen und anorektischen Phasen können ein Hinweis auf das Mittel sein (Master 2006).

> Er **macht sich nackt** (RAL).
>
> Unsinnig streift er weit umher, **nackt, in einen Pelz gehüllt,** in der Sommerhitze (RAL).

Schaut oft auf ihre **Hände, weil sie ihr zu groß erscheinen** (He).

Sexuelle Identität

Frühe Erfahrungen von **Enttäuschung, Verlassenheit** und **Betrug** sind mit einer **Überstimulierung der Sexualität** verbunden – eine Mischung, die in der Adoleszenz mit der Reifung des Körpers und dem Erwachen sexueller Wünsche bedrohlich wird und die Gefahr einer psychotischen Krise beinhaltet. Bereits Kinder zeigen sich sehr sexualisiert und **eifersüchtig.** Sie sind bezüglich ihrer Geschlechtsidentität unsicher, Jungen tragen Mädchenkleider oder Mädchen lieben es, sich sehr maskulin zu geben. Die Kinder und später auch die Jugendlichen brauchen die volle Aufmerksamkeit und Liebe eines anderen Menschen und reagieren extrem, wenn sie sich zum Beispiel durch die Geburt eines Geschwisterkinds oder eine neue Partnerschaft eines Elternteils aus einer bisher exklusiven Beziehung herausgedrängt fühlen.

Adoleszente in einem Hyoscyamus-niger-Zustand verfügen über ein großes Spektrum, andere zu verführen, zu manipulieren oder in sexuelle Abhängigkeit zu bringen. In ihrem unersättlichen Verlangen, geliebt zu werden, **spielen** sie naiv **mit ihren Reizen** und scheuen sich nicht, ihre Rivalen oder Rivalinnen auszutricksen.

Andere zu verführen und anschließend zu verlassen, gibt ihnen ein wichtiges Gefühl von Macht, da sie sich selbst als ohnmächtige, enttäuschte Kinder erlebt haben, die schon früh durch seduktives Verhalten die Aufmerksamkeit der Bezugspersonen auf sich zu lenken wussten.

In der Adoleszenz besteht die Gefahr, dass die Jugendlichen ihre traumatischen Erfahrungen wiederholen, indem sie sich in frühe sexuelle Beziehungen flüchten, oft mit Partnern, von denen sie ausgenützt und fallen gelassen werden. Dabei sind vor allem die attraktiven, aufreizenden Mädchen gefährdet, missbraucht zu werden. **Enttäuschte Liebe** oder Eifersucht kann der Auslöser einer Pubertätskrise sein.

Neben schamlosem, sexualisiertem Ausagieren kann es auch zu einer völligen Leugnung des Sexuellen kommen. Die Adoleszenten schämen sich für ihre Wünsche, denen sie nur heimlich und versteckt nachgehen können. Sie ziehen sich von Jugendlichen des anderen Geschlechtes zurück oder machen ihre ersten sexuellen Erfahrungen in gleichgeschlechtlichen Beziehungen.

Beim Lesen **mischt er unschickliche Wörter und Redensarten** ein (RAL).

Unter **Geschwätze macht er Zubereitungen zur Hochzeit** (RAL).

Er **singt Liebeslieder und Gassenhauer** (RAL).

Onanieren seit der Kindheit; war schon immer vom anderen Geschlecht angezogen und **früh mit dem Gedanken an Heirat beschäftigt** … (He).

Schwere Erkrankung aus Eifersucht und Kummer über einen untreuen Geliebten … (He).

Lösung aus familiären Bindungen

Hyoscyamus-niger-Jugendliche waren in ihrer frühen Kindheit häufig Erfahrungen von Verlassenheit ausgesetzt, was sie wie einen Verrat empfunden haben. Zuweilen berichtet die Mutter, dass der erste Bruch im Verhalten des Kindes nach der Geburt eines Geschwisterkindes oder im Rahmen ihrer neuen Partnerschaft aufgetreten sei. Diese Kinder werfen sich durch ihr extremes forderndes Verhalten förmlich aus der Familie, wenn die Bedrohungen durch Eifersucht und Verlassenheit überhandnehmen.

Die Jugendlichen können niemandem mehr trauen und **fühlen sich rasch von geliebten Menschen verraten** und im Stich gelassen. Die Lösung aus dem Elternhaus verstärkt die innere Verwirrung, da es keinen festen Grund an sicheren Beziehungen gibt. Vertrauensvolle Beziehungen einzugehen, fällt schwer.

Die Jugendlichen sind viel unterwegs und zeigen sich ungebunden, obwohl sie sich **nach einem geborgenen Zuhause sehnen.**

Er **kennt die Angehörigen nicht** (RAL).

Er **klagt, man habe ihn vergiftet** (RAL).

Glaubt, an einem falschen Ort zu sein (He).

Weiß nicht, ob er nehmen darf oder nicht, was ihm angeboten wird (He).

Beziehungen zu Gleichaltrigen

Die Adoleszenten sind **gesellig**, gerne unterwegs, treffen sich mit Freunden und gehen ständig einkaufen. Wenn ihnen etwas gefällt, müssen sie es in ihrer **Gier** und **Ungeduld** sofort haben.

Es gelingt den Jugendlichen nicht, sich auf tiefe emotionale Bindungen einzulassen. Zuviel Nähe löst **Misstrauen** aus und kann dazu führen, dass sie ihre Freunde betrügen, um so einem eigenen **Verlassenwerden** zuvorzukommen. Sie sind nicht fähig zu ideellen Bindungen und gehen rasch sexuelle Beziehungen ein, als ob sie unter einem Bann stünden. Dabei neigen sie zu sadomasochistischen Praktiken oder zu ausgeprägter Promiskuität.

Neben sexuellen Themen können die starke Wut und Aggression in der Adoleszenz zu Schwierigkeiten führen. Wie bei Belladonna und Stramonium entwickeln die Jugendlichen **extreme Kräfte**, wenn sie sich bedroht fühlen. Dazu kommt, dass sie sich schnell angegriffen fühlen und dauernd in Kämpfe verwickelt sind, wobei sie in ihrer Sprache und in ihren Handlungen sehr heftig sein können.

Die Aggression ist kaum zu bremsen und kann in äußersten Fällen zu **Tötungsdelikten** führen. Auslöser sind meistens **Eifersuchtsdramen.**

Vor dem Hintergrund der Entfremdungsgefühle ist die Affinität zu stimulierenden Drogen groß, was die Aggressions-, Scham- und Schuldthematik noch verstärken kann.

Die archaischen Größenfantasien haben bei Hyoscyamus-niger-Jugendlichen etwas Dämonisches – Themen von **Magie, Hexerei, Satanismus** und **Zauber faszinieren.** Die Adoleszenten verfügen über **hellseherische Fähigkeiten**, mit denen sie Macht über andere ausüben. An Filmen und Büchern ist es vor allem der Bereich von Fantasy und Science Fiction, der fesselt.

Manche Adoleszente schließen sich **religiösen Gemeinschaften** an, was auf der einen Seite die Gefühle des Besondersseins nährt und auf der anderen Seite im Sinne einer Ersatzfamilie Halt geben kann und eine Möglichkeit der Wiedergutmachung angesichts der Schuldgefühle bietet.

> Er **schwatzt im Schlafe vom Kriege** (RAL).
>
> Er äußert **unbändige Kräfte in der Wuth** (RAL).
>
> **Äußerste Wuth: er geht mit Messern auf die Menschen los** (RAL).
>
> In seiner verwirrten Einbildung **sieht er Menschen für Schweine an** (RAL).

Schulische und berufliche Entwicklung

In der Schule und Ausbildung kann es durch das **amoralische**, auffällige **Verhalten** trotz hoher **Intelligenz** und **Wissbegierde** zu Problemen kommen. Die Jugendlichen sind **überaktiv**, neugierig, haben aber durch die **Unruhe** und Getriebenheit häufig chaotische Schulkarrieren.

> **Uebergeschäftigkeit: er hielt sich für munterer und kräftiger, als er wirklich war** (RAL).
>
> **Ungeduldig:** er glaubte zu vergehen, da er auf etwas ganz Unbedeutendes warten mußte (RAL).

Übernahme von Verantwortung – Identität

Das innere Durcheinander sowie die mangelnde Bindungsfähigkeit beeinträchtigen die Identitätsbildung. Hysocyamus ist eines der wichtigsten Mittel, wenn die Reifung in der Adoleszenz zu psychotischen Krisen führt. Die Jugendlichen fühlen sich immer **am falschen Ort**, da sie in ihrer Familie nie einen sicheren Platz finden konnten. Sie stehen unter einem fast magischen unbewussten Wiederholungszwang, der ihre Reifung hemmt. **Die Hände sind gebunden**, sie haben das **Gefühl, ihren eigentlichen Pflichten nie nachzukommen, falsch zu gehandeln.** Um die resultierenden archaischen Schuld- und Schamgefühle abzuwehren, kann es zu zwanghaften Entwicklungen kommen (häufiger als bei Belladonna oder Stramonium): **Tics, Zählzwänge, Kleptomanie.**

> Wahnsinn, **als wäre er vom Teufel besessen** (RAL).
>
> Verzweifelt, er **will sich das Leben nehmen und in's Wasser stürzen** (RAL).
>
> **Glaubt, an einem falschen Ort zu sein** (He).

DD: Hyoscyamus niger – Lachesis muta

Gemeinsam: Lebhaft. Sehr aktiv. Reden viel. Laute Stimme. Springen von einem Thema zum anderen. Intellektuell. Rasche Auffassungsgabe. Verlassenheitsgefühle. Heimweh. Empfindlich auf Liebesenttäuschung. Eifersucht. Kämpfen mit List und Raffinesse um einen exklusiven Platz in Beziehungen. Misstrauen. Abneigung gegen Medikamente.

Bei Lachesis-muta-Jugendlichen zeigen sich oft traurige Seiten, angesichts der Schwierigkeit, an der Seite der Mutter eine eigene

Weiblichkeit zu entwickeln. Oft findet man vor dem Hintergrund mehrerer dominanter Personen ausgeprägte **Rivalitäten innerhalb der Familie**, die im Vergleich zu Hyoscyamus niger offener und bewusster ausgetragen werden. Manche Lachesis-muta-Jugendliche verzichten auf Teile ihrer sexuellen Entwicklung und suchen Grandiosität in esoterischen oder religiösen Themen oder sie setzen sich scheinbar altruistisch für andere ein, um Machtpositionen außerhalb der Familie zu besetzen.

Hyoscyamus-niger-Jugendliche finden im Vergleich zu Lachesis muta in ihrer Familie weniger Halt. Es lohnt sich nicht mehr, um den Platz zu kämpfen, die **Entfremdung** ist grundlegender. Sie fühlen sich von geliebten Menschen **betrogen**, während Lachesis-muta-Jugendliche neben der Mutter keinen Platz finden. Jugendliche in einem Hyoscyamus-niger-Zustand suchen in wechselnden sexuellen Kontakten Bestätigung und inszenieren dabei immer wieder aktiv oder passiv den Betrug. Im Hintergrund kann man Erfahrungen oder Fantasien von **sexuellem Missbrauch** vermuten. Hyoscyamus-niger-Jugendliche haben die Neigung zu Exhibitionismus.

Lachesis-muta-Jugendliche sind nicht **schamlos** und auch weniger **indiskret**. Sie spüren besser, wie sie in Beziehungen wirken. Ihnen geht es um Dominanz und Macht in Beziehungen, während es bei Hyoscyamus niger um die unbewusste Verarbeitung überwältigender Verlassenheitserfahrungen geht, die bereits in der Kindheit zu einem sexuell überstimulierten Zustand geführt haben.

DD: Hyoscyamus niger – Phosphorus: s. Phosphorus S. 134

DD: Hyoscyamus niger – Stramonium: s. Stramonium S. 164

DD: Hyoscyamus niger – Tarentula hispanica: s. Tarentula hispanica S. 173

Ignatia amara

Themen

- Innerliche Zerrissenheit. Der Körper wird zur Bühne, auf der sich gegensätzliche Wünsche inszenieren.
- Fühlen sich an hohe Ideale gebunden. Kämpfen darum, die Liebe und Anerkennung der Eltern zu behalten und dabei ihre eigenen Wünsche zu leben. Lehnen sich gegen einschränkende Geschlechterrollenzuschreibungen auf.
- Binden sich an unerreichbare Liebespartner.
- Scheitern der Liebesbeziehung führt zu Selbstvorwürfen und Scham.
- Fühlen sich besser, wenn sie aktiv sein können.

Beobachtungen im Interview – Emotionen

Jugendliche in einem Ignatia-amara-Zustand zeigen sich im Erstgespräch **liebenswert und freundlich.** Man bekommt das Gefühl, dass man sie mit Respekt und Feingefühl behandeln muss und scheut sich, gewisse innere Themen anzurühren, da sie in Körperhaltung oder Gesichtsausdruck Distanz signalisieren. Häufig **zeigen sie sich älter** und reifer, als sie eigentlich sind. Im Interview entsteht der Eindruck von Verkrampftheit: Im **Gesicht** fallen **Zuckungen** auf, die Jugendlichen **beißen sich beim Sprechen auf die Wangen**, **gähnen** krampfhaft oder **seufzen** ständig.

Der Kontakt kann versteckt erotisiert sein, wobei die Jugendlichen ihre Wirkung auf andere gut abschätzen können und sich so verhalten werden, dass man sie nicht belächeln oder kritisieren würde. Sie suchen in teilweise **herausfordernder**, unkonventionell **mutiger** Art Anerkennung und Wertschätzung (aber **keinen Trost!**) bei anderen.

Es handelt sich um **emotional wechselhafte** Jugendliche, deren Stimmung plötzlich – ohne für sie selbst oder für andere nachvollziehbar – umschlagen kann. Sie reagieren rasch auf alle äußeren Reize und **handeln impulsiv** und überstürzt.

> **Ungemein schreckhaft** (RAL).
>
> Unglaubliche **Veränderlichkeit des Gemüths, bald spaßt und schäkert er**, bald ist er weinerlich (alle 3, 4 St. abwechselnd.) (RAL).
>
> **Vernunftwidriges Klagen über allzu starkes Geräusch** (n. 2 St.) (RAL).
>
> **Denkt wider Willen kränkende, ärgerliche Dinge**, und hängt ihnen nach (n. 1/2 St.) (RAL).
>
> **Zärtliches Gemüth mit sehr klarem Bewusstsein** (RAL).
>
> Träumt einen Monat oder mehr, **lebendig begraben** zu sein (Al).

Akzeptanz des Körpers

Das Bemühen, Kompromisse zwischen den Vorstellungen geliebter Menschen und den eigenen Wünschen zu finden, führt dazu, dass die Jugendlichen unter chronischer Überforderung und einer Anspannung leiden, die sich häufig auf den Körper erstreckt.

In einem Ignatia-amara-Zustand kann der Körper zur Bühne werden und als Schauplatz heftigster Emotionen dienen. Die inneren Konflikte werden versteckt und drücken sich physisch aus, was die Gefühle der Beschämung noch weiter verstärken kann. Die Jugendlichen leiden unter ihren immer **feuchten, schwitzigen Händen.**

Die körperlichen Zustände wechseln rasch. **Pflock-**, **Konstriktions-** oder **Nagelgefühle** zeigen die innere Enge. **Globusgefühle** mit der Sensation, als ob eine Kugel im Hals steckte, weisen darauf hin, wie schwierig es ist, die Gefühle zurückzuhalten. Im nervösen Husten, der die Jugendlichen sehr stören kann, drückt sich Gereiztheit und Wut aus. Häufig hört man Klagen über Schlaflosigkeit, Tachykardie (nach Liebeskummer) oder **Kopfschmerzen wie ein bohrender Nagel.** Alle **Beschwerden** stehen im Zusammenhang mit emotionalen Zuständen und **wechseln rasch.**

In extremen Fällen kann sich die Handlungsunfähigkeit in Form **hysterischer Lähmungen** nach außen darstellen. **Anorektische** oder **bulimische Zustände** sind bei Ignatia amara als eine Form der Auflehnung gegen weibliche Rollenzuschreibungen zu verstehen.

> **Konvulsivisches Zucken**, vor allem nach **Schreck oder Kummer** (He).
>
> Nach einem **Streit mit ihrem Ehemann** erwachte sie am nächsten Morgen mit einem **rhythmischen Zittern** des ganzen linken Beines, welches nach und nach beide Beine befiel (He).
>
> Empfindung, als wenn ein **Pflock im Schlunde** stäke, ausser beim Schlingen bemerkbar (Ral).

Sexuelle Identität

Sich auf eine sexuelle Beziehung einzulassen, ist vor dem Hintergrund der hohen Ideale konflikthaft. Die Adoleszenten binden sich an romantische Vorstellungen von Reinheit oder Treue. Sie ziehen es vor, sich intellektuellen Problemen zu widmen und die Liebe in ihren Träumen zu belassen. Um sich auf eine sexuelle Beziehung einlassen, muss eine weitgehende emotionale Ausgeglichenheit in der Beziehung herrschen. Wenn bei Mädchen die Gefahr besteht, zu stark in eine passive Rolle zu geraten, kommt es zu **Vaginismus** oder einer völligen **Gefühllosigkeit der Vagina.** Bei männlichen Jugendlichen zeigen sich die Konflikte im Bereich ihrer sexuellen Identität in **vorzeitigen Ejakulationen**.

Aufgrund ihrer Liebenswürdigkeit und Empfindlichkeit stößt man in Ignatia-amara-Geschichten nicht selten auf **Missbrauchserfahrungen** in der Adoleszenz. Die Jugendlichen sind sehr empfindlich auf jede Annäherung, die ihre Grenzen zu rasch überschreitet, und reagieren mit heftiger innerer Wut. Mädchen können sich nach einer Verletzung nicht mehr vorstellen, zu heiraten oder gehen eine homosexuelle Beziehung ein.

Die Angst vor den einschränkenden Folgen einer Schwangerschaft steht gegen den gleichzeitigen Wunsch, dem Vater oder dessen Ersatzfigur ein Kind zu schenken. Eine **eingebildete Schwangerschaft** mit heftigen Schuld- und Schamvorstellungen in der Adoleszenz kann ein Hinweis auf Ignatia amara sein.

> **Verlangt unschickliche Dinge**, und weint laut, wenn man sie ihm versagt (RAL).
>
> **Sie hält sich selbst für verheiratet und schwanger;** wird aufgewühlt durch **Vorwürfe über eingebil-**

dete Verbrechen; … wobei sie die ganze Zeit ruft: „Ich habe meine **Pflicht vernachlässigt**, indem ich mein Gelübde gebrochen habe“ (He).

Coitus befriedigt sie nicht, **hat erst Orgasmus, wenn sie im Traum den Coitus als männlicher Partner nachvollzieht** (Keller 1985).

Lösung aus familiären Bindungen

Die Ablösung aus den elterlichen Bindungen geschieht unter der Bildung hoher Ideale. Ignatia amara ist häufig bei Jugendlichen aus Elternhäusern mit hohen ethischen Maßstäben indiziert. Man findet Juristen, Theologen, Ärzte oder Lehrer unter den Eltern. Die Adoleszenten fühlen sich einerseits stark an die Idealvorstellungen ihrer Eltern gebunden und rebellieren auf der anderen Seite heftig dagegen. Besonders junge Mädchen führen einen ständigen Kampf gegen die Werte des Vaters. Sie versuchen sich mit allen Mitteln aus ihrer inneren und äußeren Unfreiheit zu lösen und ihr „eigenes Leben“ zu leben. Jede Festschreibung auf eine „weibliche Rolle“ wird als einschränkend erlebt. Ignatia amara ist eines der häufigsten Mittel für Jugendliche und Kinder, deren Mutter in der Schwangerschaft Ärger oder Demütigung ausgesetzt war. Der Kampf der Mutter setzt sich auf das Kind fort. Anders als die Adoleszente in einem Natrum-muriaticum-Zustand, deren Thema die Lösung von der Mutter ist, scheint ein Ignatia-amara-Zustand eher auf dem Boden von Vater-Tochter-Konflikten zu entstehen. (In Kellers Monographie findet sich das Symptom: ... das Kind wird ohnmächtig, wenn der Vater es bestrafen will.) Die Jugendlichen stellen **unverschämte Forderungen** an ihren Vater und fordern ihn in seiner Strenge aufs Äußerste heraus. Jedes Mittel ist recht, sich abzugrenzen: Eine ausgefallene Berufs- oder Schulwahl, Rauchen, Piercings oder das Vortäuschen von Krankheitssymptomen. Auch das von Kent geschilderte Symptom des **Ohnmächtigwerdens beim Knien in der Kirche** weist auf den Kampf gegen die Autorität des Vaters hin, gegen die sich die Jugendlichen mit allen Mitteln auflehnen.

Im Inneren bleibt jedoch die Tendenz, Vaterfiguren weiter zu idealisieren – die Auflehnung hat eher **„hysterische“** als wirklich destruktive **Züge.** Es geht vor allem darum, vom Vater „gesehen“ zu werden.

Wenn man ihr, **was sie will, nur gelind verweigert**, oder viel auf sie hinein, obgleich mit gelinden gütigen Worten, redet, ihr viel zuredet, oder etwas Andres will, als sie, so weint sie laut (n. 1 St.) (RAL).

Beziehungen zu Gleichaltrigen

Vor dem Hintergrund der Idealisierungen **kann es zu rascher**, stürmischer, oft unerfüllter **Verliebtheit** kommen, die in radikaler Enttäuschung mit dem Gefühl, alles sei verloren, endet.

Die Jugendliche stellen an ihre Beziehungen überhöhte Treueideale. Oft sind träumerische **Verliebtheiten** in „perfekte“, aber **unerreichbare Männer** die einfachere Lösung. Eine der bekannten Indikationen des Mittels sind **Folgen von Liebesenttäuschung** und **Kränkung**, bedeutsame Themen in der Adoleszenz. Hering beschreibt den Ignatia-amara-Zustand, wie er dem **Liebeskummer** eines Adoleszenten entspricht: „Vergiesst innere Tränen, aus Schmerz und Busse für unerwiderte Liebe; wünscht Einsamkeit, damit man den **inneren Kummer** nähren kann; nachts oder am Morgen beim Erwachen große Angst, mit Schweigsamkeit; Abneigung gegen jedes Vergnügen.“

Nach einer Enttäuschung oder einem Fehlschlag nehmen die Jugendlichen die Schuld am Zerbrechen der Beziehung selbst auf sich und quälen sich mit **Selbstvorwürfen** und Schamgefühlen. Sie scheinen an ihrer **Verpflichtung einem inneren Versprechen gegenüber gescheitert** zu sein. Es bleibt nur noch der **depressive Rückzug** und die lähmende Handlungsunfähigkeit. Dann erfolgt ein verzweifelter Rückzug. Sich einer Freundin oder gar der Mutter anzuvertrauen, ist vor dem Hintergrund des **Stolzes** und des ausgeprägten **Ehrgefühls** undenkbar.

Aggressive Impulse sind oft unterdrückt: **„Leiden werden ertragen, ohne zu klagen.“** Besonders unter ihren Freunden oder in der Schule sind die Jugendlichen angepasst und freundlich. Ignatia amara ist kein typisches Mittel bei antisozialen Tendenzen.

Auf der anderen Seite steht eine **mutige kämpferische Seite.** Die Jugendlichen wissen genau, was richtig oder falsch ist und dulden keine moralischen Übertretungen. Über **Unehrlichkeiten** oder Lügen regen sie sich entrüstet auf. Sie geraten **bei jedem Widerspruch außer sich**, als ob ihr innerstes Selbst in Frage gestellt würde. Es geht um jeden Preis darum, die **Würde** zu wahren.

Vor dem Hintergrund der hohen moralischen Kompetenz kommt es zu Selbstvorwürfen mit Gefühlen, schlecht gehandelt zu haben oder sogar **verdammt zu sein.**

Träume, **ermordet** oder **angefeindet** zu werden oder die Träume von **Grausamkeit** weisen auf die Heftigkeit der unterdrückten Aggression hin.

> **Angst, als wenn man etwas Böses begangen hätte** (RAL).
>
> Von **geringem Widerspruche** wird er **aufgebracht und böse** (n. 8 St.) (RAL).
>
> Ist äußerst mürrisch; **tadelt und macht Vorwürfe** (RAL).

Schulische und berufliche Entwicklung

Die Jugendlichen haben hohe Ansprüche an sich und andere und sind voller Wünsche, ihre Möglichkeiten zu leben. Aufgrund ihrer **frühreifen** Art werden in der Schule hohe Erwartungen an sie gestellt, die sie erfüllen wollen, wozu sie oft durch die Verehrung eines Lehrers noch zusätzlich motiviert sind. Sie sind sehr selbstkritisch und bei der ersten schlechten Note haben sie das Gefühl, sich total blamiert zu haben.

Die Adoleszenten sind aktiv, kreativ und **rasch im Handeln** und Umsetzen ihrer Ideen (darin unterscheiden sie sich von Pulsatilla-pratensis-Jugendlichen, die auch mild und sensitiv sind, aber unentschlossen und langsam). In ihrer übereilten Art sind sie oft **ungeschickt** und **lassen Sachen aus der Hand fallen** oder machen Fehler, die nicht vorkämen, wenn sie überlegter handelten. Die **Besserung durch Aktivität** (Tanzen) und **Beschäftigung** ist durchgängig und stellt das beste Mittel gegen Liebeskummer und Enttäuschung dar. Besonders künstlerische oder literarische Tätigkeiten, aber auch eine **Reise ins Ausland** oder ein Sprachkurs können eine Hilfe sein, die Gefühle der Trauer zu verarbeiten.

> Nach Anstrengung des Kopfs, vorzüglich früh, **eine Voreiligkeit des Willens;** kann nicht so geschwind im Reden sich ausdrücken, schreiben, oder sonst etwas verrichten, als er will; wodurch ein ängstliches Benehmen, ein Verreden, Verschreiben und ungeschicktes), **immer Verbesserung bedürfendes Handeln entsteht** (n. 20 St.) (RAL).
>
> **Vielgeschäftigkeit: unruhig** nimmt er bald dieß, bald jenes zu thun vor (RAL).

Übernahme von Verantwortung – Identität

Häufig zeigen die Träume in welchem Maß das kreative Potenzial der Jugendlichen vor dem Hintergrund der hohen Ideale bedroht ist: Die **Träume von vergeblichen Anstrengungen**, **lebendig begraben** zu werden, dass die **Arme nicht zu ihnen gehören**, zu **ersticken** oder **nicht mehr gehen** oder handeln zu **können**, zeigen die Schwierigkeiten, sich von den vermeintlichen Erwartungen der Eltern in eine eigene Identität zu lösen. Manche Adoleszente setzen ganz auf ihr intellektuelles Weiterkommen (**Träume, intellektuell zu glänzen**) und vernachlässigen ihre emotionalen Bedürfnisse, indem sie hart und diszipliniert gegen sich selbst werden. Beim geringsten Fehlschlag haben sie das Gefühl, alles sei verloren.

Ignatia amara kann den Jugendlichen zu mehr innerer Stabilität verhelfen, indem Trauer und Schmerz emotional verarbeitet werden können. Damit wird allmählich die Reifung in eine eigene, weniger durch Kämpfe und Rechtfertigung geprägte Identität möglich.

> Nachts **Träume voll getäuschter Erwartungen und Bestrebungen** (RAL).
>
> Fixe Idee im Traume: **träumt die ganze Nacht durch von einem und demselben Gegenstande** (RAL).
>
> Nachts **Träume voll gelehrter Kopfanstrengungen und wissenschaftlicher Abhandlungen** (RAL).
>
> Furchtsamkeit, Zaghaftigkeit, **traut sich nichts zu, hält alles verloren** (RAL).

DD: Ignatia amara – Natrum muriaticum

Gemeinsam: Herzlich. Mitfühlend. Sentimental. Tagträumerisch. Folgen nach Liebesenttäuschung. Unglückliche Verliebtheiten. Stiller Kummer. Untröstlich. Abneigung gegen Gesellschaft. Selbstvorwürfe. Grübeln. Schuldgefühle. Absinken der Schulleistungen bei Liebeskummer. Angepasst in der Schule, irrational und aufsässig zu Hause.

Ignatia-amara-Jugendliche sind idealistischer, die Stimmungen wechselhafter.

Themen bei Natrum muriaticum kreisen um **Ambivalenzen** in der frühen Beziehung zur

Mutter. Anders als Ignatia amara lehnen die Babys bereits die **Muttermilch** ab oder neigen zu sonstigen frühen Entwicklungs- und Gedeihstörungen. Die frühe Entwicklung bei Ignatia-amara-Kindern ist meistens wenig verzögert.

Ignatia-amara-Jugendliche befinden sich auf dem Boden von **Idealisierungen** und hohen Wertvorstellungen im Elternhaus im Konflikt zwischen eigenen Wünschen und dem Wunsch, den Eltern treu zu bleiben. Die in der Adoleszenz nötigen Auseinandersetzungen mit den Werten der Familie lösen **Loyalitätskonflikte** und Schuldgefühle aus.

Natrum-muriaticum-Themen kreisen um die Balance von Nähe und Distanz zur Mutter. Die Jugendlichen leiden häufig unter **Feindseligkeiten in der Ablösung** von der **Mutter**, die sie verletzen wollen, um loszukommen – Muster, die sich häufig in Mädchenfreundschaften wiederholen. Ignatia-amara-Jugendliche bleiben in ihren gleichgeschlechtlichen Freundschaften autonomer.

Die Beziehung zum Körper und der Sexualität ist bei Natrum muriaticum in stärkerem Maße von **Schamthemen** geprägt. Die Jugendlichen **fühlen sich hässlich**, leugnen ihre Weiblichkeit, indem sie sich nachlässig oder unweiblich kleiden oder sie treten umgekehrt schamlos und affektiert die Flucht nach vorne an.

Ignatia-amara-Jugendliche sind selten schmutzig, nachlässig oder völlig „daneben" gekleidet.

Insgesamt scheinen die Natrum-muriaticum-Jugendlichen in der Findung einer Identität tieferen Verwirrungszuständen zu unterliegen. Es kommt nicht selten zu chaotischen Phasen der **Entfremdung** mit hohem Alkohol- und Cannabiskonsum oder völligem **Leistungsabfall** in der Schule, was bei Ignatia amara nicht typisch ist.

DD: Ignatia amara – Sepia succus

Gemeinsam: Kämpfen um die Wahrung ihrer Würde. Wut bei Widerspruch. Empfindlich auf Kritik. Wollen nicht durch ihr Geschlecht in ihren Möglichkeiten eingeschränkt sein. Kämpfen um ihre Lebendigkeit (Sepia succus um den lebendigen Körper, Ignatia amara um den Erhalt idealistischer Wünsche). Besser durch Beschäftigung und Tanzen.

Sepia-succus-Jugendliche leiden unter ihrer Einsamkeit. Fantasien ranken um **Armut, Hunger, Leere** oder **Vergewaltigung**. Sie suchen viel Halt in Beziehungen, denen sie durch ihr sorgendes Verhalten Stabilität zu geben versuchen. Dabei geraten sie in Gefahr ausgenutzt und missbraucht zu werden. Im Gegensatz zu Ignatia amara geht es weniger um die Übernahme und Modifizierung von Idealen und Vorstellungen, wie man richtig und falsch zu leben hat. Wie Ignatia-amara- können sich Sepia-succus-Mädchen ebenfalls heftig gegen den Vater stellen. Dabei führen sie in ihren Fantasien einen stellvertretenden Kampf für die in ihren Augen ausgebeutete Mutter. Es geht um die Würde und den Schutz des Körpers und seiner Innenräume als einer Quelle der Kreativität und weniger um die Verpflichtung inneren Überzeugungen gegenüber.

Sepia-succus-Adoleszente sind direkter im Ausdruck ihrer Gefühle und neigen weniger dazu, in hysterischen Inszenierungen zu agieren. Man findet nicht das **unpassende Lachen**, das bei Ignatia amara (oder Natrum muriaticum) häufig ist. Sepia-succus-Jugendliche neigen nicht dazu, **Krankheiten vorzutäuschen**, um auf sich aufmerksam zu machen, was bei Ignatia amara eine unter vielen möglichen Körperinszenierungen ist und auf die Sexualisierung des Körpers hinweist. Sepia-succus-Jugendliche bringen ihre sexuellen Wünsche direkter in Beziehungen ein.

DD: Ignatia amara – Moschus

Gemeinsam: „Hysterische" Zustände. Wechselnde Symptome. Rascher Umschlag der Stimmung. Globusgefühl. Ohnmacht bei Emotionen. Kampf um Durchsetzung der Wünsche.

Moschus-Jugendliche gebärden sich **egozentrischer** und wütender. Sie werden **steif vor Wut** oder **laufen blau an**, wenn man ihnen einen Wunsch abschlägt. Es handelt sich meistens um **verwöhnte** Jugendliche, die sehr selbstsüchtig sind und viel Theater um sich machen. Sie wollen um jeden Preis Aufmerksamkeit auf sich ziehen (Palladium), wobei sie oft unbewusst manipulativ vorgehen und Krankheiten vortäuschen. Die familiären Beziehungsmuster sind oft berechnend, zum Beispiel: „Wenn du das machst, bekommst du dafür ..." Sie beschimpfen andere, wenn sie nicht sofort das bekommen, was sie sich wünschen, und sind sehr selbstsüchtig. In ihrer Wut können sie Gegenstände zerbrechen oder absichtlich fallen lassen.

Anders als bei Ignatia amara, das sehr **empfindlich auf Beschämung** ist und die Gefühle indirekt ausdrückt, handelt es sich bei Moschus oft um deutlich **sexualisierte Zustände**.

Im Gegensatz zu Ignatia amara orientieren sie sich weniger an den Vorstellungen der elterlichen Ideale – sie haben nicht das Gefühl, ihre Pflicht zu vernachlässigen oder schuldig zu sein. Ignatia-amara-Jugendliche legen trotz aller Kämpfe Wert darauf, geschätzt und ernst genommen zu werden. Sie ertragen ihre Leiden oft still und verlangen viel von sich, um die Liebe anderer Menschen nicht zu verlieren. **Enttäuschte Liebe** – ein Hauptzug eines Ignatia-amara-Zustands – ist kein typischer Auslöser bei Moschus, bei dem das Gefühl, überall auf **Hindernisse** zu stoßen, vorherrscht (Wahnidee, alle sind gegen ihn/sie). Moschus-Jugendliche fühlen sich völlig **der eigenen – insbesondere sexuellen – Möglichkeiten beraubt**, die Finger sind abgeschnitten, alles fällt aus den Händen, sie haben das Gefühl, taub oder blind zu sein. Sie ringen um ihre sexuelle Identität (Rubriken: sexuelle Hypochondrie; Hypochondrie von sexueller Enthaltsamkeit; laszive Hysterie).

DD: Ignatia amara – Platinum metallicum: s. Platinum metallicum S. 139

Kali carbonicum

Themen

- Schwäche. Abhängigkeit. Hypochondrie.
- Unzufriedenheit mit sich selbst und der Umgebung.
- Kann sich nicht aus der Familie lösen. Traditionelle Vorurteile. Streitet im Traum mit toten Verwandten.
- Furcht vor Berührung.
- Wenig emotionale Ausdrucksmöglichkeiten. Schmerzen und Wut werden körperlich gespürt.
- Viele Symptome im Zusammenhang mit der Menstruation.

Beobachtungen im Interview – Emotionen

Die Herausforderungen der Pubertät scheinen Kali-carbonicum-Jugendliche auf der psychischen Ebene wenig zu tangieren. Sie **fürchten, sich körperlich oder emotional berühren zu lassen** und man bekommt im Interview schwer einen Zugang zu Gefühlsbereichen.

An die Stelle emotionaler Auseinandersetzung treten Körpersymptome wie **Dysmenorrhöe**, **Rückenschmerzen**, **Erschöpfung** oder **häufige Erkältungen** und **Hautausschläge**, die im Zusammenhang mit der Menstruation auftreten können.

Die Adoleszenten zeigen sich oft angepasst und haben wenig Lust, sich auf die Verrücktheiten und die Exzentrik mancher Altersgenossen einzulassen. Die Kleidung ist unauffällig, der Kontakt im Interview oft wenig spontan. Man könnte an Calcium-carbonicum-Jugendliche denken, die ebenfalls „normal" erscheinen wollen. Beide sind rasch erschöpft und schwitzen viel. Emotional zeigt sich eine Mischung von Vehemenz, Sturheit und Angst.

Kali-carbonicum-Jugendliche schildern ihre Beschwerden in unzufriedenem Ton, der sich wie ein Stein auf die Beziehung legen kann. Die vorherrschenden Gefühle in der Begegnung sind **Hilflosigkeit**, Schwere und Ärger. Im Gespräch fehlt das Lachen von Lycopodium clavatum und die Lebendigkeit von Sepia succus, beides Mittel, die zu Verwechslungen Anlass geben könnten.

Die Geschichten erzählen oft von **Unzufriedenheit, Streit und Ärger mit anderen Menschen.**

Die Sprache wirkt gehetzt. Die fixierte **Sturheit** kann sich in Weinen auflösen, wobei eine Mischung von **klammernder Abhängigkeit** und **Trostabwehr** das Gegenüber aggressiv macht. Anders als Sepia-succus-Jugendliche, die zwar auch Trost ablehnen, aber sich danach sehnen, verstanden oder geliebt zu werden (wünschen Mitgefühl), spürt man hier wenig Möglichkeiten, mit etwas Gutem zufriedenstellen zu können.

Es ist schwierig, die Jugendlichen zu einer lustvollen Haltung zu verführen. Die Wünsche, „besonders" zu sein oder aufzufallen, die in diesem Alter häufig belebend wirken, sind wenig ausgeprägt. Züge der Eitelkeit, der Extravaganz oder des Hochmuts sind wenig spürbar.

> **Traurig, einsam;** sie sucht Gesellschaft, um sich zu erheitern (CK).
>
> Grosse Traurigkeit, **sie muss ohne Ursache weinen**, Abends (CK).
>
> **Befürchtend und ängstlich über ihre Krankheit** (CK).
>
> Sehr ärgerlich, **hat sie an Nichts Freude** (CK).
>
> **Wechselnde Stimmung**, bald gut und beruhigt, bald aufbrausend und über Kleinigkeiten in Zorn; **oft hoffnungsvoll, oft verzagt** (CK).

Akzeptanz des Körpers

Kali-carbonicum-Jugendliche lassen sich von den körperlichen Veränderungen der Adoleszenz anscheindend emotional wenig berühren. Es kommt nicht zur körperlichen Scham von Sulphur lotum, zu sexuellen Hingabewünschen und -ängsten von Sepia succus oder zum kokett ängstlichen Verführungsspiel von Lycopodium clavatum oder Pulsatilla pratensis.

Der Körper ist wenig emotional belebt. **Sensationen** der Leere, des **Hohlseins** oder der steinernen Schwere beherrschen das körperliche Empfinden. Die Adoleszenten **zucken beim geringsten Geräusch zusammen.**

Berührung löst **Erschrecken** und **Furcht** aus. Die Berührung über die Hände der Mutter ist eine der ursprünglichsten Formen, Geborgenheit zu vermitteln und den Körper zu beleben (und positiv sexuell zu stimulieren, im Sinne einer ersten Verführung zum Leben). Jede zärtliche Berührung lässt zusammenzucken, während fester Druck besser ertragen wird. Es handelt sich oft um Patienten, die glauben, ihr Leben unter großem Druck bestehen zu müssen, während für zärtliche Leichtigkeit wenig Platz ist.

Der **Traum, vom Vater geschlagen zu werden** (CK), gibt einen Hinweis, dass in einem Kali-carbonicum-Zustand auch der Vater keinen Ausgleich gegen die Schwere und Leblosigkeit der Mutterbeziehung geben kann.

Kali carbonicum ist ein „Frauenmittel", das häufig bei Beschwerden in der Schwangerschaft und nach der Geburt indiziert sein kann, die bei Kali carbonicum mit Qual und Mühsal verbunden ist. Das Mittel ist bei Sterilität aufgrund von Corpus-luteum-Insuffizienz angezeigt. Der Körper der Mutter ist kaum in der Lage, dem Kind ein Bett zu bereiten.

In der Schwangerschaft kommt es zu Rückenschmerzen, als ob der Rücken bräche, falschen Wehen und Fehlgeburtsneigung. Vor diesem Hintergrund ist das Reifen in einen weiblichen Körper bei Adoleszenten oft von **Regelschmerzen**, **Rückenproblemen**, **Schwäche**, ständigen **Infekten** oder **Hautausschlägen** bei der Blutung verbunden.

> Leicht **schreckhaft**, vorzüglich bei **leiser Berührung des Körpers** (CK).
>
> Während des **Beischlafes, Wundheits-Schmerz in** der Scheide (CK).
>
> **Bei der Regel, am zweiten Tage, Schnupfen, Bauchweh, Zahnschmerzen, Rückenschmerz, Ohren-Stechen und unruhiger Schlaf** (CK).
>
> **Bei der Regel, Kreuzschmerzen, wie Schwere** (CK).
>
> Träume von **kranken Theilen am Körper** (CK).

Sexuelle Identität

Kali-carbonicum-Jugendliche gehen den spielerischen Formen des Kontakts zum anderen Geschlecht aus dem Weg und flüchten sich lieber in Arbeit und Pflicht. Sexuelle Beziehungen würden zu viel Nähe bedeuten und werden durch **Gereiztheit** und schlechte Laune abgewehrt.

Ein Hinweis auf das Mittel können **Albträume** im **Zusammenhang mit der Menstruation** sein – ein Ausdruck von unbewussten Ängsten im Bereich des Sexuellen. Die **Träume von „kranken Teilen am Körper"** und die Träume von **Schlangen** und **Würmern** könnten ebenfalls ein Ausdruck körperlicher Verunsicherung angesichts sexueller Wünsche sein. Die Menstruation nimmt weniger in ihren emotionalen als vielmehr in ihren körperlichen Begleiterscheinungen wie den Schmerzen oder den damit einhergehenden Infekten in Anspruch.

> **Weibliche Abneigung vor Beischlaf.** (d. ersten Tage.) (CK).
>
> **Bei der Regel, sehr unruhiger Schlaf mit ängstlichen Träumen** (CK).
>
> Träume von **Masken, Gespenstern und Teufeln** (CK).

Lösung aus familiären Bindungen

Die Bindung an das Elternhaus ist zäh und schwer zu lösen. Die Jugendlichen fühlen sich den Unsicherheiten des Lebens nicht gewachsen. Sie kleben an den elterlichen Vorstellungen. Es scheint an inneren Bildern zu mangeln, die Flügel verleihen könnten, die **traditionelle** und von **Dogmen** durchtränkte Atmosphäre der Familie hinter sich zu lassen.

Ein Hinweis auf Kali carbonicum sind **Träume von toten Verwandten, mit denen sogar im Traum noch gestritten wird.** Die Ahnen üben über ihren Tod hinaus eine erdrückende Macht aus. Es gibt kaum Möglichkeiten, innere Räume zu entwickeln, die zu Freiheit führen könnten. Wie die Kinder sich angstvoll **an die Mutter klammern**, so klammern sich die Adoleszenten an die Vorstellungen und Gesetze der Elterngeneration.

Die Wahnidee, einen **Abgrund hinter sich** zu haben, sowie die **Ängste, zu ertrinken**, drücken die Furcht vor emotionalen Tiefen aus. Die Vergangenheit wirkt wie ein Sog, in den man zu stürzen fürchtet.

Im Hintergrund der Thematik steht eine tiefe Verlassenheit – weder mütterliche noch väterliche Vorbilder konnten liebevoll verinnerlicht werden. Stattdessen herrscht im Inneren und Äußeren Mühsal, Streit und Unzufriedenheit.

Aggressionen äußern sich in ständiger Gereiztheit. Die Jugendlichen spüren ihre Schwäche und sind mit sich und anderen **dauernd unzufrieden.** Sie haben keine Lust, die Last des Lebens alleine zu tragen und klammern sich zu lange an die Unterstützung der Familie. Dadurch sind sie in ihrer Autonomieentwicklung gelähmt.

Es kommt zu einem Zustand, wo nichts mehr recht ist. Jede Einmischung der Eltern wird mürrisch abgewehrt, die nötige Distanz zur Familie zu schaffen, gelingt jedoch schwer. Auch in den **Träumen** herrschen **Aufruhr und Streit.**

Die Kämpfe zu Hause drehen sich nicht um Themen der Macht und Durchsetzung wie bei Lycopodium-clavatum-Jugendlichen, die sich auch schwer lösen und ständig Diskussionen mit den Erwachsenen führen. Kali-carbonicum-Jugendliche sind im Gegensatz zu Lycopodium clavatum mürrischer und weniger herausfordernd. Sie können sich schlechter intellektuell durchsetzen als die Lycopodium-clavatum-Jugendlichen, die sich teilweise mit großer Eloquenz in Diskussionen verwickeln (wenn sie sich zu feige zum Streiten fühlen, führen sie zumindest innere Dispute), um für ihre Interessen zu streiten.

In einem Kali-carbonicum-Zustand werden Aggressionen oft körperlich ausgedrückt: **Bauchkrämpfe**, **Schmerzen wie von Messerstichen** oder der **quälende Husten** sind typische Symptome, die viel Wut beinhalten und die durch ihre Vehemenz bei den Patienten und den Therapeuten Ärger auslösen.

> Widerwärtiges Gemüth; **sie verlangt mit Ungestüm, ist mit Nichts zufrieden**, wird ausser sich und wüthig böse, wenn nicht Alles nach ihren Wünschen geht, und **weiss oft selbst nicht, was sie eigentlich haben will** (CK).
>
> **Ungeduldig über seine Kinder** (CK).
>
> Aengstlicher Traum, **sie schreit nach Hülfe** (CK).
>
> **Aengstlicher Traum, der Vater wolle ihn schlagen** (CK).
>
> Träume von **Schlangen, Krankheit und Verstorbenen** (CK).
>
> Träume von **Verstorbenen, als lebten sie, und Zank mit ihnen** (CK).

Beziehungen zu Gleichaltrigen

Die Jugendlichen sind **nicht gerne alleine.** Es ist ihnen wichtig, zuverlässige und beständige Freunde zu haben, die ihnen ein sicheres Gefühl vermitteln. Sie bewegen sich gerne in engen Grenzen, sind wenig experimentierfreudig und gehen allen Risiken aus dem Weg. Sie bewegen sich gerne auf geordneten Bahnen und mögen keine Partys, Alkohol oder Drogen.

Schulische und berufliche Entwicklung

Schule und berufliche Ausbildung sind ein wichtiges Feld, das den Jugendlichen Sicherheit vermittelt. Sie zeigen oft ein hohes **Pflichtgefühl** und können selbst langweilige **Routinearbeiten**, die bei den meisten Jugendlichen viel Auflehnung hervorrufen, bewältigen. Sie brauchen vor allem materielle Sicherheit und wählen Berufe, die ihnen eine gute Zukunft garantieren können. Ihren Tag, aber auch ihre Zukunft planen sie bis ins Kleinste und kommen sehr durcheinander, wenn etwas nicht so klappt, wie sie es sich zurechtgelegt haben. Obwohl die Jugendlichen strukturiert sind und **sehr geordnet vorgehen**, fällt es ihnen schwer, zu abstrahieren, was sich in **schlechten Leistungen in Mathematik** niederschlägt.

> **Uebereiltes Denken und Handeln** (CK).
>
> Der ganze Schlaf ist voll **lebhafter Träume von Tages-Geschäften** (CK).

Übernahme von Verantwortung – Identität

Größenfantasien und Schuldgefühle sind wenig entwickelt. Der **Traum, die Kathedrale stehe in Flammen**, könnte den Wunsch ausdrücken, die alten Werte in Flammen aufgehen zu lassen, um innere Räume beleben zu können.

Calcarea carbonica, das in seiner Schwäche und seinem Sicherheitsbedürfnis ähnlich sein kann, hat mehr Bezug zu metaphysischen Themen. Hier ist der Erhalt der Kathedrale als Ort des Rückzugs vor den Grausamkeiten der Welt wichtig. Die Ängste drehen sich um alle unfassbaren, abgründigen Seiten des Lebens. In einem Calcarea-carbonica-Zustand fehlen die (mütterlichen) Hüllen, die durch die Religion ersetzt werden können. Kali carbonicum vermisst nicht das Eingehülltsein. Vielmehr geht es um einen unentwegten inneren Kampf, sich aus den Abhängigkeiten einer zu einengenden Familienbindung zu befreien. Selbst die toten Verwandten verfolgen noch.

Trotz allem **Fleiss** und **Pflichtbewusstsein** kann die Arbeit nicht dazu dienen, die inneren Räume kreativ zu beleben und ein gutes lustvolles Gefühl zu vermitteln. Auch belebende Rivalitäten und Wünsche, andere überflügeln zu wollen, sind bei Kali carbonicum wenig ausgeprägt.

Die ständige Überarbeitung und der Druck des „Müssens" führen zu **Rückenschmerzen** oder **Schlafstörungen** als Zeichen der inneren Unfreiheit. Die adoleszenten Entwicklungen sind durch die Angst vor allem Abgründigen gehemmt.

> Vor einer **eingebildeten Erscheinung** (z. B. als flöge ein Vogel nach dem Fenster) **erschrickt sie mit einem lauten Schrei** (CK).
>
> Sie ist **immer mit sich selbst im Widerspruche**, weiss nicht, was sie will und fühlt sich höchst unglücklich (CK).

DD: Kali carbonicum – Lycopodium clavatum

Gemeinsam: Verlassenheit. Mutlosigkeit. Innere Unsicherheit: Träume von Gefahr, Unfällen, von Streit, Kämpfen. Fürchten sich vor Kleinigkeiten. < Alleine. Klammern sich an andere Menschen. Trostaversion. Zuviel Nähe ist unangenehm. Pflichtbewusst. Genau. Ehrgeizig. Neigung zu Erkältungen (Bronchien, Lungen). Verdauungsbeschwerden. Langsame Rekonvaleszenz.

Lycopodium-clavatum-Adoleszente sind ständigen **Zweifeln** ausgesetzt, ob die eigenen **Fähigkeiten** ausreichen, sich im Überlebenskampf unter den anderen Jugendlichen zu behaupten. Fragen sind: Bin ich genauso intelligent, kreativ, potent wie die anderen?

Kali-carbonicum-Jugendliche vergleichen sich nicht ständig mit ihren Altersgenossen. Sie haben Angst, ob sie das Leben alleine bestehen können oder ob sie immer auf die Hilfe angewiesen bleiben.

Beide fühlen sich schwach und lehnen sich dagegen auf. Lycopodium-clavatum-Jugendliche wollen stark sein, weil sie ihre **Ziele erreichen** wollen, um gut dazustehen, Kali-carbonicum-Jugendliche, weil sie **Angst** haben, in der **Abhängigkeit** von der Familie keine eigenen Lebensräume zu haben. Lycopodium clavatum **streitet** zu Hause ebenfalls ständig, aber es geht weniger um eine dauernde Unzufriedenheit als vielmehr um Rivalität und Durchsetzung.

Bei Kali carbonicum wird Emotionales vor allem im Körper ausgetragen, während Lycopodium clavatum ein breites Spektrum an emotionalen Ausdrucksmöglichkeiten hat. Das **Erschrecken bei der geringsten Berührung** ist nicht typisch für Lycopodium clavatum.

Bei Kali carbonicum spielen sich die Träume und inneren Bilder in einer archaisch ungeformten Welt ab: Würmer, Ungeziefer, Teufel, Masken, bloße Formen, Gesichter. Die Vorstellungswelt bei Lycopodium clavatum weist mehr auf inneren Leistungsdruck mit der Angst, nicht zu genügen, hin: **Träume von Riesen, vom Nichtbestehen des Abiturs, vom Kentern eines Boots, von Eifersucht.**

Homöopathische Gespräche mit einem Lycopodium-clavatum-Jugendlichen sind meist belebender. In der Gegenübertragung ist weniger Gereiztheit als vielmehr Flirt, Koketterie oder hochmütige Anmaßung spürbar. Die Möglichkeiten, im Leben Beziehungen einzugehen und kreative Aufgaben anzugehen, sind bei Lycopodium-clavatum-Jugendlichen entwickelter.

DD: Kali carbonicum – Calcarea carbonica: s. Calcarea carbonica S. 73

Kali phosphoricum

Themen

- Überempfindlichkeit. Erregung. Furcht vor Zusammenbruch.
- Wunsch nach Gesellschaft. Wunsch, gehalten zu werden. Weinerlich und schwach.
- Kümmern sich um die Familie. Möchten mit der Familie verbunden sein, der Familie Unterstützung geben.
- Die Liebe (zur Familie) verkehrt sich ins Gegenteil und wird zu Grausamkeit und Entfremdung.
- Starke Erschöpfung mit einer Unfähigkeit, zu denken, nach zu viel Lernen.

Das Hauptgefühl ist „Ich bin nicht geliebt (Phosphorus) von den Menschen, von denen ich Unterstützung brauche (Kali phosphoricum)".

Häufig Patienten, die sehr fröhlich, freundlich und expressiv sind, recht unabhängig, und die ihre Familie sehr unterstützen, mitfühlende und kooperative Menschen. Auf der anderen Seite können sie in der Familie sehr gereizt sein, sogar grausam gegen den Ehemann oder die Kinder.

Extreme Ängstlichkeit, sehr nervös und durch Kleinigkeiten aus der Ruhe gebracht.

Sie sind immer am Limit, so nervös, dass der geringste Lärm sie aus der Fassung bringt und erschreckt. Angespannt bezüglich der Zukunft und der Gesundheit. Der Kopf ist voller Gedanken und sie können nicht schlafen.

Nützlich bei Geschäftsleuten, die von ihrem Partner im Stich gelassen worden sind und plötzlich jede Unterstützung verloren haben. Dabei brennen sie völlig aus und können nicht mehr arbeiten (Sankaran 1994).

Beobachtungen im Interview – Emotionen

Kali phosphoricum hat neben Kali bromatum unter den Kali-Salzen eine besondere Affinität zur Adoleszenz. Es passt für **nervöse** Jugendliche, die wenig belastbar sind und denen rasch alle Anforderungen zu viel werden. Es handelt sich um **überempfindliche**, zarte Jugendliche, die eine typische Mischung von Erregbarkeit und Erschöpfung zeigen. Im Kontakt sind sie **scheu**, aber zugewandt. Sie **erzählen hastig** und wirken **gereizt** und **weinerlich.** Körperlich zeigt sich die Schwäche an den **dunklen Augenringen**, dem **leichten Erröten**, den **zittrigen Händen** und dem **schwachen Rücken**, der es ihnen unmöglich macht, aufrecht zu sitzen.

Man spürt den **Wunsch nach Unterstützung und Halt.**

Auffällig ist die **Schreckhaftigkeit.** Besonders wenn sie sehr erschöpft sind, fahren die Jugendlichen bereits **beim geringsten Geräusch**, wie dem Läuten des Telefons im Nebenraum, zusammen. Auch bei der körperlichen Untersuchung reagieren sie schreckhaft.

Gründe, die in die homöopathische Behandlung führen können, sind **Konzentrationsstörungen** und **Müdigkeit** in der Schule, **Ängste**, **Schulkopfschmerzen** und **Schlafstörungen.** Symptome wie **Durchfall nach Erregung**, **Herzklopfen nach Furch**t oder **Schreck** oder **nervöse Schwäche nach langer Krankheit** weisen auf die Empfindlichkeit und mangelnde emotionale Reaktionsfähigkeit dieser Jugendlichen hin.

Die Adoleszenten können sich den Reizen der Welt gegenüber nicht abschirmen. **Schlechte Nachrichten**, **Straßenlärm**, **Menschenmengen** oder **körperliche Erkrankungen** können die Nerven bis zum Äußersten strapazieren.

> Weinen oder Aufschreien bei Kindern von **unverhältnismäßiger Empfindlichkeit** (He).
>
> Hysterische **Anfälle von Lachen und Weinen**; Gähnen (He).
>
> **Schüchternheit**, sehr starkes Erröten von übergroßer Empfindlichkeit (He).
>
> **Ärger, Unruhe und Reizbarkeit** (He).
>
> **Schlaflosigkeit: nach Ärger oder Erregung**; von nervlichem Anlaß; einfache Schlaflosigkeit (He).

Akzeptanz des Körpers

Die körperliche und sexuelle Entwicklung ist mit großer Erregbarkeit verbunden und geht mit Ängsten vor Verlust der inneren Strukturen einher. Die Verwirrung in einem Kali-phosphoricum-Zustand kann bis zum Wahnsinn gehen.

Der **Traum**, sich **nackt auf einem öffentlichen Platz** zu befinden, weist darauf hin, wie schutzlos und „dünnhäutig" die Jugendlichen sich in ihren sexuellen Wünschen den Blicken anderer ausgeliefert fühlen. Der viel beschriebene **stinkende Geruch aus dem Mund** weist auf Schamkonflikte hin (kein Symptom von Phosphoricum acidum).

Sexuelle Identität

Die Ängste und die Empfindlichkeit bei Kali-phosphoricum-Jugendlichen stehen häufig im Zusammenhang mit der sexuellen Entwicklung. **Masturbation**, sexuelle Erregung oder **Geschlechtsverkehr** führen zu **Unruhe**, **Gereiztheit** und **Schlafstörungen.** Sexuelle Träume oder Träume, nackt zu sein, sind häufig.

Meist handelt es sich um Jugendliche, die sich im Inneren zwar stark mit ihrer Sexualität beschäftigen, aber in ihrer Realität die Konfrontation mit sexuellen Wünschen scheuen. Häufig werden **Träume mit sexuellen Inhalten** berichtet. Die Adoleszenten sind gerne in Gesellschaft von Freunden, aber zu viel Nähe zu Jugendlichen des anderen Geschlechts wird abgewehrt, zuweilen aufgrund **religiöser Skrupel.**

Lösung aus familiären Bindungen

Für Kali-phosphoricum-Jugendliche ist die Ablösung aus dem Elternhaus schwierig.

Es gab nie eine wirkliche emotionale Heimat für sie, was im Gefühl mündet, den Anforderungen des Lebens nicht gewachsen zu sein.

Die innere Erregung zeigt sich schon in einer möglichen **Wochenbettpsychose** der Mutter oder einem **Pavor nocturnus** beim Kind. Anders als bei Phosphoricum acidum oder Calcarea phosphorica hat Kali phosphoricum Beziehung zu inneren Zusammenbrüchen mit einer ausgeprägten **Furcht vor Geisteskrankheit.**

Heimweh und große **Empfindlichkeit auf Liebesenttäuschung** machen den Schritt in ein eigenes Leben schwierig. Es handelt sich oft um abhängige, furchtsame Jugendliche, die viel Halt brauchen. Sie haben gerne Gesellschaft und **sorgen intensiv für andere Familienmitglieder** – dabei wünschen sie sich, selbst umsorgt zu werden.

Wenn sie das Gefühl haben, jegliche Unterstützung verloren zu haben, kann sich die Bindung an die Familie in ihr Gegenteil verkehren. Es kommt zu **Abneigung gegen Familienmitglieder** und zu dauerndem **Streit** mit den Menschen, von denen sie sich abhängig fühlen.

Aggressionen spielen sich vor allem im Rahmen der Familie oder in Abhängigkeitsbeziehungen ab. Die Jugendlichen können grausame Impulse spüren (**plötzliche Tötungsimpulse**), wenn sie sich ausgenützt oder im Stich gelassen fühlen. Dabei fehlen die Zwischenbereiche von ständigen Diskussionen und Auseinandersetzungen um Alltägliches, die ein Zeichen einer intensiven Bindung sein können.

Jugendliche in einem Kali-phosphoricum-Zustand kippen in heftige Hassreaktionen und wenden sich ganz von einzelnen Familienmitgliedern ab. Jegliche Unterstützung wird **misstrauisch** abgelehnt, als ob von geliebten Personen Unheil drohe.

> **Heimweh**, krankhafte Funktion des Gedächtnisses, verfolgt von Visionen aus der Vergangenheit, und Verlangen nach ihnen (He).
>
> Nächtliches Aufschrecken, bei Kindern **Erwachen vor Schreck mit Aufschreien; Schlafwandeln** (He).

Beziehungen zu Gleichaltrigen

In ihrer Schwäche und Haltlosigkeit können die Jugendlichen **nicht alleine** sein. Sie sind gesellig und brauchen viel Unterstützung durch ihre Freunde. Es kann sich um Jugendliche handeln, die sich an **religiöse** sektenartige **Gruppierungen** anschließen, bei denen sie Halt finden und gleichzeitig eine Hilfe finden, ihre sexuellen Wünsche abzuwehren.

Schulische und berufliche Entwicklung

Häufige Indikationen für Kali phosphoricum sind Schwierigkeiten bei der schulischen oder beruflichen Ausbildung.

Konzentrationsmangel beim Studieren und Beschwerden nach jeder Art von **geistiger Arbeit** machen das Mittel zu einem wichtigen Pubertätsmittel. Die Jugendlichen machen **Fehler beim Schreiben**, klagen über **Kopfschmerzen beim Lernen** und können sich schwer orientieren. **Prüfungsängste** und Aufregung bei den Klassenarbeiten machen die Schule zur Qual.

Besonders **Liebesenttäuschungen** oder **emotionale Erregung** können zu **Gleichgültigkeit** und Lernproblemen führen.

> Gedächtnisverlust oder Gedächtnisschwäche (He).

Übernahme von Verantwortung – Identität

Die Jugendlichen haben das Gefühl, ihren Platz in der Familie verloren zu haben und können völlig **orientierungslos** werden.

Die Verlorenheit kann so weit gehen, dass **alles fremd** wird. Die Belastbarkeit nimmt stetig ab, es kommt zu Ängsten vor jeder Herausforderung, die die Reifung einer Erwachsenenidentität behindern.

> Geräusche im Kopf beim Einschlafen, **Gefühl als sei eine Rakete durch den Kopf gegangen** (He).
>
> Angst, **große nervöse Scheu ohne besonderen Grund**, trübsinnige Stimmungen, Einbildungen, sieht von allen Dingen die negative Seite, dunkle Vorahnungen (He).
>
> Schwermut und andere ähnliche Beschwerden, die bei gestörter Funktion des Geistes auftreten, welche von **geistiger Überanstrengung** oder von erschöpfender Ausleitung herrührt und die Nervenzentren des Rückenmarkes befällt (He).

DD: Kali phosphoricum – Phosphoricum acidum

Gemeinsam: Lebhaft. Erregbar. Schnelle Erschöpfung. Konzentrations- und Lernstörungen nach Überarbeitung, exzessivem Studium, Kummer, Liebesverlust.

Bei Phosphoricum acidum kippt Liebe in Gleichgültigkeit. Kummer stürzt sie in völlige Leere – körperlich und emotional überwiegen die Verlustsymptome (Anämie von Kummer, Durchfälle, völlige Indifferenz, wenig Aggression).

Kali-phosphoricum-Jugendliche reagieren eher mit innerer **Verwirrung** und **Erregung** (Händeringen; Zittern der Hände durch Aufregung; Durchfall von Emotionen; ständiger, erfolgloser Harndrang; fahren durch das geringste Geräusch oder Berührung zusammen; erröten leicht; weinen wegen Kleinigkeiten). Furcht vor Zusammenbruch, Geisteskrankheit, schwierige Orientierung. Sie **sorgen sich** intensiv **um andere**, um nicht zu spüren, wie sehr sie sich im Stich gelassen fühlen. Die Symptomatik kippt **zwischen Sorge und Abwendung oder Hass** (mit grausamen Impulsen), wenn sie sich im Stich gelassen fühlen.

Jugendliche in einem Phosphoricum-acidum-Zustand quälen sich nicht so intensiv mit

Sorgen und Streit innerhalb der Familie. Sie sind durch Enttäuschung oder Kummer ernst, grüblerisch oder gleichgültig allem gegenüber geworden. Eine Genesung scheint ihnen sehr zweifelhaft. Ihre Hände und Füsse sind eiskalt. Im Gespräch geben sie nur **monotone, langsame Antworten**, was sie von den Reaktionen der erregbaren Kali-phosphoricum-Jugendlichen unterscheidet.

DD: Kali phosphoricum – Sepia succus

Gemeinsam: Brauchen Halt und Sicherheit in der Familie. Kümmern sich stark um andere. Erschöpfung nach zu viel Sorge in der Familie. Liebe kippt in Abneigung (kann bei Kali phosphoricum bis zur Grausamkeit gegen geliebte Menschen gehen – Sepia succus wird gleichgültig oder ambivalent).

Sepia-succus-Jugendliche führen meistens heftige Kämpfe mit der Mutter. Sie ringen um ihre weibliche Identität. Themen der Würde und Autonomie sind wichtig bei Sepia, das in Beziehungen weniger entfremdet ist. Die Jugendlichen bleiben auch in den Zuständen der Gleichgültigkeit mit ihrer Familie verbunden, während Kali-phosphoricum-Jugendliche aus allen vertrauten Bezügen herausfallen können und dabei zu Angst und **Panik mit großer Erregung** neigen. Die **Besserung durch sportliche Bewegung und Beschäftigung** ist nicht charakteristisch für Kali phosphoricum.

Sepia-succus-Jugendliche fühlen sich in dekompensierten Zuständen leer und sie neigen weniger zu kognitiven Ausfällen wie Lernstörungen oder Schulkopfschmerzen.

Lachesis muta

Themen

- Möchten um jeden Preis bewundert werden. Wollen andere ausstechen. Lebhafte Jugendliche mit egozentrischen Zügen, die sich eloquent und gewählt ausdrücken können.
- Verlassenheitsgefühle. Stiller Kummer. Sehnen sich nach Geborgenheit. Sehr emotional. Weinen bei Freude, Emotionen, Streit.
- Eifersucht. Beziehungen sind durch Rivalitäten erschwert. Ehrgeiz.
- Sexuelle Wünsche sind bedrohlich. Innerer „Stau". Gefühle der Enge und des Erstickens.
- Heftige Aggression. Verleumden andere Menschen. Tricksen andere raffiniert aus, um sich selbst gut darzustellen.
- Hyperaktivität wechselt mit Depression.

Beobachtungen im Interview – Emotionen

Lachesis-muta-Jugendliche zeigen sich im Interview meistens von ihrer **extrovertierten**, lebhaften Seite. Sie suchen Resonanz bei anderen und wollen durch ausgefallene Kleidung, Taschen oder Schmuck **auffallen. Die Stimmung kann hin und her kippen**, so dass die Atmosphäre innerhalb der Gespräche stark schwanken kann. Die Jugendlichen sind sehr gefühlvoll, sie **weinen leicht** bei freudigen wie auch traurigen Anlässen.

Da sie jede Art von Enge und Angriff fürchten, schaffen sie in ihrer expressiven Art Raum für sich. Sie **reden mit lauter Stimme** – sehr viel und rasch **von einem Thema zum anderen** springend. Wenn sie mit einem Elternteil in die Konsultation kommen, **fallen sie dem anderen ständig ins Wort.** Dabei neigen sie dazu, einen in **intellektuelle** oder **theoretische Dispute** zu verwickeln und übernehmen die Gesprächsführung selbst, wenn man nicht immer wieder eingreift. Sie verfügen über ein reiches Register an raffinierten Methoden, andere subtil zu manipulieren: sie **kokettieren**, sind **witzig**, geben sich **heuchlerisch** oder **idealisieren** den Therapeuten oder die Therapeutin bereits beim ersten Kontakt.

Sie mögen **gerne Kontakt** und können durchaus **Halt** und mütterliche Geborgenheit in der Beziehung **suchen.** Die Zeit im Gespräch vergeht rasch, da man sich intensiv in eine (rivalisierende?) Beziehung verwickelt fühlt.

Hinter herzlichen, mitfühlenden Seiten liegt jedoch ein starker **Argwohn.** Die Jugendlichen können wenig vertrauen, sie stehen der Behandlung skeptisch gegenüber und fühlen sich durch zu viel Nähe bedroht.

Äußerlich kann bereits bei Adoleszenten eine angedeutete Neigung zu feiner **Venenzeichnung im Gesicht** auffallen. **Nase und Lippen sind gerötet**, die **Augen leuchten**, **Aknepusteln** färben sich ins **Bläuliche.** Die **Zunge** ist während akuter Krankheiten **dunkel gefärbt**, **zittrig** und oszilliert wie bei einer Schlange. Die **Zähne stehen eng** und zeigen **gezackte Scheiden.**

Die Jugendlichen reagieren sehr empfindlich auf die körperliche Untersuchung, sie sind **kitzlig** und **wollen am Hals oder Bauch nicht berührt werden.**

> Fühlt sich außerordentlich traurig, unglücklich und seelisch **bedrückt morgens beim Erwachen** (He).
>
> Entmutigt, Widerwillen gegen das Leben (He).

Akzeptanz des Körpers

Die Sexualität ist stark ausgeprägt und führt vor allem die weiblichen Jugendlichen in innere Enge und Bedrängnis. Die Adoleszenten klagen über **Pflockgefühle im Hals**, **Erstickungsängste** sowie über **Hitzegefühle** oder **Herzklopfen. Krampfanfälle**, die erstmals in der Pubertät auftreten, können ein Hinweis auf Lachesis muta sein.

Die **erste Menstruation** erscheint **spät.** Junge Mädchen haben einen dicken Bauch. Die **Stimmung** ist vor der Blutung **gereizt** und angespannt oder **traurig** und die **Hyperaktivität** nimmt zu. Starke **Dysmenorrhö** mit **Ohnmacht bei der Menstruation** oder die Neigung zu **Ovarialzysten** in der Pubertät sind ein Ausdruck der Konflikte im Bereich der weiblichen Entwicklung.

Sexuelle Identität

Sexuelle Wünsche führen rasch in **Rivalitäten** und stellen eine große Bedrohung dar. Die innere Bedrängnis kann den Boden für **Depressionen** oder psychotische Erkrankungen bereiten. Trotz ihrer starken erotischen Ausstrahlung und den Wünschen, andere Mädchen durch **Koketterie** und Brillanz auszustechen, können sich die Mädchen nicht vorstellen, eine enge Bindung einzugehen. Für die Übernahme einer weiblichen Rolle scheint kaum ein Platz vorhanden zu sein.

Sexuelle Wünsche dem anderen Geschlecht gegenüber sind vor dem Hintergrund der schwierigen Beziehung zur Mutter schwer zu verwirklichen und werden oft in grenzenlosen Aktivitäten erstickt oder in religiösen Vorstellungen abgewehrt. Eine mögliche Lösung kann das **Ausleben homoerotischer Neigungen** sein, wobei die Rivalität zu anderen Mädchen auch hier hemmen kann.

> Wahnsinnige **Eifersucht** (He).
>
> **Eifersucht mit schrecklichen Vorstellungen, große Neigung zum Spotten**, satirisch zu sein und alberne Gedanken zu haben (He).
>
> **Abneigung der Frauen zu heiraten** (He).
>
> **Wollust; hatte das Gefühl, sie sei rein animalisch durch und durch**, während alle Geisteskraft schliefe; Gefühl, **wie in der Gewalt einer stärkeren Kraft, wie verzaubert**, und als könne sie den Anfall nicht brechen (He).

Lösung aus familiären Bindungen

Lachesis muta kann in Übergangsphasen wie Schwangerschaften, nach Geburten, in der Pubertät und den Wechseljahren ein hilfreiches Mittel sein. Oft findet man ein Klima des Missbrauchs oder der Feindseligkeit innerhalb der Familie.

Obgleich Lachesis-muta-Jugendliche sehr eigenständig wirken können und ein großes Streben nach Unabhängigkeit an den Tag legen, hemmen Einsamkeit, Ängste und Schuldgefühle eine wirkliche Ablösung und können bei den Adoleszenten zu beträchtlichen Stimmungsschwankungen führen. Lachesis muta ist bei **Essstörungen** in der Pubertät hilfreich. Hinter einer Fassade von **Hyperaktivität** verbirgt sich bei den Jugendlichen dann meistens eine tiefe **Sehnsucht** nach einem geborgenen **Zuhause.**

Häufig ist besonders die Beziehung zur Mutter konfliktreich. Es ist, als ob es kaum einen Platz für das Kind im Leben der Mutter geben könnte.

Die Symptome des **erhöhten sexuelles Verlangens** oder der **Ohnmacht** in der Schwangerschaft zeigen die innere Enge, in die die Mutter durch ihr eigenes Mutterwerden gerät.

Lachesis muta ist ein Mittel bei Schwangerschafts- und Wochenbettsdepressionen.

Kinder **lehnen die Muttermilch ab**, bereits die erste Bindung zwischen der Mutter und dem Kind ist von Trauer geprägt.

Machtwünsche, **Eifersucht** und Rivalitäten zu den Geschwistern oder im Dreieck der Elternbeziehung zeigen das Gerangel um einen Platz in der Beziehung zur Mutter. **Träume, ermordet zu werden**, **Vergiftungsängste** und **Misstrauen**, **Hass** und **Schuldgefühle** erschweren den Jugendlichen die Lösung aus der Elternbeziehung und das Eingehen neuer Bindungen.

Häufig handelt es sich um Jugendliche, die sich intensiv um die Belange ihrer oft chaotischen **Familie kümmern.** Sie hängen an den familiären Strukturen und oft sind sie es, die sich um jüngere Geschwister oder eine kranke Oma kümmern. Dabei neigen sie dazu, sich zu überfordern, indem sie alle Probleme alleine durch ihren Einsatz lösen wollen.

Die Beziehung zu den Eltern kann von **Hass- und Rachegefühlen** durchsetzt sein. Die Auseinandersetzungen zu Hause gestalten sich vehement und laut. Die Jugendlichen haben eine **scharfe Zunge** und können in ihren Angriffen sehr **verletzend** sein.

Die aggressiven Fantasien reichen bis hin zu **Tötungswünschen** und **Todessehnsüchten. Schuldgefühle**, **Bestrafungsängste** und **Erlösungswünsche** prägen die Fantasiewelt der Jugendlichen.

Beziehungen zu Gleichaltrigen

Die Jugendlichen hängen an ihren Freunden und setzen sich sehr für andere ein. Wenn jemand, den sie gerne haben, in Not ist, werden sie aktiv und scheuen keinen Einsatz, zu helfen. Sie kämpfen mit viel Energie für die eigenen und die Rechte anderer.

Rivalisierende Beziehungen und tiefe **Verlassenheitsgefühle** stehen jedoch sicheren Bindungen entgegen. In ihrer Ungeborgenheit sind die Jugendlichen sehr empfindlich, wenn es zu Unstimmigkeiten mit ihren Freunden kommt. Sie greifen mit scharfer Zunge an oder ziehen sich in **stillen Kummer** zurück.

Misstrauisch wittern sie sofort jede Gefahr, die ihnen in ihren Freundschaften von anderen drohen könnte.

Teilweise prägen aggressive Auseinandersetzungen mit **Rechthaberei** und Dominanz die Beziehungen zu anderen Menschen, wobei die Bindungen grundsätzlich erhalten bleiben (anders als bei Hyoscyamus niger). Bei den Kämpfen geht es um Selbstbestimmung, Rivalisieren oder **Dominanz.** Wer ist stärker, schöner, hat mehr Freunde, Erfolg?

> Schwach und unglücklich, besonders am Morgen, wobei sie sich beim Erwachen, **verlassen und ohne Freunde fühlt.** (He).
>
> Außerordentliche Geschwätzigkeit, führt Reden in sehr ausgewählten Sätzen, aber schweift auf sehr verschiedenartige Personen ab; **zur gleichen Zeit stolz, voller Argwohn** (He).
>
> Bildet sich ein, **er würde von Feinden verfolgt**, die ihm zu schaden suchten; versucht das Zimmer zu verlassen wie erschreckt von Erscheinungen, die ihm folgten (He).

Schulische und berufliche Entwicklung

Es handelt sich oft um **sehr ehrgeizige** Jugendliche, die großen Wert darauf legen, in einzelnen Bereichen wie Musik, Kunst, Theaterspielen, Tanzen oder Literatur zu glänzen und andere auszustechen. Dabei zeigen sie viel **Begeisterung** und **Hyperaktivität.** Schwierigkeiten ergeben sich aus ihrer chaotischen Art, **vieles anzufangen und bei nichts zu bleiben.**

Die Jugendlichen haben viele Kontakte und können sich gut darstellen. Sie zeigen ein starkes Ego und sind sprachlich begabt. Hinter der **Überaktivität** und **Lebhaftigkeit** verbirgt sich verzweifelte **Einsamkeit.**

Übernahme von Verantwortung – Identität

Die Jugendlichen fühlen sich **zwischen Wünschen** nach Geborgenheit und Wünschen nach Bewunderung **hin- und hergerissen.**

Die Adoleszenten sind mit sich einig, wenn sie stark und aktiv sein können. Passive oder verletzliche Seiten werden mit Ohnmacht gleichgesetzt und geleugnet.

Die persistierenden Größenfantasien mit der Neigung, sich von menschlichen Gemeinschaften ab- und **esoterischen oder spirituellen Gemeinschaften** zuzuwenden, können die Entwicklung eines gesunden Realitätsbewusstseins beeinträchtigen.

Die **Fähigkeit, Macht über andere auszuüben**, ist sehr entwickelt. Größenfantasien werden wenig abgetrauert und wenden die Einsamkeit in eine Überlegenheit über andere, die teilweise bis zu einem spirituellen **Sendungsbewusstsein** reichen kann. Das Sprengen der Grenzen menschlicher Fähigkeiten hilft zwar über das Fehlen von Geborgenheit hinweg, beinhaltet aber für die Jugendlichen die Gefahr psychotischer Entgleisung.

Die Adoleszenten interessieren sich oft für religiöse oder esoterische Zusammenhänge. Dabei hängen sie sich an wechselnde **fanatische Führer**, die sie sehr **verehren** und an deren besondere geistige Fähigkeiten sie glauben.

In günstigen Fällen kann eine betonte Hinwendung zu den eigenen sprachlichen und intellektuellen Fähigkeiten eine hilfreiche Kompensation darstellen. Kreative Tätigkeiten wie Schreiben oder Theaterspielen können bei der Stärkung einer eigenen Identität hilfreich sein.

Im Rahmen von körperlicher Erkrankung oder in depressiven Phasen kehrt die geistige Brillanz sich in ihr Gegenteil um. Es kommt zu **Verwirrtheit**, die Züge einer Intoxikation annehmen kann und in eine **Unfähigkeit zu denken** oder **schreiben** münden kann.

Schnelles Begriffsvermögen; geistige Aktivität mit fast prophetischer Wahrnehmung; Begeisterung; eine Art von Trance (He).

Meint: **sie sei jemand anders und in den Händen einer stärkeren Kraft;** sie sei tot und **Vorbereitungen für ihr Begräbnis würden gemacht**, oder daß sie beinahe tot sei und jemand ihr darüber hinweghelfen würde (He).

Fürchtet, die Arznei sei Gift ... sie sei unter übermenschlicher Kontrolle; er würde sterben (He).

DD: Lachesis muta – Sulphur lotum

Gemeinsam: Extrovertiert. Dominant. Intellektuell. Wichtige Position in der Peergroup. Kümmern sich um Belange der Gemeinschaft oder Familie. Viel Aktivität. Verlassenheit. Einsamkeit in der Beziehung zur Mutter (Muttermilchabneigung) führt zu Streben nach Autonomie. Anorexie.

Bei Sulphur lotum ist das Familienklima von einem Kampf um **Wert durch Arbeit und Geld** bestimmt, bei Lachesis muta sind Kämpfe um **Macht und Rivalität** vorherrschend. Die Thematik bei Sulphur lotum ist im Unterschied zu Lachesis muta von Schamgefühlen bestimmt.

Beide können sich schwer auf Beziehungen einlassen: Sulphur-lotum-Jugendliche haben das Gefühl, sich in ihrem **dreckigen, stinkenden Körper** niemandem zumuten zu können, Lachesis-muta-Jugendliche fürchten sich vor den zerstörerischen Folgen ihrer sexuellen Wünsche.

Während Sulphur-lotum-Jugendliche sich von anderen fernhalten, weil sie für Annäherungen zu schüchtern sind, fürchtet Lachesis muta die Heftigkeit destruktiver rivalisierender Triebimpulse. Sie fühlen sich durch die Vorstellung eingeengt, ein Mann könne sich ganz an sie binden (ehebrecherisch), während bei Sulphur-lotum-Jugendlichen die Vorstellung eine eigene Familie zu haben, als Reichtum erlebt werden kann. Sorge für eine Partnerschaft oder Familie füllt die innere Leere, wenn nicht zu nahe emotionale Beziehungen gefordert werden. Gefühle der **Armut, Wertlosigkeit** oder **inneren Leere** sind nicht charakteristisch für Lachesis-muta-Jugendliche, die sich eher **erstickt, beengt** und von Menschen um sie herum **verletzt** fühlen.

Ihre egozentrische, rechthaberische, exzentrische Art kann bedrängend sein, während Sulphur-lotum-Jugendliche in ihrer eigenen Welt oft schwer erreichbar sind. „Abneigung gegen Gesellschaft, kann niemanden um sich ertragen“ – diesen Zug von Sulphur lotum, der auf die Ängste hinweist, sich anderen zuzumuten, findet man bei Lachesis muta nicht.

DD: Lachesis muta – Apis mellifica: s. Apis mellifica S. 50

DD: Lachesis muta – Aurum metallicum: s. Aurum metallicum S. 62

DD: Lachesis muta – Hyoscyamus niger: s. Hyoscyamus niger S. 87

DD: Lachesis muta – Platinum metallicum: s. Platinum metallicum S. 138

DD: Lachesis muta – Veratrum album: s. Veratrum album S. 184

Lycopodium clavatum

Themen

- Leiden am Mangel an Vertrauen in die eigene Kraft. Befürchten, ihre Ziele nicht erreichen zu können.
- Furcht zu versagen: sexuell, intellektuell, emotional.
- Späte körperliche und emotionale Entwicklung, intellektuell frühreif.
- Die Jugendlichen sind trotz vieler Begabungen immer wieder unsicher, ob sie ihrer Veranwortung gerecht werden können. Haben Angst vor jedem neuen Schritt im Leben.
- Fürchten alleine zu sein, brauchen Freunde um sich, aber nicht zu nah.
- Angeberei, Bluff, Hochmut, Anmaßung, Unverschämtheit, Machtliebe.

Beobachtungen im Interview – Emotionen

Jugendliche in einem Lycopodium-clavatum-Zustand neigen dazu, im ersten Gespräch ihre souveränen Seiten nach außen zu kehren. Aus unsicheren, anhänglichen Kindern sind scheinbar selbstständige Erwachsene geworden. Schon in den ersten Minuten ist jedoch die **schüchterne Furchtsamkeit** und Spannung hinter einer Fassade von Lockerheit spürbar.

Sie sitzen dem Therapeuten oder der Therapeutin in demonstrativ entspannter Haltung gegenüber, sind **redegewandt** und **freundlich** und erzählen bereitwillig mit gutem Blickkontakt, wobei sie ihr Gegenüber **kritisch** und distanziert anschauen. Manchmal fällt eine gewisse **Angeberei** auf, die bei männlichen Jugendlichen ausgeprägter ist. Mädchen zeigen sich eher **hochmütig** und sehr leistungsorientiert.

Insgesamt wirken die Jugendlichen oft jünger und in der emotionalen Entwicklung kindlicher, als es dem Alter entspräche. Der **Körperbau** ist **schmächtig.** Das Gesicht zeigt einen **intelligenten, vorsichtigen** Ausdruck. Mädchen sind selten übermäßig stark geschminkt. Jungen wirken – oft zu ihrem Leidwesen – wenig männlich.

Die Unsicherheit wird hinter einem typischen **jovialen Lächeln** versteckt und das Register an Möglichkeiten, sich durch Mimik, Gestik oder Sprache darzustellen, ist groß.

Durch **Koketterie** und Flirt versuchen sie, andere für sich einzunehmen. Sie heischen auf raffinierte Art und Weise nach **Schmeicheleien**, die ihre **Eitelkeit** befriedigen.

Die sorgfältige, dem jeweiligen Trend angepasste Kleidung, eine **Unruhe beim Sitzen** oder eine auf Abstand bedachte Körperhaltung zeigen die **Vorsicht** im Umgang mit Menschen. Die **Antworten** erfolgen **hastig**, wobei die Jugendlichen sich sprachlich gewandt von einem Thema zum anderen bewegen können. Die Neigung zu **Zuckungen im Gesicht** oder das **Nägelbeißen** sind weitere Zeichen der inneren Spannung. Der Wunsch, sich in einer rivalisierenden Welt zu behaupten und dabei um jeden Preis ein gutes Bild abzugeben, prägt den Kontakt.

Die Jugendlichen sind meistens besonders im Gesicht und am Oberkörper **schlank** bis mager und insgesamt wenig muskulös. Sie haben bereits früh **vertikale Falten zwischen den Augen.** Die **Haut** ist **trocken** und **blass** bis **gelblich**, die **Mundwinkel eingerissen.** Auffällig ist eine **Neigung zu braunen Flecken**, besonders auf dem Brustkorb.

> Hypochondrische, quälende Stimmung; **er fühlt sich unglücklich.** (d. ersten 2 T.) (CK).
>
> Das Kind verliert seine Munterkeit, wird **still und muthlos** (CK).

Er **weint und heult** erst über die Vergangenheit und dann über die zukünftigen Uebel (CK).

Aengstlich, furchtsam, **zaghaft** (CK).

Sehr **schreckhaft** den ganzen Tag (CK).

Zum **Weinen und Lachen zugleich** geneigt (CK).

Nach **Aengstlichkeit, grosse Neigung, über Kleinigkeiten zu lachen**, etliche Stunden lang, und darauf ein halbstündiges Weinen ohne Ursache (CK).

Unwillkürliches Pfeifen und Dudeln (CK).

Akzeptanz des Körpers

Der Mangel an Selbstwertgefühl erstreckt sich bei Lycopodium clavatum vor allem auf die genitalen Entwicklungen und Funktionen.

Die **körperliche Reifung** ist **oft verspätet.** Das verzögerte Erscheinen der sekundären Geschlechtsmerkmale, der Menarche, die späte Brustentwicklung oder die späte erste Ejakulation kann zu Gefühlen der tiefen Verunsicherung und hypochondrischen Ängsten führen, die selten zugegeben werden.

Neben einer deutlich verzögerten körperlichen Reifung kann Lycopodium clavatum auch indiziert sein, wenn die Menarche früh erscheint, oder die **Brüste Milch sezernieren**, ohne dass eine Schwangerschaft vorliegt. Bei anhaltender Schwäche in der Folge von Mononukleose in der Pubertät kann Lycopodium clavatum wieder zu mehr Vertrauen in den eigenen Körper verhelfen.

Probleme, die in die homöopathische Praxis führen, sind **Verdauungsstörungen**, **Übelkeit**, **Gastritiden** im Zusammenhang mit sehr viel Druck und Stress, den sich diese Jugendliche durch ihre vielen Aktivitäten machen.

Häufige **Infekte** und **Tonsillitiden** als Ausdruck von regressiven Wünschen danach, wieder mütterlich umsorgt zu werden und dem Lebenskampf aus dem Weg zu gehen, sind typisch für Lycopodium-clavatum-Jugendliche. Es handelt sich um die Jugendlichen, die typischerweise vor Klassenreisen oder Schulwechsel krank werden.

Träume, Nachts, **als fühle sie den Reiz vom Beischlafe** in den Schamtheilen (CK).

Träume **vom Beischlaf**, und doch keine Pollution (CK).

Er erwacht nach Mitternacht mit **Gefühl von geübtem Beischlafe**, doch ohne Samen-Erguss (CK).

Sexuelle Identität

In den Kontakten zum anderen Geschlecht fühlen sich die Jugendlichen am wohlsten, wenn sie sich auf der spielerischen Ebene bewegen können. Sie **flirten** gerne, geben sich **kokett**, auch **schamlos**, bleiben aber dennoch **vorsichtig.** Entsteht in den Beziehungen zu viel Nähe, ziehen sich die Adoleszenten zurück, möglichst, ohne ihre Partner zu brüskieren. Sie vermeiden es, im Beisein anderer zu schmusen oder zu küssen, da sie nicht sicher sind, ob sie es „richtig" machen.

Die Jugendlichen überspielen ihre **Unsicherheit**, indem sie sich **angeberisch** als „Männer- oder Frauenhelden" aufführen, obwohl sie erst spät die ersten sexuellen Erfahrungen machen – oft aus einem Gefühl heraus, endlich auch ein „richtiger" Mann oder eine „richtige" Frau sein zu wollen. Kommt es zu ersten sexuellen Kontakten, überwiegen Versagensängste.

Eine andere Kompensation der körperlichen Defizite ist der gesteigerte **Ehrgeiz** in intellektuellen oder sportlichen Bereichen.

Lösung aus familiären Bindungen

Die Jugendlichen stammen oft aus einem leistungsorientierten Elternhaus, in dem emotionale Unsicherheiten übergangen werden und in dem gegen Gefühle ein grundlegendes Misstrauen herrscht. Taten und Emotionen stehen nicht im Einklang miteinander. Die Jugendlichen haben oft wenig Respekt, wenn die Mutter sich gegenüber einem starken Vater schwach zeigt. Eine Krankheit oder Depression der Mutter kann sich auf die Entwicklung der Adoleszenten lähmend auswirken, indem die kindliche Angst vor der Welt sich noch verstärkt.

Die Ablösung von den Eltern ist durch **Versagensängste** und **Hilflosigkeit** neuen Herausforderungen gegenüber erschwert. Es besteht noch lange eine kindliche Abhängigkeit. Die Sicherheit des Elternhauses aufzugeben, fällt schwer.

Veränderungen können die Quelle tiefer Verunsicherungen sein: Was kommt auf mich zu? Schaffe ich das alles?

Allein zu sein, ist schwierig. Oft kommt es nach dem Verlassen des Elternhauses zu Reaktionen wie **Blaseninfekten**, **Erkältungen der Bronchien** oder **gehäufte Anginen**, in denen sich die geleugneten Gefühle des **Heimwehs** und kindliche Wünsche ausdrücken.

Die Wurzeln von **Mutlosigkeit** und **Verlassenheit** der Lycopodium-clavatum-Jugendlichen liegen in ungelösten ödipalen Konflikten. Die **Träume, ermordet zu werden** oder **von Riesen** zeigen die Angst im Bereich rivalisierender Wünsche (dem Vater gegenüber).

Männliche Adoleszente stehen häufig auf der Seite der Mutter und fechten heftige Konflikte mit dem Vater aus. Dabei stehen sie in einem Konflikt zwischen Wünschen, in der Wärme der mütterlichen Welt zu verharren, und sich auf der anderen Seite als Mann unter Männern behaupten zu wollen. Dazwischen eine Mitte zu finden, fällt schwer und die Adoleszenten pendeln zwischen großspurigem Machogehabe und kindlicher Abhängigkeit hin und her.

Aggressive Auseinandersetzungen werden vor allem in Form von **Machtkämpfen** in der sicheren häuslichen Umgebung geführt. Die Jugendlichen führen zu Hause **ständige Diskussionen**, die jedoch selten zu einem vollständigen Bruch mit den Eltern führen. Sie streiten heftig und verbal geschickt, um sich gegen elterliche **Autoritätspersonen**, teilweise auch gegen Lehrer, **durchzusetzen.**

> Sie **flieht ihre eigenen Kinder** (CK).
>
> Sie **fürchtet sich, allein zu seyn** (CK).
>
> Höchst empfindlich am Gemüthe; sie **weint über Dank.** (n. 20 St.) (CK).
>
> **Trotzig, eigenmächtig, halsstarrig, auffahrend, zornig** (CK).
>
> Sie **kann nicht die mindeste Widerrede vertragen,** und kommt gleich ausser sich vor Aergerlichkeit (CK).
>
> Zornige **Wuth, theils gegen sich, theils gegen Andere** (CK).
>
> Er **streitet im Geiste mit abwesenden Personen** (CK).
>
> **Wahnsinn und Wuth, in Neid, Vorwürfen, Anmassungen und Befehlshaberei** sich auslassend (n. 12 T.) (CK).

Beziehungen zu Gleichaltrigen

In ihren Beziehungen sind sie **sehr leicht gekränkt** und **empfindlich auf Liebesenttäuschungen.** Die Jugendlichen suchen sich häufig Partner, die sie in einer gewissen Überlegenheit auf Distanz halten können. Wenn in **Eifersuchts-** und **Rivalitätskämpfen** ihre Souveränität gefährdet werden könnte, ziehen sie sich ohne viele Auseinandersetzungen zurück. Sie fürchten sich davor, in Beziehungen ihrer **Verantwortung** nicht gewachsen zu sein. Das führt dazu, dass sie sich eher mit einem großen Freundeskreis umgeben, der in liebenswürdiger Unverbindlichkeit gepflegt wird.

Dabei brauchen Jugendliche im Lycopodium-clavatum-Zustand einen Sicherheitsabstand zu anderen Menschen, da sie immer fürchten, das Gesicht zu verlieren.

Manche Jugendlichen gehen anderen in ihrer **angeberischen, eitlen und anmaßenden Art** auf die Nerven und halten damit Distanz.

In Streitigkeiten unter Freunden werden sie nur ausfällig und **unverschämt**, wenn sie sich überlegen genug fühlen. Sie haben selten den Mut, wirklich delinquent zu werden und stiften eher andere zu Handlungen an, zu denen sie selbst zu **feige** sind.

> **Streben nach Einsamkeit** (CK).
>
> Wenn ihr **Menschen zu nahe** kommen, fällt es ihr gleich, wie **Angst auf die Herzgrube** (CK).
>
> Es kömmt ihm, Abends, beim Eintritt ins Zimmer die Furcht an, **als sehe er da Jemand;** auch am Tage **glaubt er zuweilen, Jemand im Zimmer zu hören** (CK).
>
> Höchste **Verdachtsamkeit und Misstrauen** (CK).

Schulische und berufliche Entwicklung

Die Jugendlichen sind in der Schule meistens leistungsorientiert und **intellektuell** begabt. Sie haben ein gutes Organisationstalent und neigen dazu, sich in vielen Aktivitäten zu überfordern.

Ähnlich wie bei Silicea-terra-Jugendlichen wird jede Herausforderung, auch eine angenehme, zur **Prüfung** und ist mit **Stress** verbunden. Jedes Versagen kommt einer sozialen Blamage gleich.

Die Jugendlichen **scheuen alles Neue** und Ungewisse, wenn sie sich nach außen auch mutig geben. Sie verreisen ungern oder werden krank vor einer Klassenfahrt. Lycopodium clavatum kann angezeigt sein, wenn Menschen jahrelang noch von ihrer Abiturprüfung träumen.

Häufig kommt es zu Konflikten mit autoritären Lehrern, gegen die sich die Jugendlichen in einer Mischung von Stärke und Nachgiebigkeit auflehnen.

Übernahme von Verantwortung – Identität

Viele identitätsbildende Impulse in einem Lycopodium-clavatum-Zustand drehen sich um die **Durchsetzung der eigenen Ziele** angesichts der harten Konkurrenz. Das innere Gefühl gleicht dem eines Wolfs unter Wölfen. In ihren oft aus der Vaterbeziehung stammenden Rivalitätskonflikten fühlen die Jugendlichen sich gefährdet, in der rauen Welt unterzugehen (**Traum, ein Boot kentert**).

Die Adoleszenten pendeln zwischen großspurigem Machogehabe und kindlicher Abhängigkeit hin und her.

Größenfantasien sind ausgeprägt und drehen sich darum, den inneren Zwerg in einen Riesen zu verwandeln. Im gesteigerten Ehrgeiz und Intellektualismus kommt die emotionale Reifung zu kurz. Die Persönlichkeit bleibt bei aller **Intellektualität** oft **kindlich** und wenig selbstreflexiv.

Anders als bei Silicea-terra-Jugendlichen, die ebenfalls ängstlich an ihren Leistungen zweifeln und sich durch Zwanghaftigkeit und Kontrolle immer mehr einengen, versuchen Lycopodium-clavatum-Adoleszente eher, sich durchzulavieren. Beweglichkeit ist ein hervorragender Zug eines Lycopodium-clavatum-Zustands, während es bei Silicea terra zu Erstarrung und Fixierungen kommt (körperliche Themen bei Silicea terra sind eher Verhärtungen oder versteckte Autoimmunprozesse während bei Lycopodium clavatum wechselnde, **alternierende** oder **wandernde Symptome** vorliegen).

Schuldgefühle in Form metaphysischer Ängste sind wenig ausgeprägt. Es geht Lycopodium clavatum mehr darum, sich unter Menschen zu behaupten, als vor Gott.

> Abends, im Dunkeln, kömmt ihm **Furcht an, als eine Thür, die er öffnen will, schwer aufgeht** (CK).
>
> Sehr **muthlos und matt** (CK).
>
> **Mangel an Vertrauen auf seine Kräfte** (CK).

DD: Lycopodium clavatum – Nux vomica

Gemeinsam: Herzlich. Mitfühlend. Sentimental. Ehrgeizig. Aktiv. Wollen sich durchsetzen. Egoistisch. Diktatorisch. Unverschämt. Anmaßend. Hochmütig. Machtliebend. Rivalität. Misstrauisch und abweisend im Kontakt.

Nux-vomica-Jugendliche zeigen sich voller Elan, sind extravagant oder sogar „dandyhaft“ gekleidet.

Die heftigen Kämpfe bei Nux-vomica-Adoleszenten drehen sich um die **Wahrung der Ehre**. Es geht darum, richtige Entscheidungen zu treffen, wobei die Jugendlichen hart und unbeugsam daran glauben, dass ihre Meinung die richtige und beste ist.

Diese Art von **Rechthaberei** und **Empfindlichkeit auf Ehrverletzung** und **Ungerechtigkeit** sind für Lycopodium-clavatum-Jugendliche nicht typisch. Sie wollen bei allen Kämpfen doch noch vor allem gemocht sein, sind nachgiebig, jovial, beweglich und versuchen, ihre Ziele mit Flirt zu erreichen. Sie sind ängstlicher, vorsichtiger und weniger impulsiv in ihren Handlungen.

Nux-vomica-Adoleszente pendeln zwischen Extremen: Auf der einen Seite möchten sie geradlinig, hart – ohne Kontakt zum Mütterlichen – leben (hat das Gefühl, die Mutter sei ermordet; glaubt, ohne Herz leben zu können), auf der anderen Seite steht eine Neigung zu Ausschweifungen mit Wünschen, sich im Rausch in regressive Zustände fallen zu lassen. Die harten, unbeugsamen Jugendlichen fallen beim Anblick von Blut in Ohnmacht. Ihre Aggressionen gehen so weit, dass sie geliebte Menschen umbringen könnten.

In den Größenfantasien von Lycopodium-clavatum-Jugendlichen drücken sich ihre Konflikte um Durchsetzung aus: Hält sich für eine **bedeutende Person**; glaubt, **gleichzeitig an zwei verschiedenen Orten** zu sein. Träume, **fliegen** zu können, stehen Ängsten gegenüber: Bildet sich ein, **ermordet zu werden**, Träume von **Streit** und **Mord**. Sie kämpfen vor allem gegen ihre körperliche Schwäche und gegen die Angst, ihren Verantwortungen nicht gerecht zu werden und deshalb die Liebe anderer Menschen zu verlieren.

In den **sexuellen Kontakten** überwiegen bei Lycopodium-clavatum-Jugendlichen die Schwäche und Versagensängste, während Nux-vomica-Adoleszente zu krampfartigen Symptomen neigen. „Il faut que ça marche“ ist die Lebensdevise, die sie auch auf ihre sexuellen Beziehungen anwenden. Alles geht schnell, für den Genuss bleibt kaum Zeit. Samenerguss bereits bei der Umarmung eines Mädchens, stranguliertes Gefühl in den Hoden, krampfartige Erektionen sind einige typische Symptome des Mittels.

DD: Lycopodium clavatum – Aurum metallicum: s. Aurum metallicum S. 62

DD: Lycopodium clavatum – Kali carbonicum: s. Kali carbonicum S. 96

DD: Lycopodium clavatum – Pulsatilla pratensis: s. Pulsatilla pratensis S. 143

DD: Lycopodium clavatum – Rhus toxicodendron: s. Rhus toxicodendron S. 147

DD: Lycopodium clavatum – Silicea terra: s. Silicea terra S. 157

Magnesia carbonica

Themen

- Verlassenheit. Fühlen sich wie ein Waisenkind. Emotionale Vernachlässigung.
- Sehnsucht nach Zuwendung, die sie nie genügend bekommen haben. Geben alles für andere.
- Brauchen viel Harmonie, aber scheuen sich vor Nähe. Mögen keinen Blickkontakt.
- Große Gereiztheit. Sehr empfindlich, zittrig. Erschrecken bei Berührung.
- Müdigkeit – geistig und körperlich. Der ganze Körper ist wie zerschlagen. Lustlosigkeit.
- Innere Schmerzen und Wut äußern sich körperlich: Dysmenorrhö, Koliken, Zahnschmerzen, Neuralgien.

Beobachtungen im Interview – Emotionen

Magnesia carbonica ist bekannt als ein Mittel für Folgen von emotionaler Deprivation im frühen Säuglings- oder Kindesalter. Die Spuren eines solchen **Verlassenheitstraumas** oder einer Vernachlässigung prägen die gesamte kognitive und körperliche Reifung in der Adoleszenz. Es handelt sich oft um Jugendliche, bei denen zu Hause viel gestritten wird oder die aus einem Milieu kommen, in dem niemand in der Lage war, sich ausreichend um sie zu kümmern. Zuweilen findet man in der Familienanamnese eine deutliche tuberkulinische Belastung. Der Kontakt lässt sich nur zögernd herstellen. Die Adoleszenten sind meistens **abweisend** und **mürrisch** und **meiden** die körperliche wie auch emotionale **Berührung**. Der Blickkontakt kommt schwer zustande und die Antworten sind wenig lebendig oder intellektuell. Dadurch entsteht im Interview kaum Neugierde.

Die Laune ist **gereizt**, ohne dass man konkrete Gründe für die Unzufriedenheit erfassen könnte. Die Adoleszenten machen es einem nicht leicht, ihnen liebevolle Gefühle entgegenzubringen.

Sie sind **überempfindlich auf Lärm, Musik, Schmerzen, Temperaturwechsel, Berührung.**

> **Zitternde Angst und Furcht, als wenn Böses bevorstünde**, Abends im Bette vergehend (CK).

Akzeptanz des Körpers

Zum reifenden sexuellen Körper eine positive Beziehung zu finden, fällt schwer. Die **Menarche** erscheint oft verspätet und die Blutung ist mit qualvollen **Schmerzen** verbunden. Das **Blut fließt mehr in der Nacht.** Erst nachts, wenn die Kontrolle über die inneren Schmerzen nachlässt, kann geblutet (und geträumt) werden.

Es kommt zu **Ohnmacht** bei der Menstruation. Die Mädchen werden bei jeder Blutung krank und versäumen wegen **Erkältungen** und **Halsschmerzen** die Schule. Die Menstruation rührt an konflikthafte Bereiche aus der Mutterbeziehung.

Emotionale Schmerzen werden vor allem in der Form körperlicher Schmerzen und **Koliken** geäußert. Die **Schreckhaftigkeit** und die **zittrige Unruhe** sowie die **stotternde Sprache** zeigen die Ungeborgenheit. In der körperlichen Untersuchung spürt man Angespanntheit und **Angst** im ganzen Körper, die sich auch in der **Schweißneigung** zeigt.

Beschwerden beim Durchbruch der Weisheitszähne weisen auf Ängste bezüglich Reifungsvorgängen in Richtung Autonomie hin. Die Jugendlichen sind extrem **empfindlich auf Zahneingriffe** und erleben die Extraktion der **Weisheitszähne** als traumatisch.

> Es kommen zwei **Weisheits-Zähne** hervor (CK).
>
> **Vor der Regel Drängen, Schneiden und Schmerz im Kreuze**, wie zusammengezogen und zerschlagen, vorzüglich im Sitzen, minder im Gehen … **Nachts stärkerer Blut-Abgang** (CK).
>
> Bei **der Regel schmerzen die Kniee im Gehen**, wie zerschlagen (CK).
>
> Traum, dass ihr die **Haare ausgefallen** wären, worüber sie traurig ist (HT).

Sexuelle Identität

Die Jugendlichen fühlen sich oft unattraktiv, spüren kaum sexuelle Lust und scheuen sich vor nahen Beziehungen. Der **Traum**, dass die **Haare ausfallen**, weist auf den verlorengegangenen Bezug zur Erotik des Körpers hin. Wünsche nach einer sexuellen Partnerschaft drücken sich nur noch im Traum aus: **Träume, sich für eine Hochzeit zu frisieren oder auf ein Fest zu gehen.**

Lösung aus familiären Bindungen

Im Hintergrund der Symptomatik steht eine tiefe, meist in die frühe Kindheit zurückreichende **Verlassenheit.** Oft werden in der Anamnese Gedeihstörungen in den ersten Lebensmonaten berichtet. **Ablehnen der Muttermilch, Durchfälle** und **Erbrechen**, die nicht selten im Krankenhaus behandelt werden mussten. Magnesia carbonica ist indiziert, wenn die Mutter in der Schwangerschaft unter **Zahnschmerzen, Neuralgien** im Gesicht, Übelkeit, Erbrechen oder Durchfällen litt. Der Aufbau einer „nährenden" Beziehung zwischen Mutter und Kind gestaltet sich schwierig.

Kinder **schlagen mit dem Kopf gegen die Wand**, sind **unruhig**, aggressiv und lassen sich in ihrer ängstlichen Abwehr kaum beruhigen. Hierin sind sie mit Tuberculinum- oder Chamomilla-Kindern zu verwechseln.

Die Spuren der Ungeborgenheit zeigen sich später in der Neigung zu **Schlafstörungen** und den **Träumen von toten Menschen, verloren im Wald** zu sein oder den **Weg im eigenen Haus nicht** zu **finden.** Diese Bilder zeigen die verzweifelten, scheiternden Versuche, Kontakt zu anderen aufzunehmen. Es handelt sich um eine innere Unfähigkeit, basale Bedürfnisse zu befriedigen, worauf die häufig geschilderten **Träume, trotz aller Anstrengungen etwas nicht zu schaffen**, hinweisen.

Der **Traum**, dass **ein Kind in siedendes Wasser geworfen** wird, ist ein drastisches Bild, das auf die inneren Qualen früher Verlassenheit hinweist.

Die Wünsche nach einem lustvollen, kindlich unbeschwerten Leben sind wenig zugänglich und drücken sich in den **Traumbildern** von **Lotterie, Geld** oder **Hochzeiten** aus. Darin zeigt sich eine Ähnlichkeit zu Natrum carbonicum, das auch bei Zuständen indiziert ist, in denen der Kontakt zu anderen schwer zustande kommt und sich Wünsche vor allem in den Träumen äußern. Beide Mittel weisen in der auffälligen **Milchunverträglichkeit** auf eine gestörte Beziehung zur Mutter hin. Magnesia-carbonica-Zustände sind mit mehr Gereiztheit und Aggression und einer ausgeprägteren **Abwehr gegen Berührung** verbunden und haben mehr Bezug zu Schmerzen und Krämpfen. Zahnschmerzen und Abdominalkoliken weisen auf die Tendenz hin, sich regressiv an Deprivationserfahrungen zu fixieren.

Die Ablösung von den Eltern gestaltet sich schwierig. Wenn es nie genügend Wärme gab, können die infantilen Wünsche nach Harmonie nicht aufgegeben werden, ohne dass die inneren Leiden überwältigend werden und sich in Form „kindlicher" Schmerzen ausdrücken.

Magnesia-carbonica-Jugendliche streiten zu Hause über jede Kleinigkeit, worin sich eher eine **allgemeine Unzufriedenheit** ausdrückt, als dass es um Wünsche nach Ablösung, Macht und Durchsetzung ginge. Sie haben trotz aller Vehemenz dennoch das Gefühl, sich nicht durchsetzen zu können.

Aggressionen zeigen sich neben der dauernden **Gereiztheit** vor allem in den körperlichen Symptomen, wie den Zahnschmerzen oder den schneidenden Kolikschmerzen.

> Viele Nächte ist es ihr ängstlich, und **sie liegt hart, wie auf Steinen**, dass sie sich immer umwenden muss (CK).
>
> Früh im Schlafe, lautes Reden, **wobei sie mit dem Kopfe an die Wand schlägt**; beim Erwachen weiss sie nichts davon (CK).
>
> Sie **wollte reden im Traume, ohne es zu können**, worüber sie sich quälte. (d. 17. T.) (CK).
>
> Nächtliches Auffahren und Schreien im Traume, **worin er sich mit einem Bettler zankte** (CK).
>
> Traum, **dass sie ein Kind von 3 Jahren erhielt**, worüber sie sich freute (HT).
>
> Traum, dass sie sich **mit ihrer Mutter ärgerte** (HT).
>
> Traum, dass sie ihre **verstorbene Grossmutter sah** (HT).
>
> Traum, dass sie den **Tod einer nahen Verwandten** beweinte (HT).
>
> Um Mitternacht, **Traum, dass ihre Mutter starb**, worüber sie erwachte und glaubte, sie weine noch (HT).
>
> Traum von **Begräbnissen, wozu sie die Begleitenden frisieren musste**; auch von **Bällen und Hochzeiten** (HT).
>
> Nach Mitternacht träumte sie, **sie solle einen heirathen, den sie nicht wollte**, wogegen sie sich heftig wehrte: sie schrie laut auf, weinte und schluchzte, ohne zu erwachen (HT).
>
> Ängstigender Traum, **dass ein Kind in siedendem Wasser gebadet wurde** (HT).

Beziehungen zu Gleichaltrigen

Die Jugendlichen brauchen viel Harmonie und sind sehr angewiesen auf ihre Freunde. Sie reagieren mit körperlichen oder emotionalen **Beschwerden**, wenn eine **Freundschaft enttäuscht** wird und sie mit ihrer inneren **Einsamkeit** wieder allein sind.

Die Adoleszenten sehnen sich danach, ohne Worte verstanden zu werden und haben Probleme, positive Beziehungswünsche zu äußern. Sie wollen die Unbeschwertheit der Kindheit bis ans Lebensende ausdehnen (Preis 1996). Sie haben **keine Lust auf** die **Vergnügungen** anderer und sind zu müde, ins Kino oder auf eine Party zu gehen.

Emotionale Wünsche nach Beziehungen werden durch **gieriges Essen, Reisen** oder **Spielsucht** verdrängt.

Schulische und berufliche Entwicklung

In Ihrem Wunsch nach Harmonie strengen sich die Jugendlichen an, gute Schüler zu sein, aber es gelingt ihnen häufig **nicht**, sich ausreichend zu **konzentrieren.** Sie **ermüden rasch**, scheuen sich vor jeder körperlichen und geistigen Anstrengung und sind morgens kaum aus dem Bett zu bringen.

> Innere **Unruhe mit Zittern in den Händen**, und solcher Zerstreutheit, dass er beim Schreiben eines Briefes öfters aufstehen und denselben dreimal umschreiben muss. (n. 3 W.) (CK).

Übernahme von Verantwortung – Identität

Der **Prüfungstraum** von sehr **kleinen Pferden** zeigt, wie bescheiden die Bilder bezüglich körperlicher Autonomie und Dominanz ausfallen.

Verantwortung zu übernehmen und sich mit Lust und Interesse der Zukunft zuzuwenden, ist für diese Jugendlichen durch die regressive Passivität häufig blockiert. Ein ängstlicher **Traum** spricht davon, **sich im eigenen Haus nicht zurechtfinden** zu können. Die Adoleszenten fühlen sich **verloren** in sich selbst und können sich schwer eine eigene Identität aneignen.

Selbst im Traum **führen alle Anstrengungen zu nichts.** Die Welt erscheint als ein **feindlicher Wald**, in dem man den Weg nicht finden kann. Die Adoleszenten fühlen sich bei jeder Herausforderung wehrlos und haben das Gefühl, nicht für ihre grundlegenden Rechte einstehen zu können.

Hypochondrische Ängste nehmen überhand und lähmen zusätzlich.

Größenfantasien, die der Einsamkeit entgegenwirken könnten, stehen wenig im Dienst von Beziehungen. Sie beziehen sich vor allem auf eine idealisierte, paradiesische Kindheit – **Träume von Blumen, Früchten oder von Geld.**

Auch die in der Adoleszenz wichtigen Hilfen wie Religion oder Spiritualität sind schwer zugänglich. Es gibt wenig innere Freiheit, sich in die neue Welt des Erwachsen-Seins hinein zu entwickeln.

Aengstliche Träume, **als könne er sich in seinem Hause nicht zu recht finden** (CK).

Träume von **Geld, Lustbarkeit, Scherz und geschichtlichen Ereignissen** (CK).

Traum, dass sie **Geld in die Lotterie setzte** (HT).

Angenehmer **Traum von empfangenem Gelde** (HT).

Nach Mitternacht, **Traum von sehr kleinen Pferden**, was sie zu anstrengendem Nachdenken brachte (HT).

Traum, dass sie **weite Reisen machte** und endlich nicht mehr weiter gehen konnte, wobei sie sich sehr ängstigte (HT).

Traum, **dass sie auf einem Ball war, wo man ihr aber zu wenig tanzte;** auch konnte sie erst gar nicht mit dem Anziehen fertig werden (HT).

Medorrhinum

Themen

- Suchen extreme Stimulation, um die Sinnlosigkeit ihres Lebens nicht zu spüren. Mögen nicht an die Folgen der eigenen Handlung denken.
- Können sich gegen Konsumangebote kaum abgrenzen. Müssen alles sofort haben.
- Verstecken sich. Wollen sich ihre Furcht vor Unfähigkeit nicht anmerken lassen. Zeigen sich souverän.
- Prüfungsängste. Aufschieben. Mangelndes Zeitempfinden. Alles soll möglich sein.
- Gefühle der Irrealität. Als ob alles weit weg wäre. Drogengefährdung.
- Sind ungern allein. Brauchen immer andere um sich.
- Wollen sich spüren. Lieben riskante Hobbys. Autoaggressives Verhalten.

Beobachtungen im Interview – Emotionen

Mit Jugendlichen in einem Medorrhinum-Zustand hat man es **leicht**, einen ersten oberflächlichen **Kontakt** herzustellen. Sie zeigen sich souverän, von der „Easy-going"-Seite und leugnen ihre oft beträchtlichen Schwierigkeiten, die ihnen ihr Hang zur „Drückebergerei" beschert. Sie übernehmen **ungern** die **Verantwortung** für das, was sie tun oder nicht tun, und wollen ihre Unfähigkeit nicht zeigen.

Sie gehören zu den Jugendlichen, denen es schwer fällt, pünktlich zum vereinbarten Termin zu kommen. Sie spüren ihr inneres Chaos und bemühen sich, ein gutes Bild abzugeben. Das Äußere ist perfekt der herrschenden Mode angepasst, teuer und wirkt wenig individuell.

Manche erscheinen überpünktlich, gar zu früh und zeigen sich auf den ersten Blick sehr kooperativ, als ob sie demonstrieren wollten, dass sie sich ab jetzt wirklich bessern wollen. Diese Haltung hält jedoch oft nicht lange an und bereits der nächste Termin wird einfach ohne Entschuldigung verpasst.

Hinter der zur Schau gestellten Souveränität verbirgt sich viel **Unruhe und Spannung.** Das Interview gleicht einer **Prüfungssituation**, die es möglichst fehlerfrei zu bestehen gilt. Die Adoleszenten können sich kaum in Ruhe hinsetzen, **kauen an den Nägeln, wippen mit den Beinen** oder **schauen ständig auf die Uhr**, weil sie bereits eine nächste Verabredung im Kopf haben. Sie haben immer etwas Gehetztes an sich.

Sie sind sehr empfindlich und stecken voller **hypochondrischer Ängste** oder **Befürchtungen, dass etwas passieren könnte.**

Das Gespräch ist vom Wunsch bestimmt, alles Problematische zu meiden. Die **Antworten sind ausweichend** oder bewegen sich im floskelhaften Jugendjargon. Die **Sprache ist hastig**, Sätze brechen ab. An tiefe Gefühle zu rühren, scheint unmöglich. Das bei Kindern oder Erwachsenen so häufig zu beobachtende **unaufhörliche Weinen** während des Gesprächs ist bei Jugendlichen seltener. Sie scheinen sich besser gegen die innere Verzweiflung abschirmen zu können.

Auf Seiten des Therapeuten oder der Therapeutin besteht die Gefahr, das Spiel der Verleugnung mitzuspielen. Wenn man nur das Mittel gibt, ohne auf weitere verbindlichen Terminvereinbarungen zu bestehen, entgleitet einem der oder die Jugendliche, ohne dass es zu einem allmählichen Gewahrwerden der Problematik kommen kann.

Häufige körperliche Zeichen sind **wächserne Haut**, **Fieberbläschen** auf den Lippen, **Spider naevi im Gesicht** oder **hitzige Hände und Füsse.**

> So glücklich, es scheint, **das Tor der Himmels hätte sich geöffnet** (Berridge).
>
> Furcht, **er sei am Sterben** (Al).
>
> **Kann nicht reden, ohne zu weinen** (Al).
>
> **Verliert ständig den Faden beim Reden** (Al).

Akzeptanz des Körpers

Die Sexualität ist bereits von Kindheit an **früh stimuliert.** Kinder fassen sich an die Genitalien oder **masturbieren**, Vulva und Scheide sind wund und gereizt. In frühem Alter kann ein **Scheidenausfluss** auffallen.

Eine sexuelle Überstimulation beruhigt körperliche Ängste, indem der Körper als ein eigener gespürt wird (eine ausgeprägte Sexualisierung bei Kindern ist meistens ein Hinweis auf eine „frühe Störung").

Mit dem Triebschub in der Adoleszenz verstärkt sich bei den Jugendlichen die Gefahr eines Verlustes der Ich-Strukturen.

Es kommt zu **Gefühlen der Entfremdung**, Irrealität und Sinnlosigkeit und zu **Angst vor Geisteskrankheit.**

Die Adoleszenten suchen exzessiv nach Stimulation, um den Gefühlen der inneren **Leere** zu entfliehen. Selbstschädigende Handlungen dienen dazu, den richtigen Kick zu geben.

Neben sexuellen Abenteuern dienen Tätowierungen, Piercings oder **autoaggressive Handlungen** wie starkes **Nägelbeißen**, **Schneiden** oder Ritzen dazu, gegen den Mangel an Identität anzugehen und sich klarer abgegrenzt zu spüren. Die Jugendlichen sind sehr **verführbar** und **drogengefährdet**.

Körperliche Beschwerden sind häufige **Infekte**, **Hauterkrankungen**, **Autoimmunkrankheiten**, **Rücken-** und **Gelenkprobleme** bereits bei jungen Menschen, **Schilddrüsenerkrankungen** und alle Formen der **Erkrankungen des Urogenitaltrakts.**

Schmerzen werden sehr schlecht ertragen und führen zu **Verzweiflung** und **Angst.** Die scheinbare Unbeschwertheit kippt angesichts einer Erkrankung rasch in **Hilflosigkeit** und Furcht. Symptome werden lange geleugnet, Arztbesuche aus Angst vor unangenehmen Ergebnissen aufgeschoben. Unterschwellig wächst dabei auch auf dem Boden der Schuldgefühle die **Furcht, eine schlimme Krankheit zu haben**, unheilbar krank zu sein oder an Krebs oder Aids zu sterben.

Sexuelle Identität

Den Körper in sexuellen Erfahrungen zu spüren, wird für Medorrhinum-Jugendliche zu einem wichtigen Halt.

Sie schlittern früh in sexuelle Erfahrungen, teilweise mit **rasch wechselnden Partnern** oder in unverbindlichen „One-Night-Stands". Da sie vor allem im Augenblick leben und wenig an die Folgen ihres Handelns denken, gefährden sie sich in solchen Beziehungen leicht. Es kann zu riskanten sexuellen Kontakten kommen – die Verhütung ist oft ungeordnet. Regelmäßig die Pille einzunehmen, schaffen diese Adoleszenten aufgrund ihrer Unzuverlässigkeit oder weil sie einen zu ungeordneten Lebensrhythmus pflegen, nicht.

Obwohl in der ersten Verliebtheit sehr nahe, fast symbiotische Beziehungsformen vorherrschen, haben die Jugendlichen tief sitzende Bindungsängste, die mit der **Scheu vor Verantwortung** zusammenhängen.

Lösung aus familiären Bindungen

Die Scheu vor Übernahme von Verantwortung erschwert die adoleszente Reifung bei den Jugendlichen. Oft ist die Ablösung aus einer innigen Mutterbeziehung (es handelt sich auffallend häufig um Kinder, die „vaterlos" aufwachsen) erschwert. Das Prüfungssymptom „spürt eine zarte Hand über den Kopf streichen" könnte die Sehnsucht nach grenzenlosen mütterlichen Liebkosungen ausdrücken. Es handelt sich um Familiensysteme, in denen wenig Grenzen gesetzt werden, die Eltern einen ausschweifenden Lebensstil pflegen und suchtartige Bindungsstrukturen vorherrschen.

Medorrhinum-Kinder hängen Tag und Nacht am Rockzipfel oder an der Brust der Mutter. Sie sind **unersättlich** und tolerieren es nicht, wenn Grenzen gesetzt werden. Sie verlangen, dass ihre Bedürfnisse sofort und ohne Einschränkung erfüllt werden. Der unstillbare **Hunger nach Süßigkeiten oder Eiscreme**, nach Ausflügen in Vergnügungsparks oder nach Zärtlichkeiten weist auf die narzisstische Komponente in der Entwicklung hin.

Die Adoleszenten können **keine Frustrationen aushalten**, wodurch sie suchtgefährdet sind. Sie beharren auf der Erfüllung ihrer Wünsche, passiv versorgt zu werden. Dadurch trennen sie sich nicht wirklich aus der Beziehung zum Mütterlichen und übernehmen keine Verantwortung für ihr Leben.

Zu Hause benehmen sich die Jugendlichen **egoistisch, selbstsüchtig** und sind gleichzeitig sehr empfindlich auf Kritik. Es scheint an Reibung und Grenzen zu fehlen. Die Jugendlichen erzählen, dass sie sowieso alles dürfen. Sie lavieren sich lieber mit **Lügen** und **Heimlichkeiten** durch, als dass sie sich dauernden Kämpfen aussetzen würden.

Personen kommen herein, schauen sie an und flüstern „Komm!" (Berridge).

Ein vermeintlich wirsches Wort oder ein **harter Blick versetzen sie stundenlang in Verzweiflung** (Al).

... spürte eine zarte Hand, die ihr von vorn über den Kopf streift (Al).

Beziehungen zu Gleichaltrigen

Allein sich und den inneren Ängsten ausgeliefert zu sein, wird um jeden Preis vermieden. Die Jugendlichen brauchen ständigen Kontakt mit anderen Menschen, sonst spüren sie **Langeweile** und **Unruhe.**

Sie neigen dazu, Gefühle von Trauer und Schuld zu umgehen, indem sie sich in zahllose Ablenkungen und **Aktivitäten** flüchten. Die Adoleszenten sind voller Tatendrang und Aktionismus und gehören zu denjenigen, die keine Party auslassen. Unter ihren Freunden wollen sie gut dastehen und sie versuchen, Schwächen und Ängste zu verbergen.

Nach Trennungen und Liebesenttäuschungen kann es zu depressiven Abstürzen kommen. Um die Einsamkeit nicht spüren zu müssen, dienen Alkohol und der Konsum anderer Drogen als Mittel der Flucht. Im Gegensatz zu Phosphorus ist bei Medorrhinum-Jugendlichen die emotionale Bindung zu anderen von wenig Tiefe. Wenn der Partner oder die Partnerin zu viel Verbindlichkeit fordert, wird die Flucht ergriffen.

Das Mittel ist nicht indiziert bei emotionalen Folgen enttäuschter Liebe. Es geht mehr um das Bedürfnis, sich über andere Menschen selbst zu spüren, als um ein wirkliches Geben und Nehmen in einer Liebesbeziehung. Die Jugendlichen hängen nicht in monatelangem Kummer einer verlorenen Liebe nach, wie es bei Phosphorus möglich sein kann. Wenn es gelingt, eine neue Beziehung zu finden, was meist rasch der Fall ist, ist rasches Vergessen möglich.

Aggressionen spielen sich häufig in Gruppen oder Banden ab und dienen mehr dazu, sich zu spüren und der Langeweile zu entfliehen, als zur Sicherung von Machtpositionen. Wenn die Jugendlichen **prahlerisch** von ihren aggressiven Aktionen erzählen, wie von einer Schlägerei nach einem Saufgelage, hat man das Gefühl, es fehle jegliches Empfinden für Recht und Unrecht.

Schuldgefühle können lange Zeit geleugnet werden, um dann auf einen geringen Anlass hin ins Bewusstsein zu kommen und zu Zuständen tiefer **Verzweiflung** und Selbstzerknirschung führen.

Die Jugendlichen tendieren dazu, sich phasenweise religiösen Gruppierungen anzuschließen, was von den unbestimmten Schuldängsten entlastet und ein gutes Gefühl gibt. Die Haltung **religiösen Bindungen** gegenüber kann phasenweise stark schwanken und von großspuriger **Gleichgültigkeit** bis zu religiös fanatischen Sühneaktionen reichen. Die **fanatische Hinwendung** zu religiösen Gemeinschaften gleicht bei manchen Jugendlichen einem Versuch, sich vor der eigenen Haltlosigkeit zu retten.

Große Selbstsucht bei einer Person, die normalerweise frei von solchen Gefühlen ist (Berridge).

Kann sich nicht an Namen erinneren; **muss nach den Namen ihrer engsten Freunde fragen; vergisst ihren eigenen Namen** (Al).

Gefühl, als habe sie eine **Todsünde begangen und komme in die Hölle** (Al).

Gefühl der Verzweiflung; **es ist ihm gleich, ob er in den Himmel oder in die Hölle kommt** (Al).

Schulische und berufliche Entwicklung

Die Jugendlichen leiden unter Schulproblemen mit **Konzentrations**- und **Gedächtnisstörungen.** Jede größere **Aufgabe** erscheint wie ein Berg und wird **vor sich hergeschoben.**

Sie **belügen** sich selbst und andere, um das eigene Versagen nicht wahrzunehmen. Unterschriften werden gefälscht, der Unterricht geschwänzt.

Erst, wenn das Zeugnis näherrückt oder die Versetzung in die nächste Klassenstufe unwiderruflich nicht gewährt wird, kommt es zu einem zerknirschten Erwachen aus dem Traum der unbegrenzten Möglichkeiten in die Realität des Versagens. Die geringste **kritische Bemerkung** kann die Adoleszenten in eine tiefe **Verzweiflung** stoßen. Mit guten Vorsätzen machen sie immer wieder neue Anläufe und stürzen sich mit Akribie in ihre Aufgaben, bis sie wieder an der eigenen Bequemlichkeit scheitern.

Typisch ist es, dass die Jugendlichen sich bis zum letzten Moment belügen und daran glauben, es schon irgendwie zu schaffen.

Angesichts ihrer liebenswerten verführenden Art ist auch das Umfeld lange blind und gewährt diesen jungen Menschen zu viel Freiheit, wo es Grenzen bräuchte.

Etwas Neues anzufangen, kann zu großen Krisen führen. Die Jugendlichen haben **Versagensängste**, schaffen es nicht, ihre Bewerbungen rechtzeitig zu schreiben oder sie lassen sich jahrelang Zeit, endlich die Führerscheinprüfung zu machen.

Träges Gedächtnis und Neigung, die Arbeiten aufzuschieben, weil sie zu langwierig erscheinen oder als ob man sie doch nicht schaffen könnte (Al).

Ist in **großer Eile;** wenn sie irgendetwas tut, tut sie es so hastig, dass sie müde wird (He).

Übernahme von Verantwortung – Identität

Medorrhinum-Jugendliche haben Probleme, erwachsen zu werden und eine eigene abgegrenzte Identität zu finden, was bedeuten würde, die Folgen des eigenen Handelns zu übernehmen. Obwohl das Mittel in allen Phasen der Adoleszenz häufig indiziert ist, kann es besonders in der Spätadoleszenz, wenn es um die Schritte in ein eigenes Leben geht, hilfreich sein.

Der Konsum von exzessiven Computerspielen, Fernsehen, Drogen oder Alkohol kann als Mittel der Flucht vor unangenehmer Realität eingesetzt werden.

Die Ich-Grenzen sind durchlässig – **Hellsichtigkeit** und **Vorahnungen** können zu einer Quelle von Angst werden.

Frustrationserfahrungen, die den Ich-Strukturen förderlich wären, fehlen. Es kommt zu mangelnder Ausbildung der inneren Grenzen, zu Gefühlen der Irrealität. Die Gefahr ist groß, dass das Ich von den geleugneten Bereichen irgendwann überflutet wird und es zu einer **Psychose** kommt.

Gefühl, **als ob das ganze Leben unwirklich wäre**, wie ein Traum (Berridge).

Glaubt, dass jemand hinter ihr steht, hört ein Flüstern; **sieht Gesichter hinter dem Bett** und den Möbeln, die sie ausspähen (Al).

Eines Nachts sah sie große Menschen im Zimmer; **große Ratten liefen umher; spürte eine zarte Hand, die ihr von vorn über den Kopf streift** (Al).

Dauerndes Gefühl von qualvoller Angst. **Dauerndes Gefühl, eine Gefahr drohe**, sie weiß aber nicht welche ... (Al).

Wildes und verzweifeltes Gefühl, wie bei beginnendem Wahnsinn (Al).

DD: Medorrhinum – Argentum nitricum

Gemeinsam: Extrovertiert. Sind ungern allein. Hektisch. Gehetzt. Hypochondrisch. < Denken an Symptome. Versagensängste. Prüfungsängste. Weisen jede Verantwortung von sich. Drücken sich vor ihren Aufgaben. Lügen. Furcht, verrückt zu werden. Zwanghafte Züge, um das innere Durcheinander zu kontrollieren.

Jugendliche in einem Medorrhinum-Zustand haben mehr Möglichkeiten, sich in **„Größenfantasien“** zu flüchten. Es gelingt ihnen meist lange, sich die Illusion zu bewahren, dass das **Tor des Himmels offen** stehe. Sie verharren in ihren Träumen, wie zum Beispiel in der Musik- oder Businessszene viel Geld zu verdienen.

In ihren **Beziehungen** suchen sie **Anerkennung und Bewunderung**, die ihnen oft auch lange gewährt wird, während Jugendliche in einem Argentum-nitricum-Zustand sich im Inneren **verlassen, isoliert** und **einsam** fühlen. Sie sind ihren eigenen Ängsten und der Furcht, die Kontrolle zu verlieren, ausgeliefert. In Argentum-nitricum-Zuständen fällt es schwer, Ängste und Impulse durch den Gebrauch des Denkens zu relativieren. Ohne eine intellektuelle Verarbeitung führen die **Ängste** oder impulsiven Ideen dazu, **dass sofort gehandelt werden muss**. Bei der geringsten Schwierigkeit muss sofort mit der Freundin
telefoniert, beim geringsten Symptom der Arzt angerufen werden.

Emotionen wirken sich rasch körperlich aus und führen zu Durchfällen, Schwindel mit Angst vor Ohnmacht oder zu Magenschmerzen.

Medorrhinum-Jugendliche benutzen andere Menschen weniger, um sich angesichts der inneren Impulse Erleichterung zu verschaffen, als vielmehr, um sich einer Illusion der **Erfüllung grenzenloser Wünsche** hinzugeben. Sie suchen eine Welt ohne Raum und Zeit, in der alles möglich ist und in der Handeln keine Folgen hat. Es handelt sich um eine **Flucht vor dem Gewissen**, während es bei Argentum-nitricum-Jugendlichen darum geht, im entscheidenden Moment der Gefahr handeln zu können. Sie scheuen nicht die Folgen ihres Handelns als vielmehr das Handeln selbst.

DD: Medorrhinum – Phosphorus: s. Phosphorus S. 134

Mercurius solubilis

Themen

- Unruhige Jugendliche, die unstet, haltlos, zittrig und getrieben wirken und hastig sprechen.
- Es gibt nirgends Geborgenheit.
- Innerer Aufruhr. Fürchten sich vor ihren ungeordneten, destruktiven Impulsen. Wie auf der Flucht.
- Sehr empfindlich auf Verletzung und Spott. Lassen sich schwer auf nahe Freundschaften ein. Sind feindselig und misstrauisch gegen andere und wappnen sich immer gegen vermeintliche Angriffe.
- Sehr bestimmend. Diktatorisch. Dogmatisch und rechthaberisch bei Streitigkeiten.
- Sexuelle Frühreife.
- Verlassenheit. Sehnen sich nach einem Zuhause (Heimweh), das sie nie geborgen erlebt haben.
- Sehr empfindlich gegen Ungerechtigkeit.
- Schließen sich Jugendgangs an. Oppositionelle Weltbilder. Der Adoleszente als „Zerstörer“. Möchten den gesellschaftlichen konventionellen Bindungen entfliehen.
- Heftige Aggression mit Tötungswünschen.

Beobachtungen im Interview – Emotionen

Mercurius-solubilis-Jugendliche zeigen sich in der Konsultation teilweise **intellektuell** und **eloquent**. Sie reden mit **lauter Stimme** und zeigen ihr großes Wissen gerne. Angesichts dieser **altklug** wirkenden Züge erstaunt eine kindliche Unreife, die sich in einer **Neigung zu Späßen**, Grimassen und Faxen zeigen kann.

Die Adoleszenz bei Jugendlichen in einem Mercurius-solubilis-Zustand kann mit Aufruhr und

Unruhe verbunden sein. Hinter einem energiegeladenen Zustand ist viel innere Qual spürbar, was sich in **verkrampfter Gestik**, fremdartigen Körperhaltungen zeigen kann. Die **Sprache** ist **hastig oder stotternd**. An den Händen oder den Lippen weist ein **Zittern** auf die innere Anspannung hin. Durch die innere Unruhe bekommt man den Eindruck, als ob man einen Menschen auf der Flucht gegenüber hätte.

Die Adoleszenten zeigen sich **misstrauisch** und **verschlossen**. Sie wirken **verlegen, scheuen Blickkontakt** und erzählen wenig über sich. Die Antworten sind langsam und einsilbig.

Sie signalisieren durch ihr oft wenig ansprechendes Äußeres, eine unreine Haut, eine ungepflegte Kleidung oder den unangenehmen Körpergeruch Abstand.

In ihrer inneren Not und der **Angst vor Kontrollverlust** suchen sie professionelle Hilfe, obwohl sie sich nicht gerne schwach und abhängig zeigen. Auch wenn sie körperlich krank sind, warten sie lange, bis sie einen Arzt aufsuchen. Sie **lehnen es ab, Medikamente zu nehmen**, da sie sich in ihrer rechthaberischen Art davor scheuen, sich fremden Einflüssen auszusetzen. Sätze, die eine generalisierte feindliche Einstellung zum Leben ausdrücken wie „Das ganze Leben ist nichts als Fighten" oder „Man hat es ja mit lauter Idioten zu tun" können ein Hinweis auf einen Mercurius-solubilis-Zustand sein.

> **Nirgends Ruhe**, immer ängstlich (RAL).
>
> Während des ganzen Tages verdrießslich, wie **mit sich selbst uneinig und unzufrieden**, und hatte durchaus **keine Lust zum Sprechen und Scherzen** (RAL).
>
> Er ist albern, **macht Faxen und dummes, widersinniges Zeug** (RAL).
>
> Fast **unwillkürliches Weinen mit Erleichterung** (RAL).

Akzeptanz des Körpers

Zuweilen fällt die Kluft zwischen einer frühen Reifung im Gebiet der sexuellen Entwicklung und einer fast kindlich zurückgebliebenen Emotionalität auf. Die körperliche Reifung schreitet rasch voran, die erste **Menstruation** erscheint **oft früh**, die **Haut** und die **Haare** sind **fettig**, das Gesicht von Akne entstellt. Die Jugendlichen **ekeln sich vor sich selbst.**

Stinkende, grünliche Leukorrhöe oder **Ausschläge** im Genitalbereich sind ein wichtiger Indikationsbereich.

Entzündungen im Genitaltrakt oder Bauch verlaufen sogar bei Jugendlichen oft destruktiv.

Die Neigung zu **eitrigen Anginen** mit viel **Gestank** und **Speichelfluss** sowie die Affinität zur Parotis weisen auf Schwierigkeiten des Übergangs von der Kindheit in die Erwachsenenwelt.

> Heftige **Stiche im Hodensacke** (RAL).
>
> **Schmerzhafte Erectionen** (RAL).
>
> Langwieriges **Jücken an den Schamlippen**, kurz vor dem Monatlichen (RAL).

Sexuelle Identität

Manche Jugendlichen machen bereits in frühem Alter erste sexuelle Erfahrungen, ohne dass sie in der Lage wären, sich auf eine tiefe emotionale Beziehung einzulassen. Sie geben sich **frivol, lasziv** oder **obszön.** Sexuelle Erregung vitalisiert und wirkt als Entlastung angesichts starker innerer Spannungen. Tiefe, dauerhafte Kontakte einzugehen, fällt vor dem Hintergrund der Unstetigkeit schwer.

> Beim Beischlafe, ungemein **leichte und gewisse Empfängnißs und Schwangerschafts-Entstehung** (RAL).
>
> Beim **Monatlichen, Aengstlichkeit**, daßs sie sich nicht zu lassen weißs (RAL).
>
> ... ein fast **unkontrollierbares Verlangen zu morden oder Selbstmord zu begehen**, vor allem, **während der Periode**; Verzweiflung; **unwillkürliches Schreien; grosse Gleichgültigkeit**; fürchtet, sie könnte etwas Falsches tun und **sich selbst töten** (He).

Lösung aus familiären Bindungen

Beim Übergang von der Familie in die Gesellschaft tauchen trotz des Wunschs nach Veränderung starke **Heimwehgefühle** auf.

Die Adoleszenten wirken **einsam** und entwurzelt und **immer unterwegs.** Sie sind **unzufrieden mit allem** und empfinden **Langeweile, Gleichgültigkeit** oder **Überdruss dem Leben gegenüber.**

Die elterlichen Gesetze und Regeln werden zunehmend als Bevormundung empfunden und abgelehnt. Dadurch drängen die Jugendlichen früh und heftig auf Ablösung aus den elterlichen Beziehungen. Hinter Rebellion und **Anarchie** stehen jedoch tiefe **Verlassenheits-** und **Isolationsgefühle.** Die Wünsche, angenommen zu werden oder ein Zuhause zu haben, können nur in der ständigen Rebellion und dem dauernden **Kampf gegen Ungerechtigkeiten** geäußert werden.

In der Adoleszenz wiederholt sich die Schwierigkeit, sich auf Beziehungen des Austauschs einzulassen, was sich bereits in der Stillbeziehung zeigt, in der die Säuglinge oft die **Muttermilch ablehnen.**

Mercurius solubilis ist ein Mittel für Zustände, in denen bei der Mutter nach der Geburt **Tötungswünsche gegen das Kind** ein psychotisches Ausmaß annehmen können.

> **Träume von Wasser-Noth** (RAL).
>
> Schreckliche Träume, in welchen er auffuhr; er glaubte nicht in seiner Wohnungzu seyn, setzte sich im Bette auf und **sprach von einem entfernten Dorf** (RAL).
>
> **Sehnsüchtiges Heimweh** (RAL).
>
> Ein fast **unwiederstehlicher Drang, in die Entfernung zu reisen** (RAL).

Beziehungen zu Gleichaltrigen

Auch in der Peergroup fällt es den Jugendlichen schwer, sich in Ordnungen einzufügen oder sich an Regeln zu halten. Sie sind **rechthaberisch** und möchten ihre eigene, bessere Welt schaffen. In eifernden Diskussionen dulden sie **keinerlei Widerspruch** und reagieren besonders bei Witz und Spott durch andere vehement.

Mercurius-solubilis-Adoleszente haben oft das Gefühl, in der Kindheit **ungerecht** behandelt worden zu sein, was sie mit dem Gefühl einer tiefen Ohnmacht verbunden haben. Als Reaktion kann es zu einer radikalen Absolutheit bezüglich Recht und Unrecht und damit zu einer Entmenschlichung der anderen kommen. Die Korrektur der gestörten Gerechtigkeitsbalance verdinglicht alle anderen. Es ist, als ob die Jugendlichen unter der Macht eines analen, in absoluten Gegensätzen denkenden Über-Ich, das nur absolut gut oder absolut böse kennt, stünden (Wurmser 1999).

Das **Misstrauen** und die grundlegende Bedrohung der Integrität, die von anderen Menschen auszugehen scheint, stehen auch der Entwicklung von nahen und dauerhaften Freundschaften im Weg.

Gewaltbereite Jugendgangs können für Mercurius-solubilis-Jugendliche einen Raum bereitstellen, in dem sie sich angenommen fühlen. Solche Gruppen neigen dazu, sich ihr eigenes Weltbild zu zimmern, das sich in völlige Opposition zur Erwachsenenwelt stellt. Im Innern sind die Gruppen oft **ritualistisch** und autoritär strukturiert, was einem „heimatlosen" Mercurius-solubilis-Jugendlichen einen gewissen Halt vermitteln kann.

In der Freizeit lieben die Adoleszenten alles, was mit **Handeln** und **Feilschen** zu tun hat. Der Austausch von Waren kann an die Stelle des Austausches von Emotionen treten und ein Gefühl der Macht vermitteln. Manche Jugendlichen sind fasziniert vom **Glücksspiel** oder lieben Internethandel oder Flohmärkte. Sie können anderen gegenüber großspurig und **eitel** sein und mit **Geld um sich werfen**, was ihnen ein Gefühl von Macht gibt.

Mercurius solubilis ist bei aggressiven Störungen und **antisozialem Verhalten** eines der häufig indizierten Mittel.

Die Jugendlichen sind in der Gefahr, die **Kontrolle über ihre zerstörerischen Impulse zu verlieren.** Mitmenschen werden als Feinde und bedrohlich wahrgenommen, Streit und Auseinandersetzungen eskalieren rasch. Bei Widerspruch können plötzliche **Tötungswünsche** überhandnehmen. Die Jugendlichen haben häufig **Messer** bei sich und laufen Gefahr, im Ärger andere – selbst geliebte – Menschen zu verletzen.

> Mit Jedermann zänkisch, **wollte überall recht haben, zanksüchtig** (RAL).
>
> Den ganzen Tag über **mürrisch und mißstrauisch;** er behandelte die Menschen, mit denen er umging, fast beleidigend, **und sah sie alle als seine ärgsten Feinde an** (RAL).
>
> Verlangen, die **Person zu töten, die ihm widerspricht** (He).

Schulische und berufliche Entwicklung

Obwohl es sich durchaus um intellektuelle Jugendliche handeln kann, für die Wissen Macht bedeutet, zeigen sich häufig **Defizite beim Lernen**, besonders in **Mathematik.**

Durch die brüchigen inneren Strukturen leiden die intellektuellen Fähigkeiten, wodurch es zu schulischen Problemen kommen kann.

Die Jugendlichen haben Mühe, sich in ihren Innenräumen zu orientieren, was sich in einer **schlechten räumlichen Orientierung** zeigen kann. Geordnet zu denken oder zu lernen, fällt schwer. Das Schriftbild ist unstet und flüchtig.

In ihrer impulsiven Getriebenheit fällt es ihnen schwer, zu reflektieren.

> Er wünschte lieber den Tod, war **gegen Alles, auch das Liebste gleichgültig** (RAL).
>
> Den ganzen Tag über großse Ernsthaftigkeit mit vieler Gleichgültigkeit; **er ärgerte sich sogar, wenn andere über eine Kleinigkeit lachten**, und war höchst gleichgültig gegen alles, was Ihn umgab (RAL).
>
> Er ist gleichgültig gegen alles in der Welt, **hat kein Verlangen zu essen**, und doch, wenn Er ißst, schmeckt es ihm und er kann das Gehörige zu sich nehmen (RAL).
>
> Es ist ihm **alles zuwider, selbst Musik** (RAL).
>
> Den ganzen Tag verdrießslich und ärgerlich; er **glaubte, daßs alle seine Bemühungen endlich noch scheitern würden** (RAL).

Übernahme von Verantwortung – Identität

Destruktive Triebimpulse sind stark und wenig mit liebevollen Gefühlen vermischt. Das Unbewusste ist von Gewalt und archaischen Schuld- und Bestrafungsängsten dominiert. **Träume von Gewalt, Krieg, Zerstörung, Schießen und Zerstückelung** zeigen, wie stark die innere Bedrohung werden kann.

Gefühle, kriminell zu sein, falsch gehandelt oder ein **Verbrechen begangen zu haben**, führen unbewusst in marternde Bestrafungsängste, die eine Quelle ständiger Unruhe sein können.

Die Gefahr der **Suizidalität**, besonders beim **Anblick von Messern** oder **offenen Fenstern** ist hoch.

Die Verzweiflung kann bei Mercurius-solubilis-Jugendlichen dazu führen, dass sie jede Teilnahme am Leben der anderen verweigern und in Hungerstreik treten. Selbst die Nahrung wird als feindlich erlebt.

Größenfantasien haben magischen Charakter. Ein Symptom einer Mercurius-solubilis-**Psychose** war es, den eigenen Kot zu essen oder Speichel zu lecken. Solche archaischen Bilder oder Handlungen dienen möglicherweise dem Schutz gegen fantasierte Ängste vor Zerstückelung und Tod. Die Beziehungen zu Menschen sind durch narzisstische Macht- und Zerstörungsfantasien geprägt.

> Unruhe, **auf keiner Stelle hat er Ruhe**; er kann weder stehen noch liegen, und ist wie wahnsinnig, oder **als ob er ein großses Verbrechen begangen hätte** (RAL).
>
> Furchtbare **Träume vom Schießsen** (RAL).
>
> Unaussprechliches **Gefühl eines innern, unerträglichen Uebels**, wobei er Stillschweigen beobachtet und das Bett nicht verlassen will (RAL).
>
> **Glaubt Höllenmarter auszustehen**, ohne sich darüber erklären zu können (RAL).
>
> **Angst, als wenn er etwas verbrochen hätte** (RAL).
>
> Angst und Bangigkeit im Blute, er wußste sich nicht zu lassen; **es war, als wenn er ein Verbrechen begangen hätte**, ohne Hitze, auch dabei, als wenn er seiner Sinne nicht mächtig wäre, den ganzen Tag (RAL).
>
> **Angst, die ihn weit jagen konnte, als wenn er etwas verbrochen hätte oder Ihm ein Unglück bevorstände** (RAL).

Natrum muriaticum

Themen

- Sehnsucht nach Vertrauen und Liebe. Tendenz zu idealisierten Beziehungen mit Anfälligkeit, enttäuscht zu werden. Gehen zu nahe Freundschaften ein, verlieben sich in unerreichbare Partner.
- Scheuen Abhängigkeiten. Möchten sich nicht dankbar zeigen müssen. Möchten keinen Trost.
- Können sich nicht lösen von alten Verletzungen. Stiller Kummer. Groll. Ressentiment. Hass auf Menschen, von denen sie sich enttäuscht fühlen.
- Aggression wendet sich gegen die eigene Person. Selbstvorwürfe. Erstarren im Kummer.
- Scham und Schuldgefühle erschweren die Reifung in eine sexuelle Identität.

Beobachtungen im Interview – Emotionen

Natrum muriaticum ist ein in der Adoleszenz häufig indiziertes Mittel. Es handelt sich um sensible Jugendliche, die sich schwer öffnen und einen **traurigen Eindruck** machen. Nicht selten werden die Jugendlichen von der Mutter angemeldet, die im Vorfeld von ihren Problemen mit der Tochter oder dem Sohn erzählt, als ob die Mutter sich durch eine homöopathische Behandlung des Kindes eine Entlastung der schwierigen Beziehung wünsche.

Bei Jugendlichen, die in Begleitung der Mutter in die Praxis kommen, wird man direkt mit der Nähe-Distanz-Problematik zwischen Mutter und Jugendlichem konfrontiert. Der oder die Adoleszente sitzt in gebührendem Abstand von der Mutter und wirft ab und zu einen feindseligen Blick in ihre Richtung. Meistens löst sich das verstockte Schweigen erst, wenn die Mutter den Raum verlassen hat.

Sich zu zeigen, fällt schwer. Sie **scheuen Blickkontakt** und verstecken ihren Körper unter **unattraktiver Kleidung.** Mädchen zeigen sich betont burschikos oder unterstreichen ihre Weiblichkeit unpassend auf übertriebene Art und Weise. Ausdruck und Gestik haben etwas Unechtes oder **Ungeschicktes** an sich, besonders am Anfang des Kontakts. Die Jugendlichen **lachen oder kichern viel** oder zeigen sich auf der anderen Seite sehr **verschlossen.**

Im Verlauf des Gesprächs gelingt es allerdings oft, an tiefe Emotionen zu rühren. Dann kann eine warme, mütterliche Stimmung entstehen. Es handelt sich um weiche, **sentimentale**, herzliche Jugendliche, die ihre Verletzlichkeit nicht gerne zugeben und sich hinter einer **hochmütigen**, sogar **verächtlichen** Haltung verstecken. Obwohl sie oft den Tränen nahe zu sein scheinen, vermeiden sie es zu weinen. Mitgefühl beim Gegenüber hervorzurufen, wäre äußerst peinlich.

Äußerlich sind die Jugendlichen oft schlank, mit schmalen Gesichtern (tuberkulinisch), **schlankem Hals** und wenig weiblichem oder männlichem Habitus. Bereits im ersten Kontakt können die **eingerissenen Nagelhäutchen** und die Neigung zu **Ekzemen** im Gesicht und an den Händen auffallen. Das Gesicht ist blass und neigt zu **Akne.** Die **Lippen** und **Mundwinkel** können **aufgesprungen** sein.

> **Kummervoll quält er sich selbst, indem er lauter unangenehme Ideen aufsucht**, was ihn sehr schwächt (CK).
>
> Wenn sie an die **längst vergangene Noth nur denkt, treten ihr die Thränen in die Augen** (CK).
>
> Sie muss **unwillkürlich weinen** (CK).
>
> Sehr heiter, gegen Abend; sie hätte **tanzen und singen** mögen (CK).
>
> Sie **lacht über gar nicht lächerliche Dinge so heftig**, dass sie sich gar nicht stillen kann; dabei kommen ihr die **Thränen in die Augen**, so dass sie nachher wie verweint aussieht. (d. 18. T.) (CK).

Akzeptanz des Körpers

Die Reifung in einen sexuellen Körper und das Wahrnehmen von Wünschen dem anderen Geschlecht gegenüber ist bei den Jugendlichen durch **Scham** und Unsicherheit gehemmt. Die körperlichen Veränderungen irritieren diese

Jugendlichen stark. Sie **fühlen sich hässlich** und leiden unter ihrer **ungeschickten Art.** Vor dem Hintergrund einer schwierigen Beziehung zur Mutter haben sie es schwer, sich mit ihrem geschlechtlichen Körper vertraut zu machen, dessen Reifung sie als verwirrend erleben. In der Abgrenzung von der Mutter einen eigenen sexuellen Körper lustvoll in Besitz zu nehmen, ist mit Schuldgefühlen verbunden. Manche Mädchen neigen zu masochistischen Verarbeitungen, die den Boden für die Entwicklung von zwanghaften Symptomen oder **Anorexie** bilden können.

Die körperliche Reifung ist verzögert, die **Menarche** und Stimmbruch erscheinen **spät.**

Die mageren Brüste und die Haare auf der Oberlippe erschweren es den Mädchen, ihren weiblichen Körper liebenswert zu finden. Sie scheuen es, sich attraktiv zu kleiden – oder zeigen sich in der Umkehr der Scham übertrieben **extravagant.**

Körperliche Beschwerden in der Pubertät sind häufige **Kopfschmerzen**, **Migräne**, **Allergien**, **Hautausschläge**, **Zystitiden** und **Schilddrüsenprobleme.**

> Sie sieht sich oft im Spiegel und **wähnt, elend auszusehen** (CK).
>
> **Ungeschickt;** Etwas Kleines, das er in der Hand hält, fällt ihm heraus und er **stösst überall an** (CK).
>
> **Grausige, ekelhafte Träume** (CK).

Sexuelle Identität

Das Interesse am anderen Geschlecht zeigt sich entweder **hysterisch** gefärbt, schwärmerisch und unrealistisch oder es kommt zu einer völligen **Abwehr der Wünsche nach einer gegengeschlechtlichen Beziehung.**

Reale Beziehungsmöglichkeiten werden entweder gar nicht gesucht oder in stillen idealisierten Verliebtheiten abgewehrt. Die Jugendlichen verlieben sich in **unerreichbare** oder viel ältere **Partner** als Vater- oder Muttersatz. Dabei leiden sie still unter deren Unerreichbarkeit. Die intensiven Gefühle werden oft nur dem Tagebuch oder der besten Freundin anvertraut oder über Jahre tief im Inneren verschlossen. Auch **Freundschaften zu Gleichgeschlechtlichen** haben bei Natrum-muriaticum-Jugendlichen ein großes Gewicht und sind für Enttäuschungen anfällig.

Der Wunsch, in einer leidenschaftlichen sexuellen Beziehung ganz mit einem anderen Menschen zu verschmelzen und damit die ursprüngliche Verbundenheit mit der Mutter wieder herzustellen, ist groß und führt zu Abhängigkeitsbeziehungen, aus denen die Jugendlichen sich schwer lösen können.

Entsprechend wird Geschlechtsverkehr ambivalent erlebt, was sich in **Schmerzen beim Verkehr**, in **Blasenentzündungen** oder **Vaginalmykosen** ausdrücken kann. Die Jugendlichen **halten** an ihren engen **Beziehungen lange fest** und fallen immer wieder in „grundlose" **Traurigkeit** oder weinen.

Lösung aus familiären Bindungen

Die Jugendlichen lösen sich schwer aus ihrer Beziehung zur Mutter und schwanken zwischen einem Festhalten an der Verbundenheit und feindseliger Abwendung hin und her. Die Wünsche nach emotionaler Nähe können kaum gestillt werden. Die Adoleszenten gestehen es sich schwer zu, in einer Beziehung **Trost** zu erfahren. Dankbarkeit zu zeigen ist mit bedrohlicher Abhängigkeit verbunden.

In der Beziehung zur Mutter spielen Gefühle der Traurigkeit bereits in der Schwangerschaft eine Rolle. Nicht selten erlebte die Mutter in der Schwangerschaft einen Verlust und reagierte mit viel Kummer und Rückzug (auch vom Kind?). Mutter zu werden rührt an Konflikte in der eigenen Beziehung zur Mutter und führt zu Einsamkeit und Unabhängigkeitswünschen.

Das Stillen ist problematisch, die Kinder **lehnen die Muttermilch ab** oder **gedeihen schlecht.** Sie suchen wenig körperliche Nähe bei der Mutter und sind dennoch äußerst anhänglich. Jeder Schritt in Richtung Autonomie fällt schwer. Die Geburt eines Geschwisterchens, eine Wiederaufnahme der Berufstätigkeit der Mutter oder erste Ferienaufenthalte weg von zu Hause – alle Ablösungsschritte sind mit Trauer verbunden.

Die in der Pubertät anstehende Lösung aus der Beziehung zur Mutter kann bei Natrum-muriaticum-Jugendlichen mit unterschwelliger Feindseligkeit auf beiden Seiten verbunden sein.

Regressive Wünsche danach, völlig verstanden zu werden, prägen alle späteren Beziehungen und führen zu häufigen Enttäuschungen. Die Vertreibung aus dem Paradies einer illusionären Kindheit kann nie überwunden werden. Jede neue emotionale Beziehung rührt an die alten Verletzungen und kann in Enttäuschung, Groll und Bitterkeit enden.

Innerhalb familiärer Strukturen kann es zu einem Bündnis zwischen Mutter und Tochter in einer gemeinsamen **Idealisierung** des Vaters oder dessen Entwertung kommen. Söhne haben es schwer, sich aus der Beziehung zur Mutter zu lösen, da keine andere Frau gut genug ist. Die Jugendlichen neigen dazu, Delegationen zu übernehmen. Sie tragen im Falle von Trennungen der Eltern das Leid eines Elternteils mit oder fühlen sich schuldig. Auch die Übernahme der Mutterposition gegen kleine Geschwister ist häufig und wirkt sich hemmend auf die Lösung der Adoleszenten aus der Familie aus.

Aufgrund der großen Verletzlichkeit sollte man sich in der Therapie zuverlässig und loyal zeigen und es zu keinem Bündnis mit der Mutter gegen die Jugendlichen kommen lassen.

Besonders, wenn in der Beziehung zu den Eltern vor dem Hintergrund von Partnerschaftskonflikten oder Trennungen schwankende Loyalitäten zwischen Vater und Mutter vorliegen, ist es in der homöopathischen Arbeit mit diesen Jugendlichen wichtig, immer wieder eine Balance zwischen den Wünschen nach vertrauter Nähe und Verstandenwerden und feindseliger Abgrenzung zu finden und den Jugendlichen damit zu einer allmählichen Herausbildung einer eigenen Identität zu verhelfen.

Aggressive Auseinandersetzungen drehen sich oft um eine Abgrenzung gegen „Einmischung" durch die Mutter (oder den Vater). Die Streitigkeiten verlaufen unterschwellig oder auch offen feindselig. Es bleiben **Schuldgefühle**, **Hass** und **langwierige Verletzheit** zurück. Die Jugendlichen knallen die Türen, ziehen sich in ihre Zimmer zurück oder sprechen tagelang mit niemandem aus der Familie mehr. Dabei quälen sie sich mit heftigen **Selbstvorwürfen.** Manche Adoleszenten suchen förmlich den Bruch mit geliebten Personen. So kündigen sie an, sobald wie möglich auszuziehen, wobei es oft bei der Drohung bleibt. Aggressive und schuldhafte Fantasien zeigen sich in den **Träumen von Mord, Gewalt oder Reue** (das kann eine gute Unterscheidung zu Sepia succus darstellen, bei dem sich weniger aggressive Fantasien und Schuldthemen zeigen).

Melancholische Gemüths-Stimmung; **Beleidigungen, die er Jemandem und die man ihm zugefügt, konnte er nicht aus den Gedanken los werden;** was ihn so verstimmte, dass er zu Nichts Lust hatte. (d. 2. T.) (CK).

Aus jedes Menschen Blicken schloss er, dass man ihn seines Unglücks wegen bedaure und er weinte (CK).

Wenn ihn **Jemand nur ansah, musste er weinen** (CK).

Es **griff ihn nur noch mehr an, wenn man ihn tröstete** (CK).

Beängstigung, **als hätte sie Böses begangen**, mit Hitze und Nacht-Schweiss (CK).

Hass gegen Personen, die ihn früher beleidigt hatten (CK).

Gedächtniss-Mangel, dass er glaubte, **seine (stündlich anwesende) Mutter sey gestorben**, weil er sich nicht erinnern konnte, sie gesehen zu haben (CK).

Im Traume macht er sich selbst **Vorwürfe über begangene Fehler**, voll Unruhe und Angst (CK).

Aengstlicher Traum, **als würde sie geschlagen**, was sie so ängstigte, dass sie schwitzte, über und über, und auch den ganzen Tag ängstlich blieb (CK).

Aengstliche Träume von **Mord und Schlägerei;** als sie erwachte, war sie in Hitze und Angst-Schweiss (CK).

Er träumt Nachts, **er sey vergiftet worden.** (d. 4. T.) (CK).

Er erwacht Mitternachts von Furcht, **glaubt es seyen Diebe im Zimmer** und getraut sich nicht wieder ins Bett zu gehen bei Brustbeklemmung und Herzklopfen eine Viertelstunde lang (CK).

Beziehungen zu Gleichaltrigen

Die Adoleszenten schließen **enge Freundschaften**, die häufig über Jahre anhalten. Die Jugendlichen investieren sehr viel in einzelne Menschen und sind treu in ihren Zuneigungen, was nicht immer mit der gleichen Ernsthaftigkeit erwidert wird. Auch nach einem Wechsel der Schule oder des Wohnorts werden die Freundschaften weiter gepflegt. Sich nach einem **Verlust** aus einer **Beziehung** zu lösen, **fällt schwer.** Die Jugendlichen können sich auch nach vielen

Jahren noch an den **Tod eines geliebten Menschen** erinnern und haben Tränen in den Augen, wenn sie davon erzählen. Sie haben nach dem Verlust ihrer Großeltern lange das Gefühl, dass der oder die Tote manchmal noch anwesend sind. Sie verhalten sich angepasst und übernehmen **viel soziale Verantwortung** in ihrer Altersgruppe oder auch innerhalb der Familie. Die altruistischen Züge sind besonders ausgeprägt, wenn jemand Nahestehender krank oder hilfsbedürftig ist. Dann verstärken die Jugendlichen ihre Anpassung, um nicht auch noch Sorgen zu machen oder sie fühlen sich dazu berufen, zu helfen, was sie aufgrund ihres guten **Einfühlungsvermögens** auch können. In solchen Fällen können über lange Zeit die eigenen Wünsche fast völlig unterdrückt werden.

Die Kehrseite der Idealisierung ist der **Hass**, in den viele dieser Beziehungen früher oder später münden. Einmal verletzt können die Jugendlichen kaum mehr verzeihen. Manchmal erscheint es ihnen einfacher, ihre ganze **Liebe Tieren entgegenzubringen.** Natrum muriaticum ist ein häufiges Mittel bei den passionierten Reiterinnen unter den Adoleszenten.

Schulische und berufliche Entwicklung

Die Jugendlichen stellen in der Schule hohe Ansprüche an sich selbst. Sie sind **ehrgeizig** und **zwanghaft pingelig** und können in großen Leistungsdruck geraten. Die Adoleszenten sind sehr ansprechbar auf **Musik** und spielen häufig ein Instrument.

Gerne wählen sie Berufe, in denen sie **soziale Verantwortung** für andere Menschen übernehmen können.

Übernahme von Verantwortung – Identität

Manche Jugendliche machen eine **schwierige**, langsame **Identitätsbildung** durch. **Enttäuschungen** oder **Liebeskummer** sowie die körperlichen Veränderungen bringen sie völlig durcheinander. Die Schulleistungen sinken und alle äußeren Interessen gehen verloren. Obwohl es sich oft um strukturierte, leistungsorientierte Adoleszente handelt, die ihren **Kummer** durch zwanghaft angepasstes oder **altruistisches Verhalten** zu verarbeiten versuchen, kann Natrum muriaticum auch indiziert sein, wenn die Adoleszenz chaotisch verläuft. Die Jugendlichen brauchen viel Zeit für ihre Selbstfindung und neigen zum Teil dazu, auf Partys viel Alkohol zu konsumieren, um gegen die **Unsicherheit** und **Scham** anzugehen. Cannabis-Missbrauch kann ein anderes Mittel sein, der Realität zu entfliehen, wodurch die Leistungen in der Schule oder in der Ausbildung gefährdet sind. Da es – auch in Zeiten von viel Durcheinander – nicht zu völliger Lösung der emotionalen Bindungen kommt, ist Natrum muriaticum dennoch selten bei „antisozialen" oder ausgebrannten Adoleszenzverläufen indiziert.

Stundenlang **in Gedanken versunken, was aus ihm werden solle** (CK).

Angst vor Wahnsinn (CK).

Zerstreutheit; er geht zweimal nach dem Orte, **wo er Etwas suchen wollte** (CK).

Trödelig, von **langsamer Besinnung und Entschliessung** (CK).

Unentschlossenheit bei geistigen Arbeiten; er kann sich nicht gut zurecht finden (CK).

DD: Natrum muriaticum – Sepia succus

Gemeinsam: Heftige Ablösungskonflikte mit den Eltern (vor allem der Mutter). Lehnen Trost und Einmischung ab. Kümmern sich stark um andere (Sepia succus fühlt sich in mütterlicher Sorge lebendig, Natrum muriaticum identifiziert sich mit dem Leiden anderer). Abneigung gegen das andere Geschlecht. Anorexie. Neigung zu Blasenentzündungen. Hautaffektionen.

Sepia-succus-Jugendliche lassen sich oft unbeschwerter und früher auf erste sexuelle Erfahrungen ein und erleben ihre **Sexualität** sehr lebendig, während bei Natrum muriaticum die Hemmung durch Scham- und Schuldgefühle stärker ist. Beide lassen sich in ihren **Beziehungen** viel bieten und sind oft gegenüber den Wünschen ihrer Partner zu nachgiebig. Sepia succus gibt sich in Liebesbeziehungen ganz hin und füllt damit die innere Leere. Natrum muriaticum fühlt sich verpflichtet, ganz für den anderen da zu sein.

In der Schule und ihren Ausbildungen sind Natrum-muriaticum-Jugendliche **ehrgeiziger** und **zwanghafter** als die Sepia-succus-Adoleszenten, die sich ungern an fremde Vorgaben halten und nur lernen, wozu sie Lust haben.

Die Pubertät bei Sepia succus ist insgesamt von mehr **Auflehnung** und **Ungehorsam** bestimmt, sie kämpfen um ihre Selbstbestimmung und Würde. Dabei können sie verletzend sein und sehr konsequent ihren eigenen Weg gehen. Sie sind im Vergleich zu Natrum muriaticum realitätsbezogener und weniger gefährdet, durch Drogen- oder Alkoholmissbrauch in Konfusion zu geraten.

DD: Natrum muriaticum – Apis mellifica: **s. Apis mellifica S. 50**

DD: Natrum muriaticum – Ignatia amara: **s. Ignatia amara S. 91**

DD: Natrum muriaticum – Phosphoricum acidum: **s. Phosphoricum acidum S. 130**

DD: Natrum muriaticum – Silicea terra: **s. Silicea terra S. 157**

Nux vomica

Themen

- Empfindlichkeit. Spüren alles zu stark: Schmerzen, Gerüche, Geräusche. Haben Angst vor Blut.
- Fühlen sich für alles zuständig. Hohes Ehrgefühl. Trennen stark zwischen „richtig“ und „falsch“. Nur die eigenen Entscheidungen sind die richtigen.
- Eifrig. Ruhelos. Aktiv. Ehrgeizig. Ungeduldig.
- Sind in ihren Beziehungen sehr besitzergreifend und voller Eifersucht. Rivalität. Dominanz.
- Rechthaberisch. Hass beim geringsten Widerspruch.
- Hypochondrie. Furcht von den passiven Seiten, „übermannt“ zu werden. Ohnmacht beim Anblick von Blut. Angst, nicht mehr handeln zu können.
- Suchen Ruhe und wollen nicht gestört werden.

Beobachtungen im Interview – Emotionen

Jugendliche in einem Nux-vomica-Zustand suchen in der homöopathischen Praxis effektive Hilfe. Sie kommen mit definierten Problemen, die sie rasch loswerden wollen. Die für die Adoleszenz typische **Ungeduld** ist bei diesen Jugendlichen verstärkt. Viele ihrer Beschwerden sind die Folge eines zu vollen Termin- und Freizeitplans, zu vieler Zigaretten, zu viel Alkohols und zu wenig Schlafs. In der Begegnung in der Praxis spürt man **Hektik und Unruhe**.

Das Gesicht hat einen **angespannten Ausdruck**, **um Augen und Mund** können **Zuckungen** auffallen, die **Lippen zittern.** Schon in jungem Alter fallen **vertikale Falten zwischen den Augenbrauen** auf. Körper und Geist neigen zu **Verkrampfungen**: Häufige Indikationen sind ein **Tortikollis nach links**, wobei der Kopf zur „Vergangenheits- (oder Herz-) Seite“ hin gezogen ist, als ob der Körper dem ungeduldigen Zug nach vorne Widerstand leistete. Bei geringster **Zugluft** oder **Verheben** kommt es zu unangenehmen **Rückenschmerzen.** Alle Aufgaben des Lebens werden mit viel Anstrengung und Kraft angegangen.

Die **Gesichtsfarbe** ist **gelblich**, **besonders um den Mund.** Die **Hände zittern**, sind häufig **kalt und feucht**, manchmal **bläulich** gefärbt (Stresszeichen).

Der Körper soll so rasch wie möglich wieder funktionieren, jedes Symptom stört und löst **hypochondrische Angst** aus.

Die Behandlung ist schwierig, da die Zeit drängt. Die ungeduldigen Jugendlichen haben oft schon viel über ihre Krankheit gelesen und gehen bei jeder Irritation zum Angriff über. Schon jede banale Erkältung kann mit viel **Ärger** verbunden sein, besonders wenn die **Nase** anhaltend **verstopft** ist.

Es ist weniger ein grundsätzliches Misstrauen anderen Menschen gegenüber (wie zum Beispiel bei Arsenicum album und Lycopodium clavatum), das die Behandlung so schwierig macht, als vielmehr die vehemente Abwehr von Angst und Schwäche, was sich in ständiger Rivalität und Angriff äußert.

Hinter der Stärke und Aktivität verbirgt sich eine **Überempfindlichkeit**, auf die man als Therapeut zunächst nicht vorbereitet ist. Geringe Reize, **Schmerz** oder Gefühle überwältigen die so stählern wirkenden Adoleszenten völlig. Nux-vomica-Jugendliche gehören zu denjenigen, die bei einer **Blutentnahme** unvermittelt in **Ohnmacht** fallen. Obwohl sich die Jugendlichen gerne reif und selbstständig geben, sind sie bei Fieber oder Schmerz völlig überfordert. Sie legen sich ins Bett und **wollen nicht mehr angesprochen** werden.

> Beim geringsten Geräusch **erwacht er schreckhaft** (RAL).
>
> Große Angst; **er hat auf keiner Stelle Ruhe** und wünscht lieber zu sterben (RAL).
>
> Sie **hält den gegenwärtigen Schmerz für unausstehlich** und will sich lieber das Leben nehmen (RAL).
>
> Bei Traurigkeit **kann sie nicht weinen** (RAL).
>
> **Schmerzen werden nicht ohne lautes Winseln und Jammern, mit Vorwürfen und Zanken untermischt, ertragen** (RAL).
>
> **Ueberempfindlichkeit gegen sinnliche Eindrücke;** starke Gerüche und helles Licht kann er nicht vertragen (RAL).
>
> Ueberzartes, weiches Gemüth; **Musik rührt ihn bis zu Thränen** (RAL).
>
> Selbst der **leiseste Fußtritt** und die **mindeste Erschütterung des Fußbodens** ist ihr **empfindlich, schmerzhaft, unerträglich** (RAL).

Akzeptanz des Körpers

In ihrer körperlichen und sexuellen Entwicklung sind die Jugendlichen mit ihren leidenschaftlichen, triebhaften Seiten konfrontiert. In den typischen **Träumen von wilden Tieren** äußert sich ihre unkontrolliert leidenschaftliche Seite.

Auf der anderen Seite führen die **Versagensängste** und die emotionale Unbeholfenheit zu **vorzeitigem Samenerguss** und Impotenz. Ein körperliches Äquivalent von „männlicher Schwäche" und Verkrampfung ist die Neigung zu **hochgezogenen Hoden.**

In einem Nux-vomica-Zustand gründen Schamgefühle eher auf **verletzter Ehre** und beziehen sich weniger auf den Körper.

Die Jugendlichen scheuen sich (im Unterschied zu Sulphur lotum) nicht davor, den Körper phallisch zu präsentieren. Sie lassen sich gerne anschauen und sind nicht ausgeprägt ungeschickt oder verlegen. Körperliche Ängste bewegen sich eher im Bereich des „Kastrationskomplexes" – worauf die **Träume von Verstümmelung** oder der **Traum, dass die Zähne ausfallen könnten**, hinweist.

Die eigenen Kräfte und die Handlungsfähigkeit zu verlieren, ist eine der Hauptbedrohungen von Nux vomica. Die **Ohnmachtsneigung** könnte man als unbewusste Wünsche nach Hingabe deuten. Die Jugendlichen neigen dazu, sich ausschließlich über ihren kräftigen Körper zu definieren und gehen in Fitnesstudios, um den Körper zu stählen. In Hahnemanns Prüfung tauchen die Körperfantasien auf, dass der **Körper nur aus Drähten** bestehe oder dass der **Kopf verloren** gehen könne.

In der Neigung zu exzessiven Rauschzuständen äußert sich die Sehnsucht, die ständige Kontrolle aufzugeben und den Körper in entgrenzten Zuständen zu spüren. In solchen extremen Polarisierungen liegt der Suchtcharakter des Mittels.

> Begattungstrieb, aber **unter der Begattung entsteht Impotenz** und das Glied wird schlaff (RAL).
>
> Beim **Monatlichen, früh, Uebelkeit, mit Frost und Ohnmachtsanfällen** (RAL).
>
> Nachts, halbwachende, traurige Fantasieen; z.B. **von körperlosen Köpfen verstorbener Bekannten** (RAL).
>
> Träume von **kranken oder verstümmelten Menschen** (RAL).
>
> Träume von **Läusen und Ungeziefer** (RAL).
>
> Träumt, **es fielen ihm alle Zähne aus dem Munde** (RAL).
>
> Gleichgültigkeit im Traume bei **grausamen Zerfleischungen und Verstümmelungen.** (n. 6 St.) (RAL).

Sexuelle Identität

Nux-vomica-Jugendliche sind in ihren Beziehungen sehr besitzergreifend und die heftige

Eifersucht kann zu irrationalen brutalen Handlungen führen. Wünsche nach tiefen Bindungen tauchen erst spät auf. Die **ungestüme** und unkontrollierte **Art** lässt wenig Raum für erotische Spielereien und Flirt. Bereits erste Umarmungen steigern das **Verlangen unerträglich** und es kommt zur Ejakulation (anders als Lycopodium-clavatum-Jugendliche, die sich im spielerischen Flirt wohl, aber körperlich sehr unsicher fühlen und deshalb lange auf Abstand bleiben).

Die Jugendlichen neigen dazu, ihre emotionalen Unsicherheiten durch **obszöne Angebereien** zu überspielen. Sie spielen gerne den großen erfahrenen Mann, geben sich **dandymäßig** und **werfen mit Geld um sich.**

> Auf **geringe Anreitzung, verliebte Entzückung.** (n. 5 St.) (RAL).
>
> Auf geringe Anreitzung oder nur leichte Berührung des Frauenzimmers, entsteht **Begattungs-Entzückung**, vorzüglich früh im Bette. (n. 8 St.) (RAL).
>
> Grausen erregende **Träume** (z. B. von **wilden Thieren**) (RAL).

Lösung aus familiären Bindungen

Die Ablösung aus dem Elternhaus gelingt den Nux-vomica-Jugendlichen, die vor allem auf eigenen Beinen stehen wollen, anscheinend leicht. Sie sind viel unterwegs und scheinen die Geborgenheit des Elternhauses nicht zu brauchen. Sie verhalten sich so, als ob die Bindungen zu geliebten Bezugspersonen einfach vernichtet werden könnten.

Ihre Wünsche, gehalten oder „eingehüllt" zu werden, zeigen sich allenfalls in der Empfindlichkeit auf Kälte und Schmerzen.

Die Adoleszenten können wenig mütterliche Fürsorge annehmen und fühlen sich schon früh für ihr Leben selbst verantwortlich, wobei die aktive, handelnde Seite die passive überwiegt. Die Ablösung von zu Hause ist kaum von Heimweh begleitet. So lange die Jugendlichen das Gefühl haben, handeln und reagieren zu können, scheinen sie ihr Leben gut zu meistern.

Unter der harten Schale verbirgt sich ein weicher, schutzloser Kern. Sobald Situationen kommen, die es passiv auszuhalten gilt oder die handelnd nicht zu lösen sind, geraten sie in Ohnmacht. Die Jugendlichen leiden unter **Träumen von schlimmen Unfällen** oder **verstümmelten Körpern** und haben **Angst, dass anderen etwas zustoßen könnte.** Sie überfordern sich leicht im Gefühl, für alles zuständig zu sein und sich nur auf sich selbst zu verlassen. Denkbar sind Familien, in denen die Aufmerksamkeit der Eltern sich ganz auf ein krankes oder behindertes Geschwisterkind konzentriert, wobei vor allem Handeln und Aktionismus zählen und früh Verzicht auf emotionale Zuwendung gelernt wird. Die Kinder können nur noch auf sich selbst setzen. Mütterliche Wärme, die die Grundlage für passive Wünsche wäre, fehlte.

Die Einbildung, dass das **Bett verkauft** oder dass die **Mutter ermordet** sei, weist auf diese frühe Ungeborgenheit hin. Nux vomica ist häufig bei Schlafstörungen indiziert, selbst in der Nacht ist keine Ruhe zu finden. Die Schlafstörungen können sich in der Schwangerschaft verstärken. Die werdende Mutter fühlt sich gereizt und überfordert von der Aussicht, sich auch noch während einer Geburt oder im Erziehen eines Kindes perfekt bewähren zu müssen. Die Wehen beginnen vor dem Termin und die Geburt gestaltet sich quälend und erfordert nicht selten medikamentöse Hilfe. So ist bereits der Anfang des Lebens von **Krampf** und **Verspannung** und der **Schwierigkeit, Hilfe anzunehmen**, geprägt.

> Aengstliche, delirirende Phantasieen, Abends im Bette (in der neunten Stunde), als würde jemand zu ihm in's Bett kommen, es würde dann kein Platz darin seyn, – **man habe ihm das Bett verkauft** u. s. w. (RAL).
>
> ... eilte ins Zimmer und rief aus, dass **ihre Mutter ermordet** worden sein (Al).
>
> Geneigt, Fehler zu finden und zu schimpfen; mürrisch; dickköpfig; **ein geisteskrankes Verlangen, ihren Ehemann, den sie verehrt, zu töten**, wenn sie mit ihm allein ist (He).

Beziehungen zu Gleichaltrigen

In der Peergroup finden die **kontaktfreudigen** und **aktiven** Jugendlichen leicht Freunde. Sie können **herzlich** und verlässlich sein und sich um die Belange ihrer Altersgenossen kümmern, vor allem wenn es sich um jüngere oder schwächere Kameraden handelt. Mit Gleichstarken steht die Rivalität im Vordergrund. Sie übernehmen oft viel Initiative, gehören zu den Anführern und **dominieren** die anderen in ihrer

impulsiven und heftigen Art. Wenn sie sich in ihrer Stellung bedroht fühlen, geraten sie heftig ins Kämpfen.

Nux-vomica-Adoleszente haben ein klares **Empfinden für Recht und Unrecht**, wobei sie vor allem für sich selbst kämpfen und ungeduldig werden, wenn sie durch die Einmischung von anderen an ihren Plänen gehindert werden.

Die Jugendlichen finden ihre Kontakte über gemeinsame Hobbys, Mannschaftssport etwa, wobei sie sich völlig in die Gruppe eingeben und verausgaben. In Beziehungen sind sie **besitzergreifend** und suchen sich eher schwächere Partner, denen sie sich überlegen fühlen und für die sie sorgen können.

Die Jugendlichen verdrängen ihre emotionalen Seiten, die sie zu „übermannen" drohen. Unter der Einwirkung von Alkohol lässt die Kontrolle nach und es können sich unvermutet weiche und weinerliche Züge zeigen.

Die Jugendlichen sind häufig in heftige Kämpfe gegen Einmischung durch andere verwickelt, gegen deren Fehler sie äußerst intolerant sind. Sie **haben** von Natur aus **Recht** und fechten ihre Angelegenheiten bis zum Äußersten durch. Nachzugeben oder einzulenken, käme einer Schwäche gleich, die sie unter keinen Umständen zugeben würden. In ihren **Streitigkeiten** werden sie leicht ausfällig und **unverschämt.** In einem Streit das Gesicht zu wahren, scheint für die kränkbaren Nux-vomica-Jugendlichen ein existenziell wichtiges Anliegen zu sein. Sie sind **äußerst empfindlich auf jede Demütigung oder vermeintliches Unrecht**, das ihnen zugefügt wird.

Selbst gute **Ratschläge** oder **liebevolle Zuwendung** werden rasch als eine **unzulässige Einmischung** empfunden.

> Sie **kann sich selbst über die kleinsten Uebel nicht hinwegsetzen** (RAL).
>
> Er **weint, wenn man ihm nur im Mindesten zuwider** handelt (RAL).
>
> Sehr geneigt, **Andern ihre Fehler heftig vorzuwerfen** (RAL).
>
> **Zanken, Vorwürfe, Schimpfreden, eifersüchtige Schmähungen**, mit unzüchtigen Ausdrücken gemischt – dann bald Heulen und Lautweinen (RAL).
>
> Mit **Hartnäckigkeit widerstrebt er dem, was Andre wünschen.** (n. 1 St.) (RAL).

Schulische und berufliche Entwicklung

In Schule und Arbeit sind die Jugendlichen **zielstrebig** und fast krankhaft **ehrgeizig.** Durch ihre kompromisslose, undiplomatisch **rechthaberische** Art verwickeln sie sich häufig in Konflikte mit Autoritätspersonen.

Sie sind interessiert und lieben geistige oder künstlerische Arbeiten, die sie exzessiv, oft bis in die Nacht hinein, betreiben. In ihrem Drang, zu den Besten zu gehören, verausgaben sie sich zuweilen völlig. In einem wichtigen Projekt, das sie mit äußerster **Genauigkeit** und **Pingeligkeit** verfolgen, zu scheitern, kommt einem totalen menschlichen Scheitern gleich.

Es ist, als ob sie ihren Wert fast ausschließlich über Themen der **Ehre** und der **sozialen Stellung** definierten. Sie gehören zu denjenigen, die krank werden, wenn sie bei einer sportlichen Herausforderung oder bei einer wichtigen schulischen Aufgabe versagen. **Geld**, soziale Stellung und **Leistungen** sind existenziell wichtig.

Da sie überall mithalten müssen, sowohl in der Schule als auch bei Sport und Freizeit vorne sein müssen, neigen sie dazu, ihre Grenzen zu überschreiten und in Burnout-Zustände zu geraten.

> Träume von **emsig zu besorgenden Geschäften** (RAL).
>
> **Unentschlüssigkeit, beständiges Schwanken** in seinem Vorhaben (RAL).
>
> Sie **wollte gern viel thun, meint aber, es gerathe nicht** (RAL).
>
> Es **hindert ihn, er weiß selbst nicht, was, vorzüglich an wissenschaftlichen Beschäftigungen** (RAL).
>
> Des Morgens, **Scheue vor solcher literarischen Beschäftigung**, bei welcher man selbst denken und selbst die Ideen aus sich entwickeln muß (RAL).
>
> **Unfähig, gehörig zu denken**, verspricht er sich oft im Reden, sucht die Worte mit Anstrengung und bedient sich unpassender Ausdrücke; er **irrt bei Angabe von Maaß und Gewicht** (RAL).
>
> **Helles Bewußtseyn seiner Existenz; feines, starkes, richtiges Gefühl für Recht und Unrecht** (RAL).

Übernahme von Verantwortung – Identität

Die **Wahnidee, ohne Herz leben zu können**, ist eine der Größenfantasien von emotionaler Unverletzlichkeit, deren Kehrseite die große

Empfindlichkeit gegen jede Art von Schmerzen darstellt.

Der Hang zum übermäßigen Konsum von Alkohol und sonstigen **Genussmitteln** dient neben dem bloßen „Aufputschen“ auch der Sehnsucht, dem Zustand der Dauerspannung zu entfliehen und den Körper im Rausch fallen zu lassen. Dadurch kann es zu Überreiztheit kommen, in denen keine konzentrierte Arbeit mehr möglich ist und nur noch der völlige Rückzug bleibt.

Vor dem Hintergrund ihrer Rücksichtslosigkeit sind die Jugendlichen in verzweifelten Phasen von Schuldgefühlen zerknirscht.

Die **Verzweiflung bei Schmerzen**, Überarbeitung oder nach Scheitern eines Projekts kann zu **suizidalen Gedanken und Handlungen** führen.

> Aengstlich und bänglich, **als wenn er etwas Böses begangen hätte** (RAL).
>
> Sie **sucht Ruhe und Stille** (RAL).

DD: Nux vomica – Zincum metallicum

Gemeinsam: Große Erregbarkeit. Nerven liegen blank. Schlaflosigkeit. Empfindlichkeit (Lärm, laute Stimmen, Musik). Genauigkeit. Erschöpfung nach zu viel Lernen. Brauchen Ruhe.

Bei Nux vomica handelt es sich eher um ursprünglich starke Jugendliche, die sehr leistungsfähig, leidenschaftlich und ehrgeizig sind und sich über ihre Grenzen belastet haben. Sie sind immer mit einer Aktivität beschäftigt. Es geht vor allem um Durchsetzung und Rivalität. Gute Leistungen von anderen machen sie neidisch.

Bei Zincum metallicum dagegen fehlen die Mittel zur Durchsetzung. Es handelt sich oft um Folgen nach einer **lange zurückliegenden Unterdrückung**. Ausschläge gehen nach innen. Die Reaktionen sind verzögert: In der Pubertät kommt es zu Tics und körperlichen Unruhezuständen. Schlafwandeln nach Gemütserregungen.

Emotionale Erregung verschlimmert, Schreck oder Tadel führt zu Krämpfen.

Prozesse bleiben stecken. Nichts kann sich mehr wandeln. Träume, sich mit Exkrementen zu beschmieren. Es ist, als ob sie den eigenen Dreck nicht loswerden könnten. (Besser durch Absonderungen; hört beleidigende Stimmen, die unflätig aus seinem Inneren zu ihm reden).

DD: Nux vomica – Aurum metallicum

Gemeinsam: Ehrgeizig. Aktiv. Leidenschaftlich. Übernehmen viel Verantwortung. Starkes Empfinden für Recht und Unrecht. Ehrgefühl. Kränkbarkeit. Entrüstung. Verzweiflung bei Scheitern.

In einem Aurum-metallicum-Zustand drückt sich mehr Sehnsucht nach Geborgenheit aus. Es handelt sich um Jugendliche, die auf eine „religiöse“ Art gebunden sind. Sie haben Heimweh und nehmen ihre Bindungen sehr ernst. Sie übernehmen viel Verantwortung gegenüber geliebten Menschen, während Nux vomica sich mehr für sich selbst verantwortlich fühlt.

Aurum-metallicum-Jugendliche neigen dazu, vor allem sich selbst **Vorwürfe zu machen** (Nux vomica sucht die Fehler bei den anderen). Das Grundgefühl, eine **Pflicht vernachlässigt** zu haben, ist kein Zug von Nux vomica, das weniger Zweifel und Selbstqual auf sich nimmt. Aurum-metallicum-Jugendliche sehnen sich danach, geliebt zu werden und fühlen sich gleichzeitig zu schlecht dazu. Ihr **Gefühl, wertlos** zu sein, weil sie ihren hohen Idealen nie gerecht werden können, führt häufig bereits in jugendlichem Alter in tiefe **Verzweiflung.** Aurum metallicum kann indiziert sein, wenn sich die **Genitalorgane** nur kümmerlich entwickeln, was kein Hinweis auf Nux vomica ist.

DD: Nux vomica – Lycopodium clavatum: s. Lycopodium clavatum S. 107

Phosphoricum acidum

Themen

- In der Pubertät werden frühe Erfahrungen des Mangels wach. Weigern sich bei Kummer zu essen. (Muttermilchablehnung).
- Verlust von Beziehungen führt in emotionale Schwäche und Indifferenz.
- Verlusterfahrungen beziehen den Körper mit ein: Anämie, Haarausfall, Urin-, Samen- und Stuhlverlust.
- Indifferenz. Schweigsamkeit. Trostaversion. Hass. Brüten vor sich hin.

Beobachtungen im Interview – Emotionen

Phosphoricum acidum passt für empfindsame Jugendliche, die vor dem Hintergrund emotionaler Überforderungen in **Schwäche** und **Indifferenz** geraten sind.

Typische **Auslöser** sind der **Verlust geliebter Menschen**, **Liebeskummer**, **Heimweh**, **enttäuschte Freundschaften**, wodurch das Mittel eine besondere Beziehung zur Adoleszenz bekommt. Auch **langsame Rekonvaleszenz** nach einer akuten Erkrankung in der Adoleszenz kann ein Hinweis auf das Mittel sein.

Vor der Erschöpfung gab es häufig Phasen großer Erregbarkeit und Nervosität. Die Jugendlichen haben wenig Möglichkeiten, auf Emotionen zu reagieren. Gefühle, vor allem Trauer und Verlust führen in **Apathie**, als ob alles Leben verloren gegangen wäre.

Im Interview breiten sich **Schwere** und **Dumpfheit** aus. Man hat das Gefühl, den Jugendlichen jede Antwort mühsam abringen zu müssen. Sie sprechen mit **monotoner Stimme** und **denken lange nach**, bevor sie **langsam antworten.** In der emotionalen Erschöpfung sind selbst die Tränen versiegt.

Um die Jugendlichen scheint eine Mauer der **Indifferenz** und **Verschlossenheit** zu liegen. Sie blocken Fragen ab und man schafft es schwer, ein Verständnis für die Entwicklung des jetzigen Zustandes zu bekommen. Anders als bei Natrum-muriaticum-Jugendlichen, die sich ebenfalls in Schweigen hüllen, sich aber, wenn sie sich verstanden fühlen, öffnen und froh sind, über Emotionales reden zu dürfen, können Jugendliche in einem Phosphoricum-acidum-Zustand wenig reflektieren, was mit ihnen passiert ist. Natrum-muriaticum-Jugendliche beginnen zu weinen, wenn man ihnen Zeit lässt, während diese Jugendlichen vollkommen blokkiert wirken können.

Ein körperliches Äquivalent ist der **Verlust von Körperflüssigkeiten** in der Folge emotionaler Überanstrengungen. Schmerzlose Durchfälle über Wochen, **Durchfälle nach Kummer**, **profuser Urinverlust** (nephrotisches Syndrom), **Samenverlust beim Stuhlgang** und eine **Neigung zu Blutungen** sind Symptome des Mittels.

Anorexia nervosa nach **Kummer** kann eine Indikation für das Mittel sein. Ebenso Herzbeschwerden und **Palpitationen** bei schnell wachsenden Jugendlichen.

In der äußeren Erscheinung ist den Adoleszenten nicht selten der Kummer und die Erschöpfung im Gesicht abzulesen. Die **Augen liegen tief und sind blau umschattet**, die **Nase spitz**, das **Gesicht** ist **blass.** Die Zähne sind morgens schmierig belegt. Bereits bei Jugendlichen kann ein schwerer **Haarausfall** (auch die **Wimpern** fallen aus) auf ein Versiegen der Kräfte hinweisen. **Anämie** in der Folge von tiefem Kummer kann eine Indikation für das Mittel darstellen. Die Jugendlichen sind schnell gewachsen, haben wenig Muskeln und neigen zu **Wirbelsäulenproblemen** und **Rückenschmerzen.** Die Haut über den Knochen ist gespannt und rot, **Wachstumsschmerzen** am Periost können quälend sein.

> Sehr **gereizt, ärgerlich, misslaunig** (RAL).
>
> Er spricht wenig, und **die an ihn gethanen Fragen beantwortet er ungern.** (n. 5 St.) (RAL).
>
> Er ward sehr **heiter und aufgelegt** (RAL).

Akzeptanz des Körpers

Die ausgeprägte Schwäche des Körpers auch im Bereich der sexuellen Funktionen kann die Inbesitznahme des eigenen Körpers und dessen libidinöse Besetzung erschweren. Der **Samen geht ab, ohne** dass es zu **Erektionen** käme. Im Genitalbereich **fallen** die **Haare aus.**

Typisch sind „Wachstumsschmerzen", die in Form quälender **Periostschmerzen** gespürt werden. Das Wachstum der Knochen, die der Festigkeit und dem Halt des Körpers dienen, ist schmerzhaft. Die **Essstörungen** aus Kummer sind ein Mittel, den emotionalen Mangel im Körperlichen auszudrücken.

> **Ohne verliebte Anreizung** weder durch Gedanken, noch Worte, noch Handlungen, **Anschwellung der Ruthe.** (RAL).
>
> **Geile Träume mit Samenerguß** mehrere Minuten lang. (n. 1 3/4 St.) (RAL).

Sexuelle Identität

Die Reifung des Körpers und die Entwicklung der Sexualität verstärkt die emotionale Überforderung. Es handelt sich um Jugendliche, die sich in ihrer **Erregbarkeit leicht verlieben.** Aus Angst vor emotionaler Nähe werden Wünsche nach nahen Beziehungen über Sexualität gespürt.

Es kommt zu einer Überflutung durch sexuelle Fantasien, was zu Denk- und Konzentrationsstörungen führen kann (Staphysagria). Beschrieben sind **Gedächtnisverlust**, **Stumpfheit** und **Sehstörungen** im Zusammenhang mit sexuellen Betätigungen oder Masturbation. Die Jugendlichen werden verzagt und hypochondrisch, wobei auch traumatisierende **Missbrauchserfahrungen** eine Rolle spielen können.

Schwäche oder **Traurigkeit nach Koitus** zeigen, in welchem Maße eine körperliche Vereinigung emotional überwältigen kann.

Lösung aus familiären Bindungen

Die Ablösung vom Elternhaus kann mit ausgeprägtem **Heimweh** verbunden sein, das die Jugendliche in Zustände völliger Passivität und Erschöpfung bringt. Das Mittel ist häufig nach dem ersten Verlassen des Elternhauses hilfreich, dem Antritt eines Studiums etwa, vor allem, wenn sich zusätzlich die ersten Liebesbeziehungen schwierig gestalten.

Jede Separation, sei es der **Verlust einer nahen Bezugsperson**, von Freunden oder sogar eines geliebten Haustiers kann einen Zusammenbruch herbeiführen.

Bereits die erste nährende Beziehung zur Mutter war von Mangel und Schwäche bestimmt. Phosphoricum acidum ist ein häufiges Mittel, wenn in der Folge des Stillens die Mutter in Schwäche und eine emotionale Erschöpfung gerät. Babys **lehnen** die **Muttermilch ab** oder das Stillen gestaltet sich schwierig, weil die Milch nicht ausreicht, das Kind zu ernähren. **Kinder erbrechen die Milch.** In der weiteren Entwicklung fallen **Wachstums-** und **Entwicklungsstörungen** auf. Kinder wachsen zu schnell oder zu langsam, es kommt zu **Ernährungsstörungen**, **Rachitis** oder häufigen **Infekten**, von denen die Kinder sich schwer erholen.

> Oefteres **Aufschrecken die Nacht aus dem Schlafe**, als wenn er herab und in's Wasser fiele (RAL).
>
> **Gemüth weinerlich, wie von Heimweh** (RAL).

Beziehungen zu Gleichaltrigen

Die Kinder und später die Jugendlichen sind lebhaft, erregbar und sehr **empfindlich auf Grobheit, Vorwürfe** oder jede Art von emotionalen Traumata. Es fehlen die Spielräume, in denen es möglich ist, Beziehungen zu halten, wenn die andere Person nicht anwesend ist. Die Adoleszenten sind intensiv an ihre Freunde gebunden und jede **Trennung** oder jeder **Verlust** wirkt **wie ein Schock.**

Enttäuschungen in Freundschaften können wie ein Sturz ins Leere wirken.

Aggressionen zeigen sich vor allem in **Gereiztheit.** Jede **Kleinigkeit** bringt als zusätzliche Überforderung aus der Fassung. Die Jugendlichen sind besonders beim Erwachen morgens **mürrisch** und schlecht gelaunt. Dabei fällt es schwer, richtig zu streiten und dabei auch etwas zu bewirken. Die Adoleszenten können auf Ungerechtigkeiten oder Ärger und Streit wenig reagieren. Sie gehen in ihr Zimmer, **brüten vor sich hin** und fühlen sich **wie gelähmt.** Teilweise zermürben sie sich mit **Selbstvorwürfen.** Bei freundlichem Zureden verschließen sie sich eher noch mehr.

Anders als bei Ignatia-amara-Jugendlichen, die auch auf Kummer mit Rückzug und Depression reagieren, fehlen hier die „Szenen" und das widersprüchlich wechselnde Verhalten. Die für Ignatia amara typischen unterdrückten Verführungswünsche, die sich in den expressiven Körper- und Gemütssymptomen zeigen, sind hier nicht spürbar. An die Stelle expressiv ausgedrückten Ärgers können sich **Hassgefühle gegenüber enttäuschenden Personen** entwickeln.

Für suizidale Gedanken oder Handlungen ist die Schwäche zu ausgeprägt.

> Unruhige Nacht, mit **Träumen voll Zank und Streit** (RAL).
>
> Unzufriedenheit mit sich selbst, **Selbstvorwürfe** (RAL).

Schulische und berufliche Entwicklung

Die Leistungen in der Schule oder in beruflichen Ausbildungen sind durch die **rasche Überforderung** im Bereich der kognitiven Fähigkeiten beeinträchtigt. Jede Arbeit wird zum Druck. Die Jugendlichen fürchten sich vor jeder Anstrengung und fühlen sich nach langen **Prüfungsvorbereitungen** leer und **erschöpft**, so dass sie kaum mehr ihr Zimmer verlassen und zu nichts mehr Lust haben. Die **dumpfen Kopfschmerzen im Hinterkopf** (hier befinden sich vor allem die Hirnareale, die der primären Verarbeitung der Emotionen dienen) machen jedes geordnete Denken unmöglich.

Übernahme von Verantwortung – Identität

Kognitive Fähigkeiten sind eng verknüpft mit der Lebendigkeit von Gefühlen. (Man kann nur lernen, was man positiv „besetzen" kann.) Bei Phosphoricum-acidum-Jugendlichen handelt es sich häufig um intelligente Jugendliche, die zu guten Leistungen fähig wären.

Jede emotionale Überforderung führt zu **Stumpfheit**, **Indifferenz** und **Vergesslichkeit** – was bis zu **völliger Lernunfähigkeit** gehen kann.

Phophoricum acidum kann bei Gedächtnisschwäche nach Drogenmissbrauch angezeigt sein.

Die kognitive Schwäche führt zusammen mit der emotionalen Gleichgültigkeit dazu, dass die Jugendlichen sich gar nichts mehr zutrauen und **Angst vor jeder neuen Herausforderung** haben.

> Die erste Nacht, **Träume von Todten**, wobei er sich sehr ängstigt und dann, halb erwacht, sich ungemein fürchtet (RAL).

DD: Phosphoricum acidum – Natrum muriaticum

Gemeinsam: „Kummermittel". Folgen nach Verlust von geliebten Menschen, enttäuschter Liebe. Depressive Reaktionen. Stiller Kummer. Gleichgültigkeit gegen jedes Vergnügen. Rückzug aus allen Kontakten. Kopfschmerzen und Konzentrationsstörungen nach Kummer.

Natrum-muriaticum-Jugendliche bleiben auch im Kummer mehr verbunden mit ihren Emotionen. Wenn es im Interview gelingt, Vertrauen herzustellen, öffnen sie sich und erzählen dankbar von ihrem Schmerz. Sie sind in der Lage, ihre Situation einzuordnen und kohärent darzustellen. Man kann sich in die Geschichte ihres Leidens hineinversetzen und erfährt dabei meistens etwas über die Beziehung zur Mutter oder zu den Geschwistern, während man zu Jugendlichen in einem Phosphoricum-acidum-Zustand kaum nahen Kontakt herstellen kann.

Natrum-muriaticum-Patienten sind hysterischer im Ausdruck ihrer Gefühle, **Lachen wechselt mit Weinen**, sie sind unterschwellig sexualisiert – Züge, die im fast kataleptischen Zustand von Phosphoricum acidum nicht auffallen.

DD: Phosphoricum acidum – Helleborus niger

Gemeinsam: Gleichgültigkeit, Indifferenz nach Liebesenttäuschung. Brüten vor sich hin.
Bei Helleborus niger können zwar Reize noch aufgenommen werden, aber die **Betäubung** macht Reaktionen nur teilweise möglich. Die **Stirn ist gerunzelt**, trotz großer Anstrengungen **kommen** die **Antworten nur langsam**. Bei Phosphoricum acidum ist die Erschöpfung so groß, dass sie keine Anstrengungen mehr auf sich nehmen wollen.

Die Pathologie bei Phosphoricum acidum kann rasch in eine **körperliche destruktive Verlustreaktion** umschlagen. Anämie, Haarausfall, nephrotisches Syndrom, Diabetes mellitus oder anhaltende Durchfälle nach Kummer gehören nicht zum Wirkungsbereich von Helleborus.

Vor dem Trauma waren die Helleborus-niger-Jugendlichen sehr emotional, sie spüren alles zu heftig. Sie sehnen sich nach Mitgefühl, da ihre eigenen Emotionen sie hilflos machen. Die Nerven liegen blank. Auf eine zu starke Verletzung hin schaltet sich jegliche Reaktionsfähigkeit aus. Die Jugendlichen wollen reagieren und können nicht. Bei Lampenfieber wissen sie, was sie antworten wollen, aber sie bringen es nicht heraus. Die Aufnahme von Reizen ist vorhanden, aber es fehlt die Antwort. Trost macht sie zornig, da sie sich ihres Versagens noch teilweise bewusst sind und dadurch ihr Stolz gekränkt ist (Hochmut).

Bei Helleborus niger haben Emotionen vor allem einen Einfluss auf die **Genitalorgane**. Häufig kommt es nach Streit zu Menstruationsproblemen oder es entwickelt sich eine **Amenorrhöe nach enttäuschter Liebe**.

DD: Phosphoricum acidum – Opium

Opium wird nach Schock komplett **schmerzlos** und leidet im Vergleich zu Phosphoricum acidum und Helleborus niger weniger. Während Helleborus niger und Phosphoricum acidum reagieren, wenn man sie anspricht, bleibt Opium teilnahmslos.

Auslöser des indifferenten Zustands sind nicht Liebesenttäuschung, sondern vielmehr die **Folgen eines überwältigenden Schocks**, der wie eine psychische Gewalterfahrung wirkte. Es kann sich dabei um eine Beschämung, um Folgen nach Grobheit und Tadel oder auch den Anblick eines Unfalls handeln. Der Opium-Zustand scheint eine Überlebensmöglichkeit für kaum mehr aushaltbare Situationen zu sein.

Opium bringt Menschen, die nach einem Trauma psychisch tot erscheinen, wieder ins Leben zurück, indem es eingefrorene Entwicklungen wieder in Gang bringt (Glaubt, die Arme und Beine gehören nicht zu ihm). Vorherrschend ist die körperliche und psychische Lähmung. Ein **Gefühl, wie im Himmel zu sein oder keinen Körper mehr zu haben**, führt dazu, dass das Leiden im Vergleich zur Pathologie gering ist.

Phosphorus

Themen

- Spüren sich nur im ständigen direkten Kontakt mit anderen lebendig. Wollen Liebe geben und nehmen.
- Folgen nach Liebesenttäuschung. Liebesverlust bedeutet psychischen Tod. Liebe schlägt in Hass und Rache um.
- Angst um andere Menschen.
- Extreme Sorge und Zuneigung mündet in Gleichgültigkeit.
- Fühlen sich als etwas Besonderes. Hochmut.
- Schamlos, versuchen Kontakt über Sexualität zu finden.
- Unsichere Körpererfahrung. Bilder von Fragmentierung. Ersticken. Hypochondrische Ängste.

Beobachtungen im Interview – Emotionen

Im Interview mit Jugendlichen in einem Phosphorus-Zustand stellt sich leicht Kontakt her. Die Adoleszenten wirken **herzlich** und lassen sich gerne „**magnetisieren**", d.h. sie sind empfänglich, sich durch andere „berühren" zu lassen. Nicht immer entsteht dadurch leicht eine tiefe emotionale Beziehung. Wie ein Magnet seine Wirkung nur zeigt, solange der direkte Kontakt da ist, fühlen die Jugendlichen sich nur lebendig, solange sie durch andere belebt werden oder andere beleben können. Dabei kann im Gespräch plötzlich der Kontakt verloren gehen, der Blick verliert sich ins Leere, als ob ein Feuer erloschen wäre.

Die Jugendlichen können in ihrer Kleidung einen **Hang zu Besonderem** haben. Sie kleiden sich nicht immer wie der Mainstream es vorschreibt, aber oft in Farben und Stil schön. Teilweise wirkt es, als ob sie „großer Mann“ oder „große Dame“ spielten.

Auffällig ist eine **langsame Auffassungsgabe**, als ob es trotz aller Vigilanz an einem wirklichen Verständnis für die eigene Innenwelt und die anderer mangele. Um die nötigen Informationen zu bekommen, muss man genau fragen, da ansonsten der Verstand wie blockiert sein kann (Seghal, 2001). **Verschlossenheit** ist ein wichtiger Zug bei Phosphorus. Das Gespräch ist selten so emotional und tief wie es zum Beispiel bei Natrum-muriaticum-Jugendlichen sein kann, wenn man Vertrauen gefunden hat. Es fehlt auch die Höflichkeit und Schmeichelei, wie sie für einen Lycopodium-clavatum-Jugendlichen, der unbedingt ein gutes Bild abgeben will, typisch ist. Diese beiden Mittel passen für Jugendliche, die bewusster auf Beziehungen ausgerichtet sind. Man hat bei Phosphorus das Gefühl einer Unbestimmtheit, gepaart mit einem gewissen **Hochmut**, was den Zugang zu emotionalen Themen schwierig macht.

Die Jugendlichen sind oft **schlank, hochgeschossen** und haben manchmal in der Folge des raschen Wachstums eine schlechte, etwas **gebückte Körperhaltung** (Calcarea carbonica, Calcarea phosphorica, Natrum muriaticum, Sulphur lotum, Tuberculinum). Sie können sowohl körperlich als auch intellektuell **frühreif** wirken, obwohl Phosphorus auch bei **retardierten Zuständen** ein häufig indiziertes Mittel ist.

Auffallend ist eine gewisse Erregung und **Ruhelosigkeit.** Veränderungen in der Umgebung werden sofort registriert und beantwortet. **Schüchternheit, rasches Erröten, Unruhe in den Beinen** sind oft Ausdruck dieses „erethischen“ Zustands.

> **Traurigkeit in der Dämmerung**, einige Abende nach einander, zur gleichen Stunde (CK).
>
> Angst zuweilen, **Abends, wie zum Sterben.** (d. 1sten Tag.) (CK).
>
> Aengstlich besorgt, wegen **unglücklichen Ausgangs ihrer Krankheit** (CK).
>
> **Lustig, gutgelaunt, sie singt und trällert** (CK).
>
> **Freiheit des Geistes**, wohlgemuthet, mit angenehmer Wärme im ganzen Körper, besonders an den Händen, die ganz roth sind von Blut-Andrang; **es ist ihm Alles heller.** (d. 2. T.) (CK).
>
> Sie muss **wider Willen lachen, während sie traurig ist** (CK).

Akzeptanz des Körpers

Phosphorus kann indiziert sein, wenn die Mutter in der Schwangerschaft oder beim Stillen ihres Kindes in einen **sexualisierten Zustand** gerät. Statt einer emotionalen Bindung kommt es zu einer Stimulierung der sexuellen Wünsche.

Vorherrschend sind innere **Bilder der Fragmentierung.** Grenzen nach innen und außen werden schlecht gespürt. Es kommt zu Gefühlen der Auflösung, der Verschmelzung oder dem Gefühl, **körperlos** zu sein. Der Bezug zu solchen Empfindungen, die den **Todeswünschen** der Adoleszenz entsprechen, machen Phosphorus zu einem bei Jugendlichen häufig indizierten Mittel.

Alle Veränderungen im Körper werden als bedrohlich erlebt und die Adoleszenten sind immer wieder von **Vorstellungen, unheilbar krank** zu sein, verfolgt. Jede Blasenentzündung stellt sich als unheilbare Krankheit dar, bei jedem harmlosen Infekt kann es zur **Sehnsucht** kommen, wieder wie ein kleines Kind **im Bett der Eltern** zu **liegen.**

Im Somatischen weist die **Blutungsneigung** und die Neigung zu Durchfällen mit **unkontrollierbarem Stuhlabgang** auf Verlustthemen hin. Es besteht eine ausgesprochene Tendenz zu destruktiven Erkrankungen wie schweren **Pneumonien, Blutungen** oder **Tumorerkrankungen.** Die Beziehung zu Erkrankungen der Sinnesorgane wie **Schwerhörigkeit** oder **Optikusatrophien** weist auf Neigungen hin, die Verbindung zu anderen Menschen ganz abzuschneiden (autistische Tendenzen).

> Peinigende **Träume von Läusen** (CK).
>
> Aengstliche Phantasm beim Einschlafen, **als packe ein böser Mensch ihn bei der Gurgel und wolle ihn würgen.** (n. 4 T.) (CK).
>
> Traum von **Blutsturz** (CK).

Sexuelle Identität

Das **schamlose** Exponieren des Körpers kann ein Mittel sein, andere über bloße körperliche Nähe an sich zu ziehen und ist ein Ausdruck der **Verlassenheit.** In ihren Liebesbeziehungen brauchen die Phosphorus-Jugendlichen **viel Zärtlichkeit** und haben große Angst, fallen gelassen zu werden, was einem psychischen Tod gleichkommen würde. Sexuelle Kontakte werden herbeigesehnt und gleichzeitig gefürchtet, da sie die fragile körperliche Integrität gefährden und den Wünschen, körperlos zu sein, entgegenstehen. Die **Entwicklung der Genitalorgane** kann **verzögert** sein.

> **Zärtlichkeit.** (Nachwirkung.) (CK).
>
> **Schamlosigkeit; sie entblösst sich und will nackt gehen**, wie wahnsinnig (CK).

Lösung aus familiären Bindungen

Phosphorus-Adoleszente haben Mühe, sich von den familiären Wurzeln zu lösen und eine eigene Identität zu entwickeln.

Das Mittel spielt bei Ängsten im Zusammenhang mit Trennungen und **Liebesenttäuschungen** eine wichtige Rolle. Die Jugendlichen lösen sich emotional schwer und leiden unter **Heimweh**, wenn sie die Familie oder andere geliebte Menschen verlassen.

In Phosphorus-Zuständen ist der Kontakt mit anderen Menschen als eine Quelle des Lebens und des Lichts notwendig. Geliebte Menschen loszulassen beinhaltet Fantasien der Auflösung und des Todes. Es ist, als ob die Jugendlichen nur in der physischen Anwesenheit anderer Menschen Schutz vor ihren bedrohlichen Innenwelten fänden.

Beim **Alleinsein** kommt es zu **Todesängsten.** Kinder **klammern sich** an andere Menschen. Sie **scheuen alles Dunkle**, alle Ängste sind in der Dämmerung schlimmer.

Die Thematik bewegt sich zwischen den Polen intensivster Nähe und plötzlichem Verlust der emotionalen Verbindung. Vorstellbar als Hintergrund einer solchen Symptomatik sind etwa eine Krankheit der Mutter nach der Geburt oder eine depressive Reaktion der Mutter nach Verlust eines nahen Menschen.

Große Liebe zur Familie kann in emotionale **Gleichgültigkeit** umschlagen. Das Verhalten schwankt zwischen Nähe und autistischem Rückzug, in dem es zu **Indifferenz gegen die Familie** und gegen geliebte Menschen kommt.

Anders als Adoleszente in einem Arsenicum-album-Zustand, die gefährdet sind, eine Anorexie zu entwickeln, ist die Neigung zu Essstörungen bei Phosphorus keine typische Form der Verarbeitung. Die Mutterthematik bei Arsenicum album dreht sich um Ängste, falsche oder ungenügende emotionale Nahrung zu bekommen. Bei Phosphorus handelt es sich darum, entweder in der Beziehung zu **ersticken** oder völlig aus der Beziehung zu fallen und zu **sterben.**

> Traurig und melancholisch, **als habe sich unter den Seinen ein Unglücksfall ereignet.** (n. 14 T.) (CK).
>
> Mürrisch, jeder Gegenstand, besonders **Menschen und Geräusch, sind ihm sehr zuwider** (CK).
>
> **Menschen-Hass** (CK).
>
> **Erhöhung des Gemein-Gefühls** (CK).
>
> **Gleichgültig gegen ihr sonst geliebtes Kind** (CK).

Beziehungen zu Gleichaltrigen

Sie leiden unter Ängsten und **Heimweh**, wenn sie die **Familie verlassen**, obwohl es den sentimentalen jungen Menschen leicht gelingt, neue Beziehungen zu knüpfen. Die Adoleszenten sind ihren Freunden sehr zugewandt. Die **Ängste um andere Menschen** haben bei den Phosphorus-Jugendlichen weniger altruistische als **egoistische Motiv**e, als Ausdruck des Angewiesenseins auf andere.

Die Aggressionen bei Jugendlichen in einem Phosphorzustand können heftig sein und bis zu **Gewalttätigkeiten** gegen andere reichen. Größenfantasien sind ausgeprägter als bei Silicea terra, Natrum muriaticum, Carcinosinum Burnett oder Calcarea phosphorica. Die Jugendlichen sind **hochmütig** und **egozentrisch** und **kommandieren** zu Hause alle herum, wobei es nicht um Macht und Kontrolle über andere geht (wie bei Lycopodium clavatum oder Arsenicum album). Die Jugendlichen neigen zu **Selbstüberschätzung** und wollen sich als etwas Besonderes fühlen (**Wahnidee**, eine **noble Dame** zu sein). Aggressionen können bis zu **Tötungswünschen** reichen.

Im Gegensatz zu Arsenicum-album-Jugendlichen fehlen die Tendenzen zu religiösen und schuldhaften Verarbeitungen: keine ausgeprägte Religiosität, keine Selbstvorwürfe, keine Gefühle, Pflichten vernachlässigt zu haben.

> **Aerger über jede Kleinigkeit**, dass er ausser sich ist (CK).

Beängstigung die ganze Nacht, ohne Hitze, **als hätte er Jemanden umgebracht**, mit stetem Umherwerfen (CK).

Aengstlicher Traum, **von beissenden Thieren**, sie schrie auf und erwachte sehr geängstigt (CK).

Träume von **Feuer, mit Schreien und um sich Schlagen** (CK).

Träume von **Todten, von Raufereien** u. s. w. (CK).

Schulische und berufliche Entwicklung

Sich in der Schule oder Ausbildung zu bewähren, ist für die Adoleszenten äußerst wichtig. Sie sind **ehrgeizig** und wollen die verlangten Leistungen bringen. Sie sind **leicht zu begeistern**, wenn das Klima in der Klasse stimmt und sie Kontakt zu den Lehrern finden. Kraft und Ausdauer sind jedoch begrenzt – das erste Feuer verlöscht schnell. Die Jugendlichen brauchen viel Schlaf, um sich immer wieder zu erholen – und haben doch das Bedürfnis, im Nachtleben der Freunde mithalten zu wollen. Bei Überforderung kommt es zu **Kopfschmerzen**, **Müdigkeit** oder **fieberhaften Infekten**, die lange Rekonvaleszenzzeiten erfordern.

Lebhafte Träume voll **unruhigen Treibens und Geschäften, mit denen er nicht fertig werden konnte** (CK).

Übernahme von Verantwortung – Identität

In einem Phosphorus-Zustand hört man von inneren Bildern der **Fragmentierung** oder **Auflösung**: Gefühl, nur noch **Licht ohne Körper** zu sein, **gewürgt** zu **werden, durch den Boden zu sinken** oder die Empfindung, als ob die **Knochen in Stücke**, die **Beine abgetrennt** seien. **Träume von Blut und Mord.** Werfen sich vor, an obszönen Taten schuldig zu sein. Während sich im äußeren Bild oft vorwiegend das Helle und Lichte darstellt, herrscht in den inneren Vorstellungen Gewalt und Tod.

Enttäuschungen oder Verluste sind mit Todesfantasien verbunden und können emotional kaum verarbeitet werden. Kummer führt in tiefe Identitätskrisen oder im extremen Fall in Krankheit: „Grief undermining constitution" (Hering).

Die Adoleszenz kann eine zweite Chance darstellen, Trennungskonflikte noch einmal zu bearbeiten – eine Aufgabe, die bei den Jugendlichen an existenzielle Themen rührt und die Gefahr des **Identitätsverlusts** oder einer schweren körperlichen Krankheit mit sich bringt.

Die **hellsichtigen Zustände** weisen auf die Tendenzen, die Grenzen zu anderen aufzulösen und in sich in ein narzisstisches Gefühl des „Einsseins mit allem" zu begeben. Die Jugendlichen sind gefährdet, ihrer Sehnsucht nach Entgrenzung im **Drogenabusus** nachzugehen.

Delirierende Fantasien im Schlummer und im Wachen, als sey sie auf einer **entfernten Insel**, habe **grosse Geschäfte, sey eine vornehme Dame** (CK).

DD: Phosphorus – Medorrhinum

Gemeinsam: Offenheit. Kontaktfreudigkeit. Gerne Gesellschaft. < Alleinsein. Suchen dauernd Kontakt. Voller Ängste und Einbildungen. Furcht vor Geistern, Dunkelheit. Krankheitsängste.

Die inneren Themen bei Medorrhinum drehen sich nicht um die für Phosphorus typische Spannung von **Leben und Tod, Licht oder Dunkelheit, Liebe und Hass**. Phosphorus-Jugendliche brauchen die ganze Zeit viel Zuneigung. Sie klammern sich an die Familie oder an Partner. Lassen sich gerne massieren.

Medorrhinum-Jugendliche fühlen sich in einer beständigen inneren Hetze. Sie flüchten sich in Lebenslügen, um sich den beängstigenden Insuffizienz- und Versagensgefühlen nicht stellen zu müssen. Während Phosphorus tiefe Bindungen sucht, scheuen Medorrhinum-Jugendliche es, in Beziehungen Verantwortung zu übernehmen.

In den Träumen und Wahnideen zeigen sich große Unterschiede: Bei Phosphorus zeigen sich Bilder von **Blut, Mord, Tod, Schweben, Ersticken oder Erwürgtwerden**. Die Fantasien von Medorrhinum drehen sich darum, **verführt, verfolgt oder verdammt** zu werden. Sie träumen oft davon, nicht rechtzeitig zu sein oder bei Prüfungen zu versagen.

DD: Phosphorus – Hyoscyamus niger

Gemeinsam: Schamlosigkeit in Kleidung und Gehabe. Exaltiertheit. Psychosenahe Zustände durch Liebesenttäuschung.

Bei Hyoscyamus niger herrschen Themen der **Eifersucht** und **Entwertung** vor. Hyoscyamus-niger-Jugendliche fühlen sich von nahen Menschen **betrogen** und reagieren in allen späteren Beziehungen mit krankhaftem **Misstrauen, Bösartigkeit** oder **List**, um nicht wieder enttäuscht zu werden.

Die starken Schamgefühle führen in Schweigen und Depression. Bei Phosphorus geht es in den Beziehungen nicht um das Gefühl **betrogen und beschämt** zu werden. Vielmehr wird **Liebesverlust** mit **Gewalt** und **Tod** gleichgesetzt. Träume, jemanden ermordet zu haben, erscheinen bei Hyoscyamus niger nicht.

Platinum metallicum

Themen

- Fühlen sich in ihrem Wert nicht anerkannt und gering geschätzt. Einsamkeit. Isolation.
- Die Eltern entsprechen nicht ihren Vorstellungen.
- Versuchen über Extravaganz und äußeren Glanz ihrer Besonderheit Ausdruck zu geben. Pflegen den Kult des Körpers.
- Gefühl von Größe – alle anderen sind klein. Verächtliches Herabschauen auf andere Menschen.
- Sexualisierte, leidenschaftliche Beziehungen können in kalte, berechnende Gefühlsabweisung münden.

Beobachtungen im Interview – Emotionen

Platinum metallicum ist bei Jugendlichen in der Pubertät indiziert, deren Verhalten im Interview **hysterische affektierte Züge** zeigen kann. Sie fallen durch exzentrische Kleidung, **Extravaganz**, **Koketterie** und **Hochmut** auf und pflegen in großem Maß den Kult ihres Körpers. Die Adoleszenten stellen sich gerne dar und lachen oder weinen viel, häufig im raschen Wechsel. Ihr emotionaler Ausdruck und ihre Art zu sprechen wirken übertrieben und unpassend (im Unterschied zu Lachesis muta, das echtere Gefühle zeigt), was nicht zu den unterschwelligen Gefühlen der Einsamkeit passen will, die sich im Interview breit machen können. Mädchen geben sich zuweilen auffallend männlich, während bei jungen Männern weibliche Züge auffallen können.

Man wird in ein Spiel der Koketterie und des hochmütigen Rückzugs eingesponnen, das man schwer emotional nachvollziehen kann. In der Gegenübertragung machen sich Gefühle der **Entwertung**, des Manipuliertwerdens, der **Ohnmacht** oder Unbeholfenheit breit. Man fühlt sich klein oder in Frage gestellt.

In der Geschichte eines Platinum-metallicum-Zustands finden sich nicht zuweilen in der Eltern- oder Großelterngeneration Erfahrungen von **Verachtung** oder **Entwurzelung**. Platinum metallicum wurde bei manchen alten Autoren als ein typisches Mittel bei Emigranten beschrieben.

Der Kontakt ist trotz herzlicher Seiten von **Egoismus** und hochmütiger Distanz bestimmt, wobei man weniger auf Widerspruch stößt, als vielmehr einer überlegenen, ironischen **Herablassung** begegnet. Die Adoleszenten fühlen sich im Inneren **nicht geschätzt** und nicht zugehörig, wobei sie nicht wirklich um ihren Platz oder ihre Position kämpfen. Eher ziehen sie sich auf eine stolze Position der „Splendid Isolation" zurück. Anders als Lachesis muta mögen sie nicht gehalten oder „magnetisiert" werden, sie scheuen es, auch nur im Geringsten dem Einfluss anderer Menschen ausgeliefert zu sein. In ihrem Stolz helfen sie sich lieber selbst, als auf andere angewiesen zu sein.

Im **zusammengebissenen Kiefer**, dem **Händeringen** und dem **Zucken um den Mund** drückt sich Anspannung und Nervosität aus. Die Adoleszenten sind sehr **schmerzempfindlich** und schreien bei Menstruationsschmerzen laut, wobei sie gleichzeitig Hilfe suchen und ablehnen. **Verkrampfte Kontrolle** ist die wichtigste Abwehr von Gefühlen der **Einsamkeit.**

> Sehr weinerlich und verdriesslich; **sie muss oft unwillkürlich weinen**, was sie erleichtert (CK).
>
> Sehr **ernsthaft und einsylbig** den ersten Tag; den folgenden kommt ihr Alles **spasshaft und lächerlich** vor (CK).
>
> **Grosse Heiterkeit**, dass sie hätte **tanzen** mögen, eine halbe Stunde nach dem Weinen (CK).
>
> Unwillkürliche Neigung zum **Pfeifen und Singen** (CK).
>
> **Bei Heiterkeit des Gemüthes leidet der Körper und umgekehrt, bei Gemüthsleiden ist der Körper wohl** (CK).

Akzeptanz des Körpers

Viele sinnliche Wünsche und deren Abwehr drücken sich in Körpersensationen aus: **Zittern, Konstriktionsgefühle** oder **Taubheitsgefühle um den Mund** und am äußeren **Genitalbereich** können auf Platinum metallicum hinweisen. Die Hypersexualität hat im Gegensatz zu Lachesis muta eher hysterischen Charakter (im wörtlichen Sinne als von der Gebärmutter ausgehende sich über den ganzen Körper ausbreitende Konversionssymptome).

Häufig besteht eine große Angst, sich in sexuelle Beziehungen einzulassen. Die **Vagina** ist **extrem berührungsempfindlich** oder fühlt sich **taub** an.

Koitus löst Ängste aus und ist wegen der Hyperästhesie oder einer schmerzhaften Verkrampfung der Vagina zuweilen unmöglich.

Die Jugendlichen fantasieren, rein zu bleiben, haben eine Abneigung, auf fremde Toiletten zu gehen oder **waschen sich dauernd die Hände.**

Platinum metallicum hat eine starke Beziehung zu Symptomen der weiblichen Genitalorgane. Die Mädchen leiden unter **Schmerzen** in den **Ovarien** bei der Ovulation oder unter einer starken **Dysmenorrhö.** Die Menstruation kann alle zwei Wochen erscheinen, **schwarzes, fast pechartiges Blut** ist ein Hinweis auf das Mittel.

> Unruhiger Nacht-Schlaf, mit **Neigung zum Beischlaf**, Samen-Ergiessung und Zucken in beiden Vorderarmen (CK).
>
> **Taubheit in der ganzen rechten Gesichts-Seite** (CK).

Sexuelle Identität

Die sexuellen Triebwünsche sind bei Platinum metallicum stark und kaum in ein stabiles Ich-Gefühl integriert. Bereits Kinder beschäftigen sich mit ihren Genitalzonen und **onanieren viel.** Sich in einem sexuell überreizten Körper zu spüren und zu zeigen kann ein narzisstischer Ersatz für die fehlende Geborgenheit darstellen. Ein Verlassen- oder Gedemütigtwerden eines Elternteils, Promiskuität sowie ein sexueller Missbrauch können die sexuelle Entwicklung in der Kindheit geprägt haben.

Sexualität, Aggression und Religion sind in der inneren Welt der Jugendlichen eng verbunden.

In der Adoleszenz nehmen sowohl die Gefühle innerer Einsamkeit als auch die sexuelle Reizbarkeit zu, was zu Ängsten und Abwehr gegen alles Geschlechtliche führen kann. Teilweise wechselt starke sexuelle Erregung mit religiöser Verzweiflung ab. Die Jugendlichen fühlen sich schlecht, wenn sie ihren sexuellen Wünschen nachgegeben haben.

Manche Jugendliche entwickeln eine fast **religiöse Abscheu gegen sexuelle Kontakte** mit dem anderen Geschlecht, was nicht zu dem Wunsch, sich **lasziv** oder **schamlos** zu zeigen, passt. Eine mögliche Lösung aus dem inneren Dilemma können homosexuelle Beziehungsformen darstellen.

Vor allem Platinum-metallicum-Mädchen haben überhohe Ansprüche an ihre Beziehung. In ihren romantischen Träumereien wünschen sie sich die absolute Hingabe, den idealen Partner, der ihre Gefühle wie auch ihr sexuelles Verlangen befriedigen könnte. Sobald sie das Gefühl haben, nur ihres Körpers wegen begehrt zu sein – und in ihrer Attraktivität treffen sie häufig auf Partner, die nur Sex suchen – fühlen sie sich zutiefst verletzt und werden kalt und abweisend. Unbewusst handeln sie ihren Wünschen entgegen, indem sie destruktive Beziehungsformen inszenieren. Die sexuellen Fantasien in einem Platinum-metallicum-Zustand bewegen sich zwischen Dominanz und Unterwerfung, wodurch sie ihre Gefühle der **Verlassenheit** und der **mangelnden Wertschätzung** überspielen oder inszenieren.

So wählen manche Mädchen schwächere Partner, mit denen sie ihre aggressiven Fantasien in der Sexualität ausleben können, was vor den unbewussten Ängsten, verlassen oder verachtet zu werden, schützt. Den „Spieß umzukehren" ist eine mögliche Abwehrform bei Platinum metallicum, was manche Mädchen dazu treibt, ihre Sexualität in einem grausamen, unglücklichen Machtspiel auszuleben, das die innere Einsamkeit noch verstärkt.

Lösung aus familiären Bindungen

Platinum-metallicum-Jugendliche haben sich in ihrer Familie **nie wirklich geborgen** gefühlt. Ihre Überheblichkeit, ihr **Stolz**, die **Entwertung anderer Menschen** oder die Sexualisierung weisen auf frühe **Verlassenheitserfahrungen** hin.

In der Beziehung zur Mutter, die sich möglicherweise selbst entwurzelt oder verlassen fühlte, konnten sich die Voraussetzungen für verlässliche Bindungen nicht entwickeln.

Ein Hinweis auf Platinum metallicum kann es sein, wenn die Mutter nach der Geburt ihres Kindes **Tötungswünsche gegen ihr Kind** spürt, was auf ihre tiefe Verzweiflung und einen zerstörerischen Narzissmus hinweist.

Das Symptom „**Verlangen, geliebte Menschen zu töten**" weist auf die Wünsche, falsche familiäre Bindungen auszulöschen.

Anders als bei Lachesis muta leiden sie nicht unter Heimweh. Es ist, als ob es noch nie eine wirkliche Heimat für sie gegeben hätte. Sie fantasieren, zu einer anderen, besseren Familie zu gehören.

> Sie meint, ganz verlassen zu seyn und **allein in der Welt** zu stehen (CK).
>
> Grosse Gemüths- Unruhe, dass sie nirgends zu bleiben weiss, bei Trübsinnigkeit, die ihr auch das Erfreulichste verleidet; **sie glaubt, sie passe nicht in die Welt**, ist des Lebens überdrüssig, hat aber vor dem nahe geglaubten Tode grossen Abscheu (CK).
>
> **Uneins mit der ganzen Welt, ist ihr alles zu enge**, bei Weinerlichkeit (CK).
>
> Weinerlichkeit und Weinen, **nach erhaltenen sanften Vorwürfen** (CK).
>
> Gleichgültigkeit, **es war ihm gleich, ob seine abwesende Gattin sterbe** (CK).
>
> Es ist ihr, **als gehöre sie gar nicht in ihre Familie;** es kommt ihr, nach kurzer Abwesenheit, Alles ganz anders vor (CK).

Beziehungen zu Gleichaltrigen

In ihrer Entfremdung von der Familie und dem **Gefühl, allein auf der Welt zu sein**, sehnen sie sich zutiefst danach, verstanden zu werden. Wegen ihrer herzlichen, **sentimentalen** Züge suchen sie Nähe, die jedoch rasch in sexuelle Nähe kippt und von der sie sich wieder enttäuscht abwenden, wenn die Emotionalität nicht stimmt. Es gelingt den Jugendlichen schwer, sich in ihren Gefühlen des „Anders-" oder „**Besondersseins**" auf tiefe dauerhafte Freundschaften einzulassen.

Durch oberflächliche Kontakte zu reichen Freunden oder indem sie besondere Hobbys pflegen, gelingt es manchmal, sich im Äußeren ein Pendant zum inneren Gefühl des Erhabenseins zu schaffen. Dabei **werfen** sie **mit Geld um sich** und versuchen sich, Ansehen zu kaufen.

Häufig sind die Beziehungen zu Gleichaltrigen durch **Hass** und **Entfremdung** erschwert. Sie haben das Gefühl, in ihrer **Besonderheit** nie erkannt worden zu sein und fühlen sich in ihrem innersten **Stolz** verletzt. Die Jugendlichen sind sehr empfindlich auf **Verachtung**, **Kränkung** und **Enttäuschung.** Kompensatorisch wollen sie unter ihren Gleichaltrigen die Position der Besten einnehmen und sind sehr **dominant** in ihren Freundschaften. Dabei versuchen sie, sich über Leistung, Schönheit, Reichtum oder Erotik einen Platz zu schaffen.

> Sehr ärgerlich und leicht heftig; er hätte **Unschuldige prügeln** mögen (CK).
>
> Sehr ärgerlich und gereizt über unschuldige Dinge und Worte, d**ass sie auf sich bisweilen und auf einen Freund losschlagen möchte** (CK).

Schulische und berufliche Entwicklung

Die Verarbeitung der sexuellen und aggressiven Impulse kann mit einem ausgeprägten **Intellektualismus** und **Ehrgeiz** einhergehen.

Die Jugendlichen haben eine **rasche Auffassungsgabe** und **lernen leicht.**

Um eine besondere soziale Stellung zu erreichen **verfolgen** die Adoleszenten ihre **Ziele mit großem Eifer.** Dabei können sie in ihrem Größenwahn auch unrealistischen Hoffnungen nachhängen und machen Schulden oder verstricken sich in unlautere Geschäfte. Das moralische

Empfinden kann zwar strikt sein, aber folgt den eigenen egozentrischen Vorstellungen, was fanatischen oder kriminellen Handlungen den Weg bereiten kann.

Übernahme von Verantwortung – Identität

Die Adoleszenten **fühlen sich fremd** nicht nur in ihrer Familie, sondern häufig auch unter ihren Freunden, zu denen sie sich auch nicht wirklich zugehörig fühlen. So können sie ihre Jugend in Zuständen der Träumerei und Unwirklichkeit verbringen, träumen von großen Schauspielkarrieren, von Berühmtheit und Reichtum. Vor allem Geld, Luxus und äußerer Schein dienen den Jugendlichen dazu, sich das Gefühl einer eigenen Identität zu verschaffen.

Dabei ist es wichtig, die Vorstellung zu haben, **ganz besonders zu sein** und sich **arrogant** und **hochmütig** von den Altersgenossen abheben zu können.

Die Fantasien von zerstörerischer Macht und Größe dienen auf dem Boden einer frühen narzisstischen Störung der Zerstörung von bedrohlichen Bindungen zu anderen Menschen und dem Erhalt eines isolierten Selbstgefühls. **Tötungswünsche beim Anblick von Messern** oder die **Unfähigkeit, Blut zu sehen**, weisen auf archaische aggressive Tendenzen. Vor diesem Hintergrund kommt es zu **Schuldgefühlen**, die teilweise in fanatisch anmutende **religiöse Vorstellungen** führen können.

Die Jugendlichen haben idealistische Vorstellungen über ihr Leben. So können sich junge Frauen weigern, Kinder in eine so schlechte Welt zu setzen.

Vor dem Hintergrund enttäuschter Ambitionen, kann es zu einer kalten Gleichgültigkeit kommen, die zu **gewissenlosem Handeln** führt.

> Gefühl, **als müsse er bald sterben**, mit Grausen bei diesem Gedanken (CK).
>
> **Gefühl von erhöhter Kraft**, geistiger Ruhe und Aufgelegtheit zum Denken (CK).
>
> Phantasie-Täuschung, beim Eintritte in das Zimmer, nach einstündigem Fussgange, **als sey Alles um sie sehr klein und alle Personen physisch und geistig geringer, sie selbst aber körperlich gross und erhaben;** das Zimmer erscheint ihr düster und unangenehm (CK).
>
> **Verächtliches, bedauerndes Herabblicken** auf sonst ehrwürdige Leute mit einer gewissen Wegwerfung, in Anfällen, ohne ihren Willen (CK).

DD: Platinum metallicum – Lachesis muta

Gemeinsam: Verlassenheitsgefühle. Hochmütig. Gefühl der Größe. Arroganz. Extravaganz. Verächtlichkeit. Intellektuell. Konflikte um Sexualität und Aggression. Schuldgefühle. Religiöse Verarbeitungen. Traditionelle Vorurteile.

Während bei Lachesis muta die Verlassenheitsgefühle ihre Wurzeln in einem eifersüchtigen **Kampf um einen Platz bei der Mutter** haben, leiden Platinum-metallicum-Jugendliche darunter, dass es niemanden gibt, bei dem sie **überhaupt einen Platz** einnehmen könnten.

Beziehungen bei Lachesis muta sind vergiftet, während sie bei Platinum metallicum fehlen. Anders als Lachesis muta, bei dem die Sehnsucht nach einem Zuhause ein starker Motor für Auseinandersetzung und Kampf ist, fühlt sich Platinum metallicum **völlig isoliert** und von allen Bindungen abgeschnitten. Lachesis muta kann – eher als Platinum metallicum – bei Anorexie indiziert sein, ein Ausdruck des Kampfs um einen eigenen Platz bei der Mutter. Die bei Lachesis muta häufig auffallenden sorgenden Seiten innerhalb der Familie findet man bei Platinum metallicum wenig.

Wenn Lachesis-muta-Jugendliche **im Interview** neben der Angst, zu etwas gezwungen zu werden, was sie nicht wollen, auch warme und herzliche Gefühle auslösen können, fühlt man sich mit Platinum-metallicum-Jugendlichen in **Kälte und Isolation** verloren oder **entwertet** und **herabgesetzt.** Sie haben etwas Unerreichbares, Abgehobenes, was grausame Fantasien auslösen kann (Glaubt, jeder ist ein Feind; fühlt sich allein auf der Welt; wird nicht geschätzt; alles um sie ist sehr klein, sie selbst ist gross und erhaben)

Sexuelle Wünsche zu leben, fällt beiden schwer.

Lachesis muta verarbeitet eher durch grenzenlose Aktivitäten, die der Machtsicherung dienen und sich häufig im sozialen Einsatz für andere zeigen (Güte). Platinum metallicum ist auch ehrgeizig, wobei es aber nicht in erster Linie um den Ausbau einer Machtposition als vielmehr um Wertschätzung, einen Platz auf der Welt, geht.

DD: Platinum metallicum – Ignatia amara

Gemeinsam: Rasch wechselnde Stimmungen. Theatralik im Ausdruck. Affektierte Gefühlsäußerungen (Körper als Bühne). Unpassendes Lachen. Rasche Verliebtheit, Eifersucht wechselt mit Traurigkeit. Abneigung gegen Nähe und Trost. Idealismus. Religiöse Reinheit.

Ignatia-amara-Jugendliche sind **scheu** in ihren **Beziehungen zum anderen Geschlecht** und ziehen sich auf intellektuelle, platonische Beziehungsideale zurück.

Sie geraten in einen Konflikt zwischen ihren romantischen Wünschen und inneren Verboten. Platinum metallicum kokettiert gerne, die Gedanken sind häufig von sexuellen Themen besetzt. Die Genitalien sind sehr empfindlich und extrem erregbar. Exzessives sexuelles Verlangen führt zu häufigem Masturbieren. Geschlechtsverkehr kann wegen der Empfindlichkeit der Scheide oder der Tendenz zu Konstriktion der Vagina schmerzhaft sein. Platinum metallicum kann bei Jugendlichen indiziert sein, die sexuelle Missbrauchserlebnisse gehabt haben.

Beide sind sehr empfindlich auf **Demütigung** und **Entwertung**. Ein überhohes **Pflichtgefühl** mit der Neigung, sich mit Selbstvorwürfen zu quälen, findet man eher bei Ignatia-amara-Jugendlichen (Glaubt, die Pflicht vernachlässigt zu haben; ein Verbrechen begangen zu haben; ein Gelübde zu brechen). Sie haben einen **starken Bezug zu ihrer Familie** und deren Vorstellungen, gegen die sie sich frei kämpfen wollen. Dabei bleiben sie jedoch sehr angewiesen auf die Liebe und Wertschätzung durch geliebte Menschen. Sie suchen sowohl in ihrem Beruf als auch in ihren Beziehungen nach Idealen, die den hohen Werten der Familie entsprechen. Dadurch sind sie sehr gefährdet, bei Enttäuschungen tief zu stürzen (Liebesenttäuschung mit stillem Kummer; Gefühl, ruiniert zu sein; nicht mehr gehen zu können). Beide können nach **Todesfällen in der Familie** angezeigt sein.

Die Verlassenheit bei Platinum-metallicum-Jugendlichen ist grundlegender, sie können sich nur noch eigene Ideale setzen (Wahnideen von eigener Größe, Kleinheit der anderen; Gefühl, familiäre Dinge seien fremd). Es gibt keine Menschen, mit denen sie sich auseinandersetzen könnten. Es bleibt nur noch die Distanzierung durch **Arroganz** und **Hochmut**. Ignatia-amara-Jugendliche dagegen führen heftige Kämpfe mit den Eltern um die Durchsetzung ihrer Wünsche. Dabei geraten sie in heftige **Wut bei Widerspruch**, während Platinum metallicum sich über die alltäglichen Kämpfe erhaben fühlt.

Auch im Interview inszenieren Ignatia-amara-Jugendliche häufig ein intensives Beziehungsgeschehen, in dem es um Würde und Geliebtwerden geht. Platinum-metallicum-Jugendliche ziehen sich in ihrer Besonderheit auf ihren arroganten Stolz zurück und geben dem Gegenüber das Gefühl, ihnen gegenüber nichts ausrichten zu können. Es kann – im Gegensatz zu Ignatia amara – die Angst vor plötzlichen Tötungsimpulsen auftauchen.

DD: Platinum metallicum – Sepia succus: s. Sepia succus S. 151

Pulsatilla pratensis

Themen

- Wunsch, sich in engen harmonischen Beziehungen geborgen zu fühlen wie im Haus der Mutter.
- Langsame Entwicklung, späte Menarche. Symptome gehen hin und her und erfahren keine Wandlung (Kinderkrankheiten können nicht abgeschlossen werden). Reifungsprozesse bedrohen.
- Angst vor sexuellen Beziehungen. Wollen Kinder bleiben.
- Ehrgeiz und viele Wünsche.

Beobachtungen im Interview – Emotionen

Jugendliche in einem Pulsatilla-pratensis-Zustand zeigen sich im Interview gefällig und bemühen sich ein nettes Bild abzugeben. Kleidung und Frisur sind angepasst und bei Mädchen oft betont feminin, auch wenn sich manche Jugendliche in einer gewissen Trotzigkeit burschikos geben. Männliche Jugendliche wirken weiblich, besonders mit ihrem charmanten Lächeln, hinter dem sich eine servile „Hab-mich-doch-lieb-Haltung“ ausdrückt.

Die Adoleszenten kommen teilweise noch lange in Begleitung der Mutter in die Praxis. Sie **wirken kindlich**, als ob sie den Übergang aus der Kinder- in die Erwachsenenwelt scheuten.

Pulsatilla-pratensis-Jugendliche sind im Kontakt **schüchtern** und sprechen mit **leiser, sanfter Stimme.** Sie sind **nachgiebig** und stellen sich rasch auf die Wünsche des Gegenübers ein. Die **Stimmungen wechseln rasch.** Werden im Gespräch emotionale Themen berührt – vor allem **Enttäuschungen** oder **Einsamkeit** – brechen sie in **kindliches Weinen** aus, das aber **durch freundlichen Zuspruch** rasch **wieder zu beruhigen** ist.

Die bereits bei kleinen Mädchen auffallende Mischung von **Koketterie** und schüchterner **Furchtsamkeit** Männern gegenüber kann sich in der Pubertät noch verstärken. Die Jugendlichen ziehen alle Register, um sich liebenswert zu zeigen. Dabei scheuen sie sich nicht, zu **heucheln**, zu **lügen** oder ihre Symptome zu leugnen.

Während des Interviews kann sich ein subtiles Verführungsszenario abspielen, das dazu führt, dass man manipuliert wird, ohne es zu merken. Man gerät in eine bemutternde Rolle und spricht zu den Jugendlichen, als ob sie noch Kinder wären.

Hinter der Freundlichkeit steckt ein großes Bedürfnis, geliebt zu werden, das schwer zu befriedigen ist und zu vielen Enttäuschungen führt. Die Jugendlichen sind **anspruchsvoll** und **launisch**, wenn sie sich zurückgesetzt oder übersehen fühlen. Pulsatilla pratensis kann bei **Kleptomanie** angezeigt sein.

Wie die Stimmungen wechselt auch das **Gesicht** ständig **von rot zu blass** oder weist **bläuliche Flecken** auf. Auch die **Symptome wechseln ständig.**

> Wenn's **Abend** ward (vier Abende nach einander) fing er an, sich zu **fürchten vor Gespenstern** (RAL).
>
> Aengstliche **Sorge um seine Gesundheit** (RAL).
>
> Sehr unzufrieden, **weint lange**, früh nach dem Erwachen vom Schlafe (RAL).
>
> Den ganzen Tag **üble Laune und Unzufriedenheit**, ohne Ursache (n. 24 St.) (RAL).
>
> Von einer unangenehmen Nachricht verfällt er in tiefe **Traurigkeit und Verzagtheit** (n. 20 St.) (RAL).
>
> Außerordenlich **grillig und ärgerlich über alles**, sogar über sich selbst (RAL).

Akzeptanz des Körpers

Alle Reifungsschritte von der Kinder- in die Erwachsenenwelt sind verzögert. Die **Wahnidee**, dass die **ganze Welt in Flammen** stehe, weist auf die inneren Gefahren hin, die jede Wandlung oder jeder Übergang mit sich bringt. Prozesse bleiben stecken, Symptome wechseln den Ort und können sich nicht wirklich verändern. Kinderkrankheiten können schwer abgeschlossen werden. Pulsatilla pratensis ist ein wichtiges Mittel bei Folgen nach Masern oder Scharlach. Auch die Reifung vom Körper des Kindes in den Körper der Adoleszenz löst Ängste aus. Pulsatilla pratensis ist indiziert, wenn die

erste Menstruation bei Mädchen **spät** erscheint oder die Mädchen **statt der Menstruation** unter dauerndem **Nasenbluten** leiden. Mädchen haben einen dicken Bauch vor ihrer Blutung, die nur zögernd und schwach erscheint.

Auch bei männlichen Jugendlichen ist die geschlechtliche Reifung konflikthaft. Es kommt zu **Hodenschmerzen** oder **-schwellungen.** Pulsatilla pratensis ist angezeigt, wenn **Mumps** bei Jugendlichen auf die Hoden schlägt.

Umgekehrt kann in einzelnen Bereichen eine vorzeitige Reifung eintreten – der Organismus tritt die Flucht nach vorne an. Es kommt bereits bei kleinen Mädchen zu **Leukorrhöe**, am Beginn der Pubertät schwellen die Brüste an und es kann zu **Milchfluss** kommen.

Ständige **Übelkeit** und **anorektische Symptome** in der Adoleszenz können als möglicher Ausdruck des **Ekels** vor sexuellen Fantasien oder auch als Zeichen eines Wunschs nach Schwangerschaft auftreten. Die Mädchen haben die kindliche **Vorstellung**, bereits vom geringsten Kontakt mit einem Jungen oder nach einem Kuss **schwanger zu sein.**

> Empfindung einer **Schwere im Unterleibe, wie ein Stein**, bei bevorstehendem Monatlichen (n. 1 St.) (RAL).
>
> **Beim Monatlichen: es wird ihr schwarz vor den Augen**, und schlimmer, wenn sie in die warme Stube kommt (RAL).
>
> **Ausbleiben des Monatlichen, mit Kälte des Körpers, Frostigkeit und Fußzittern** (RAL).
>
> Bei **Monatzeitunterdrückung, brecherliche Uebelkeit ohne Erbrechen**, bei vollem Appetite (RAL).

Sexuelle Identität

Die adoleszente Entwicklung verstärkt die **Angst** vor den Wünschen **dem anderen Geschlecht gegenüber**, was dazu führen kann, dass die Jugendlichen sich voller Scham und gequält von abstrusen Vorstellungen aus allen Kontakten zurückziehen. Sie **fürchten, sich durch sexuelle Kontakte zu versündigen** und wollen ihren kindlichen Körper behalten. Die Jugendlichen **können sich nicht vorstellen, je zu heiraten.** Sie fürchten sich vor allem Sexuellen und **träumen von Schlangen** oder **von Tieren gebissen** zu werden. Die Leugnung des Sexuellen kann so weit gehen, dass der Weg in eine religiös oder spirituell begründete zölibatäre Lebensweise mündet (Ottilie in Goethes *Wahlverwandtschaften*).

> Nachts **Träume voll Schreck und Ekel** (RAL).
>
> Furcht vor Männern; sie glaubt, ein **nackter Mann sei in ihren Bettüchern eingewickelt** ... all ihre Träume handeln von Männern (Al).
>
> ... Gewissensbisse wegen Religion und dem weiblichen Geschlecht; **heftiges Herzklopfen in Gegenwart von Frauen; verabscheut und hasst Frauen ...** (He).

Lösung aus familiären Bindungen

Die Ambivalenzen um die Lösung aus einer engen Mutter-Kind-Beziehung mit „symbiotischem" Charakter machen Pulsatilla pratensis zu einem wichtigen Pubertätsmittel. Ein zentrales Thema ist das Gefühl von **Verlassenheit** und **Einsamkeit.** Das Kind oder später der oder die Adoleszente findet keinen Platz im Dreieck zwischen Mutter und Vater, die es jeweils ganz für sich haben möchte. Es kann weder die enge Verbundenheit mit der Mutter aufgeben, noch auf das Begehren des Vaters verzichten. In dieser Konstellation, die voller Widersprüche ist, fällt die Reifung in erwachsene Beziehungskonstellationen schwer. Wünsche, sich dem anderen Geschlecht zuzuwenden, sind mit kindlichen Schuldgefühlen verbunden.

Bereits in der Schwangerschaft und während der Geburt kann die Trauer um das verlorene Paradies der matriarchalen Welt und die Scham über den endgültigen Verlust der Unschuld zu vielerlei Symptomen führen: Schwangere weinen ständig und empfinden die Kindsbewegungen als schmerzhaft. Die Geburt kommt verspätet und langsam in Gang – Mutter und Kind können sich nur schwer trennen. Beim Stillen weint die Mutter jedes Mal, wenn das Kind an der Brust saugt. Es handelt sich um **Babys, die viel weinen** und jammern und **sich nur wohl fühlen, wenn sie dauernd getragen werden.**

Die für Pulsatilla pratensis charakteristische **Furcht vor engen Räumen** könnte ein Ausdruck der **Angst**, in der Beziehung zur Mutter **zu ersticken**, sein.

Manche Mädchen versuchen, sich aus der engen Abhängigkeit zur Mutter zu lösen („nur nicht so sein wie die Mutter") und führen **vehemente**

Kämpfe um die Anerkennung durch den Vater. Dabei kann es zu emotionsgeladenen Diskussionen kommen, die zu Verwechslungen mit „heftigeren" Mitteln wie Tuberculinum oder Medorrhinum Anlass geben können. Anders als bei Tuberculinum bleibt der emotionale Kontakt mit den nahen Bezugspersonen dabei erhalten. Bei wirklich antisozialem Verhalten ist Pulsatilla pratensis nicht indiziert.

> Er träumt furchtsame Sachen, z.B. **daß er geschlagen werden sollte**, und Unglücksfälle; er seufzet und weinet laut im Schlafe, und der Traum schwebte ihm wachend noch so lebhaft vor, daß er tief Athem holen mußte, wie seufzend (RAL).
>
> **Neidisch, habsüchtig, ungenügsam, gierig,** möchte gerne alles allein haben (RAL).
>
> **Hypochondrische Mürrischkeit;** er nimmt alles übel (RAL).
>
> Es ist ihr so still im Kopf und alles so **leer** umher, als wenn sie **allein im Haus und in der Welt wäre;** sie möchte mit jemandem sprechen, gleich, als wenn die Umgebungen sie nichts angingen und sie zu Niemandem gehöre (RAL).

Beziehungen zu Gleichaltrigen

Die Beziehungen zu den Freunden sind von kindlichen Wünschen bestimmt. Die Jugendlichen sind sehr hilfsbereit und setzen sich für ihre Freunde ein, da es ihnen wichtig ist, gute, enge Freundschaften zu pflegen. Sie sind **mitfühlend** und **fürsorglich**, wenn es einem anderen schlecht geht und **beten** kindlich um Beistand für die Freunde. In ihrer **Eitelkeit** und ihren unersättlichen Wünschen, geliebt zu werden, können sie vereinnahmend sein und **Eifersuchts-** und **Neidgefühle** schüren. Sie legen großen Wert darauf, einen exklusiven Platz im Herzen ihrer Freunde einzunehmen.

In ihrer Unselbständigkeit dienen enge Freundschaften als Mutterersatz.

Schulische und berufliche Entwicklung

Es handelt sich um Adoleszente, die zu Hause, unter Freunden und in Schule und Ausbildung **gewissenhaft** und sehr **pflichtbewusst** ihre **Verantwortungen übernehmen.** Sie gehören zu denjenigen, die kaum zu spät zur Schule kommen und die ihre Aufgaben erledigen, wie sie vorgeschrieben sind. Es ist ihnen sehr wichtig, vor Autoritätspersonen gut dazustehen.

Die Jugendlichen gehen gerne intellektuellen Arbeiten nach und entwickeln dabei großen **Ehrgeiz**, der besonders bei Frauen zu Konflikten mit ihren Wünschen, eine gute Partnerin und Mutter sein zu wollen, führt. Die jungen Frauen wollen alles: Anerkennung und Wertschätzung im Beruf sowie Begehrtwerden durch die Männer. Sie wollen viel Geld verdienen, um ihren Wünschen nach Eitelkeit und Gefallenwollen nachgeben zu können. Daneben wollen sie perfekte Hausfrauen sein, die der Familie ein liebevolles Zuhause bereitstellen und nicht zuletzt später eine Mutter sein, die auf alle Wünsche ihres Kindes eingeht. Die **Unentschlossenheit** und **Stimmungslabilität** führen häufig dazu, dass sie viele ihrer Vorstellungen nicht realisieren können und immer wieder in mürrische passive Stimmung fallen.

> **Sorgenvollheit über seine häuslichen Angelegenheiten**, früh (RAL).
>
> Höchste **Unentschlüssigkeit** (RAL).
>
> Er **will bald diese, bald jene Arbeit**, und giebt man sie ihm, so will er sie nicht (n. 10 St.) (RAL).
>
> Er hat eine **große Menge, aber wandelbarer, Ideen im Kopfe** (RAL).
>
> Habsucht, zum Beispiel bei Geizhälsen; **passt für Leute, die immer von Gold und Geld träumen** (Lippe).

Übernahme von Verantwortung – Identität

Pulsatilla-pratensis-Adoleszente gehören zu den angepassten Jugendlichen, die sich wenig gegen die herrschenden Normen auflehnen, da sie ihrem Bedürfnis nach Liebe und Anerkennung alles andere unterordnen. Die Bildung einer abgegrenzten Identität ist durch die unterwürfigen Wünsche, in nahen Beziehungen zu bleiben, erschwert.

Sie leiden unter einem **Zuviel an Wünschen**, bei mangelnder Entschlusskraft, ihre Kreativität selbst zu entwickeln.

In ihren Sehnsüchten ähneln sie Ignatia-amara-Frauen, deren Wünsche im Vergleich zu Pulsatilla pratensis aber eher idealistischen als egoistischen Motiven entspringen (Pulsatilla pratensis leidet unter **Gefühlen der Leere** und ist sehr **ambivalent** und **unentschlossen** in den eigenen Wünschen, während Ignatia amara einen entschiedenen Kampf um Anerkennung und Gleichberechtigung führt).

Wenn die reale Welt nicht die gewünschten Erfüllungen bringt, machen die Pulsatilla-pratensis-Jugendlichen „dicht“: Die **Ohren gehen zu**, **vor die Augen** legt sich ein **Schleier** (< vor der Menstruation), im Rahmen von **Infekten**, **schwindet der Geruchs- und Geschmackssinn** über Wochen. Die Adoleszenten hüllen sich in **traurige Gedanken**, nehmen keinen Anteil mehr an der Wirklichkeit und **hören in der Fantasie ferne zärtliche Musik**, die an das verlorengegangene Paradies erinnert. Sie fühlen sich völlig **allein mit ihrem Kummer**, der niemandem mitgeteilt werden kann. In solchen Fällen besteht die Gefahr, dass die Jugendlichen sich im **Suizid** ganz von der Welt abwenden.

Schuldgefühle sind ausgeprägt und haben Wurzeln im egozentrischen Anspruch auf einen exklusiven Platz bei einem anderen Menschen. Auch die sexuellen Wünsche ängstigen und können die Quelle tiefer Schuldgefühle darstellen, was dazu führt, dass sich manche Jugendliche in der Pubertät intensiv der Religion zuwenden. Kindliches **Beten** soll ihnen in ihrer Einsamkeit Trost spenden und Vergebung gewähren. Angesichts der Enttäuschung durch Menschen, die nie genug geben, suchen die Jugendlichen Halt, indem sie sich auf kindliche Weise Gott oder einem „höheren Wesen“ zuwenden.

> **Jeder Gegenstand ekelt ihn an**, es ist ihm alles zuwider (RAL).
>
> Nächtliche Angst beim Erwachen, **als wenn er ein Verbrechen begangen hätte** (RAL).
>
> Unruhiger Gemüthszustand, **als wenn man seiner Pflicht nicht genüge thäte** (RAL).
>
> **Religiöse Besessenheit; sieht den Teufel**, der sie holen kommt; die Welt in Flammen während der Nacht (He).
>
> Schlaflose Nächte wegen grosser Furcht und angstvoller Unruhe; verzweifelt über ihre Genesung und **erhofft sich Hilfe durch ständiges Beten**; unregelmäßige Mens (He).

DD: Pulsatilla pratensis – Lycopodium clavatum

Gemeinsam: Schüchtern (Pulsatilla pratensis schamhafter. Lycopodium clavatum fürchtet Rivalität durch fremde Menschen). Sentimental. Mild. Weinerlich. Wollen gefallen. Schmeicheln. Lächeln. Nachgiebig. Unterwürfig im Kontakt. Späte körperliche und sexuelle Entwicklung.

Lycopodium-clavatum-Adoleszente fürchten angesichts der Anforderungen einer Liebesbeziehung zu scheitern. Auch die körperlichen Veränderungen verstärken bei ihnen die Unsicherheit und die Versagensängste.

Bei Pulsatilla-pratensis-Jugendlichen rührt die Reifung der Sexualität an tiefe Abgründe. Endgültig und für alle sichtbar ist die Pubertät der Zeitpunkt, an dem die Mutter-Kind-Symbiose verlassen werden muss. Für Pulsatilla-pratensis-Jugendliche können die sexuellen Wünsche eine Analogie zum Sündenfall darstellen, sie bilden sich ein, jeder Kontakt zum anderen Geschlecht könnte schaden. Eine solche Wendung ins religiös Fanatische ist kein Zug von Lycopodium-clavatum-Jugendlichen, die innerlich beweglicher bleiben.

Die Schwangerschaftsfantasien von Pulsatilla-pratensis-Jugendlichen können als starke emotionale Verbindung mit der Mutter gesehen werden.

Rhus toxicodendron

Themen

- Mutlose, traurige, hypochondrische Jugendliche, die weinen, ohne zu wissen, warum.
- Fühlen sich wohl, wenn sie den unbelebten Körper in extremen Anstrengungen schinden können.
- In der Pubertät werden die Spuren früher Bedrohungssituationen wieder erlebbar (Uterusblutungen und Albuminurie in der Schwangerschaft, septische Zustände nach der Geburt).
- Nächtliche Unruhe. Schreien im Schlaf um Hilfe.
- Hemmungen im Bereich der Sexualität zeigen sich in einer starken Affinität zu Körpersymptomen im Genitalbereich (Bläschenausschläge, Verkrampfungen im Perineum, Entzündungen).

Beobachtungen im Interview – Emotionen

Rhus toxicondendron hat Bezug zu **depressiven, hypochondrischen Zuständen**, die oft von Ängsten und Unruhe begleitet sind. Die **ängstliche Getriebenheit**, die Überaktivität und die Tendenzen zu **ritualistischen** und **abergläubischen Verhaltensweisen** können es zu einem in der Adoleszenz indizierten Mittel machen. Es kann zuweilen bei **Anorexie** oder **Pubertätsdepression** ein hilfreiches Mittel darstellen.

Es ist schwierig, mit den Jugendlichen in Kontakt zu kommen. Sie sind oft **schüchtern** und **hilflos** (Verwechslung mit Lycopodium clavatum) und **fürchten jede Kritik.** Dabei senden sie auf eine fast kindlich verzweifelte Art Hilferufe aus (die sich oft nur in den Träumen äußern). Neben der Hilflosigkeit kann bereits im Interview die ängstliche Ruhelosigkeit auffallen. Die Jugendlichen können **nicht ruhig auf dem Stuhl sitzen**, sie wirken wie auf dem Sprung, sitzen auf der Stuhlkante und schauen unruhig und etwas **misstrauisch** im Raum umher.

Die Adoleszenten wirken verzagt und neigen zu **hypochondrischen Zuständen.** Die **Stimmung** ist **jämmerlich** oder **weinerlich**, wobei sie oft den Grund des Weinens nicht angeben können.

Äußerlich auffallende Zeichen sind die **eingerissenen Mundwinkel**, **Fieberbläschen an den Lippen**, **Schwellungen um die Augen.** Eine **rissige Zunge**, eine **rote Zungenspitze**, eine **glatt rote Zunge** oder eine **Landkartenzunge** können Hinweise auf das Mittel geben. Beim Händedruck fallen **trockene, rissige Hände** auf, die **Nagelbetten** sind oft **eingerissen.**

> Traurig, fängt an zu **weinen, ohne zu wissen warum?** (RAL).
>
> **Traurigkeit**, welche **einsame Stille liebt** (n. 10 St.) (RAL).
>
> **Bange, ängstlich und zitterig** (vom 10 bis 27 Tage.) (RAL).
>
> Sehr **unruhiges Gemüth und Angst und Bangigkeit**, so daß es ihr immer am Herzen (an der Herzgrube) raffte, mit schwerem Athem (RAL).

Akzeptanz des Körpers

Rhus toxicodendron ist hilfreich, wenn sich Angst und Unruhe vor allem im Körper ausdrücken. Die Jugendlichen leiden unter **hypochondrischen Ängsten**, die sie lähmen und verzagt machen, so dass sie sich nichts mehr zutrauen. Sie leiden unter **Beklemmungen in der Brust** und Herzängsten. Sie haben das **Gefühl, unheilbar krank zu sein** und wollen bei Schmerzen sofortige Erleichterung. Körperliche Entsprechung zu der typischen ängstlichen Hilflosigkeit sind die **lähmenden, reißenden Schmerzen im Bewegungsapparat.** So kann ein **steifer Rücken** einen Adoleszenten völlig lahm legen. Ein bleischweres Gewicht im Nacken führt in einen dumpfen Zustand der Unfähigkeit, mit Freude am Leben teilzunehmen.

Viele Symptome im Bereich der Genitalorgane weisen auf Konflikte im Bereich der Sexualität hin: **Ausschläge zwischen den Schenkeln**, **Bläschenausschläge an Penis und Skrotum**, **Haarausfall im Genitalbereich**, **Hodenentzündungen** oder **Kontusionen des Hodens.** Diese Symptome sprechen gut auf das Mittel an. Die Haut des Hodensacks juckt unerträglich. Bei Mädchen **bleibt** die **Menstruation nach Schreck**

oder Kummer aus. Zwischenblutungen und entzündliche Zustände des Urogenitaltrakts sind wichtige Indikationen.

> Voll trauriger Gedanken, **ängstlich und furchtsam**, wobei sie allemal die Kräfte verliert und sich stundenlang hinlegen muß, um Kräfte zu sammeln (RAL).
>
> Sie konnte vor **innerer Unruhe** nicht still sitzen, sondern mußte sich auf dem Stuhle nach allen Seiten hin und her wiegen, und alle Glieder etwas bewegen (RAL).
>
> Unaussprechlich ängstlich war sie, es **drückte ihr am Herzen und riß im Kreuze** (RAL).
>
> Bei der Aengstlichkeit fühlt sie so ein **Gewicht unter der Brust**, welches sie so beengt, daß sie schwer athmet, und zuweilen recht tief, wodurch es ihr leichter wird; Puls bald langsam, bald geschwind (RAL).
>
> Sie schlief die halbe Nacht nicht, war zaghaft, bänglich und voll **Herzensangst** (RAL).

Sexuelle Identität

Im Hintergrund dieser Affinität zu Pathologien an den Genitalorganen stehen Ängste im Bereich des Sexuellen, womit die Traurigkeit und Verzagtheit der Adoleszenten in Verbindung zu bringen sind.

In Hahnemanns Prüfung des Mittels finden wir das auffällige Symptom: „Mathematische Berechnungen nach Erektionen im Schlaf" (RAL). **Nächtliche Erektionen** können besonders in der Adoleszenz als innerlich bedrohlich erlebt werden und zu ritualistischen Gedankenfixierungen führen. Es scheint wenig möglich zu sein, Neues im Erleben des Körpers zuzulassen. Jugendliche in einem Rhus-toxicodendron-Zustand **scheuen nahe emotionale und körperliche Kontakte** und lassen sich im Allgemeinen erst spät auf sexuelle Erfahrungen ein.

Die Menstruation bleibt bei seelischen Erschütterungen aus. Der **Koitus** kann **schmerzhaft** sein, die **Scheide verkrampft.**

> **Erektionen im Schlaf**, um 2 Uhr früh, ohne erotische Träume, verschiedentlich gefolgt von **mathematischen und mechanischen Berechnungen** (Al).

Lösung aus familiären Bindungen

Rhus-toxicodendron-Jugendliche haben es schwer, sich aus dem Elternhaus zu lösen. Es handelt sich um mutlose, ängstliche Adoleszente mit wenig Größenfantasien.

Symptome wie „**Weint laut, ohne zu wissen, warum**" oder „**Traurigkeit im Haus**" verweisen auf innerfamiliäre überfordernde Situationen, die weder ein Wohlfühlen im Haus noch eine Ablösung von zu Hause möglich machen. **Angst um die Familie, schreit im Schlaf um Hilfe** – es gibt viele Hinweise auf ein „Familiengespenst", das zu einer nicht fassbaren Bedrohung wird.

Das Prüfungssymptom von Rhus toxicodendron: „**Einsamkeit, als ob alles tot und still um sie herum wäre**" weist auf frühe verzweifelte Verlassenheitserfahrungen, die hinter der Ungeborgenheit und Ruhelosigkeit stehen: **Fürchterlicher Traum, die Welt stehe in Flammen** (RAL), **Ängste, vergiftet zu sein** oder **Träume von Ertrinken.** Körperliche Entsprechungen sind die **reißenden, quälenden Schmerzen** im Bewegungsapparat, das **Brennen wie Feuer in den Blutgefäßen** oder das **Gefühl, als ob kaltes Wasser durch die Adern fließe. Misstrauen** mit einem **Gefühl, von Feinden umgeben** zu sein. Züge, die auf eine tief wurzelnde Ungeborgenheit verweisen. Ein Hinweis auf das Mittel kann lang anhaltendes **Bettnässen** darstellen.

Das Mittel kann bei Schwangeren indiziert sein, wenn es infolge von Überanstrengung zum Abort kommt. Es ist hilfreich bei verschiedenen Schwangerschaftskomplikationen wie Harnverhalt, Albuminurie, rheumatischen Schmerzen der Schwangeren oder Uterusblutungen. Auch nach der Geburt findet man häufig Rhus-toxicodendron-Zustände: zu starke Nachwehen, erschöpfender Wochenfluss, septische Zustände, Harnverhalt, gestörter Milchfluss mit Schmerzen beim Stillen oder Lähmungen der Beine nach der Geburt. **Babys** sind **ruhelos** und **wollen rasch getragen werden.** Später sind die Kinder oft **traurig** und **furchtsam** verzagt.

Es ist, als ob das Familienklima keine unbeschwerte Leichtigkeit fördere. Das Leben ist anstrengend und es fehlt die Kraft, Bedrohungen zu begegnen.

Trotz der Bedrohungen (Träume von Mord, Feuer) zeigen die Jugendlichen wenig Aggression nach außen. Sie können **mürrisch** und verbal streitsüchtig sein. Kinder **schlagen** in ihrer Einsamkeit **mit dem Kopf gegen die Wand.** Insgesamt neigen die Adoleszenten kaum dazu, sich in Machtkämpfe mit den Eltern zu verwickeln, dabei ständig zu diskutieren (Lycopodium clavatum) oder immer Recht haben zu müssen (Arsenicum album). Sie neigen eher dazu, in fast **zwanghaft grüblerischen Zuständen** zu verharren, aus denen sie sich kaum befreien können. Insgesamt überwiegen masochistische, selbstquälerische Verarbeitungen (**bohrende Knochenschmerzen**).

Ritualistisches Verhalten, Zählzwänge oder andere unsinnige, sich wiederholende Handlungen können auf Rhus toxicodendron hinweisen.

> Fürchterliche Träume, z.B. dass die **Welt in Feuer untergehe**, und beim Erwachen Herzklopfen (RAL).
>
> Grosse **Bangigkeit in der Nacht;** er kann nicht im Bette bleiben (RAL).
>
> Nach Mitternacht kein fester Schlaf; sie wirft sich unruhig herum wegen einer widrigen **Empfindung, als wenn's ihr am ganzen Leibe brennte**, ohne Durst; dabei Träume voll ängstlichen Treibens und Drängens (RAL).
>
> Er glaubt, ein **Feind wolle ihn vergiften** (RAL).
>
> **Alptraum, mit Unfähigkeit, sich zu bewegen** und einem Druckgefühl auf der rechten oberen Brustseite; **abergläubische Furcht**, welche einherging mit der **Einbildung von der Anwesenheit und Wirkung eines unsichtbaren, hinterhältigen und böswilligen Wesens**, nachts (Al).
>
> Melancholisch, mißmüthig und ängstlich, als wenn sie ein Unglück erfahren würde, oder **als wenn sie einsam und alles todt und stille** um sie wäre, oder **als wenn sie von einem nahen Freunde Abschied genommen hätte;** am schlimmsten in der Stube, durch Gehen in freier Luft gemindert (He).

Beziehungen zu Gleichaltrigen

In der Peergroup finden die Jugendlichen nicht leicht enge Freunde. Sie suchen wenig aktiv Kontakt zu anderen und lassen sich spät in Liebesbeziehungen ein. In ihrer **schüchternen** und **ängstlichen Art** gehören sie nicht zu den Anführern. Sie fühlen sich **rasch kritisiert** und angegriffen und wissen sich wenig zu wehren.

> Er konnte nicht vergnügt seyn, war **gleichgültig gegen Gesellschaft** (RAL).
>
> Traurigkeit, **welche einsame Stille liebt** (RAL).
>
> **Neigung zu kritisieren**, findet Fehler (Al).

Schulische und berufliche Entwicklung

Rhus toxicodendron ist häufig bei Jugendlichen angezeigt, die **viel unterwegs** sind, es kaum zu Hause aushalten und dabei **einsame Sportarten** wie stundenlanges Rennradfahren, Fitnesstraining, Marathonlaufen oder Bergsteigen exzessiv ausüben. Sie treiben sich sowohl zu sportlichen als auch intellektuellen Höchstleistungen an. Die Adoleszenten lernen gerne und sind intellektuell begabt. Die **Verkrampftheit bezüglich der eigenen Leistungen** setzt sich in der Schule und im Beruf fort, die ebenfalls mit großen Anstrengungen verbunden sind. Dabei gehören sie nicht zu den Ehrgeizigen, die ihre Leistungen innerhalb der Gruppe ständig vergleichen und immer zu den ersten gehören müssen (Nux vomica, Lycopodium clavatum).

> Sobald er einschlafen wollte, kamen ihm seine **Geschäfte vor im Traume auf eine ängstliche Art** (RAL).
>
> Er **redet Abends im Schlafe halblaut von Tagesgeschäften** (RAL).
>
> Die Nacht **Träume von Erfüllung Tags vorher projectirter Ideen**, in Verbindung mit Gegenständen, aus denen sie geschöpft waren (RAL).
>
> **Stilles, ruhiges Delirium, denkt er würde über die Felder streifen oder er sei hart am Arbeiten** (He).
>
> Obwohl sie normalerweise zu Melancholie neigte, **fühlte sie sich vergnügt und zum Arbeiten aufgelegt**, sobald sie das Mittel geschluckt hatte (Al).
>
> Ungeduldiges **Verlangen, verschiedene Geschäfte zu vollenden**, hauptsächlich intellektuelle, zusammen mit Völle und Schmerz in der Stirn (Al).

Übernahme von Verantwortung – Identität

Die zwanghafte Betätigung des Intellekts wie auch die extremen körperlichen Anstrengungen können dazu dienen, Bedrohungen aus dem Inneren zu bannen. Dabei wird der Körper in Extremsportarten oder unermüdlicher geistiger oder körperlicher Tätigkeit geschunden, bis jedes lustvolle Wahrnehmen ausgeschaltet ist.

Selbst das Bett spendet keine Ruhe: In den **Träumen** setzt sich die permanente **Anstrengung** fort.

Die **exzessive körperliche Betätigung** entspringt einer mangelnden Belebung des Körpers (**schlägt mit dem Kopf gegen die Wand**) und einer Unfähigkeit, den Körper lustvoll zu besetzen. Das körperliche und psychische Identitätsgefühl scheint nur in der Aktivität zu gründen. Es ist, als ob die Adoleszenten sich ihren Platz in der Gesellschaft durch **harte Arbeit und Anstrengung** verdienen müssten und sich ansonsten wertlos und überflüssig fühlten.

Bei Rhus-toxicodendron-Jugendlichen hat die Sucht nach Sport und Anstrengung eher zwanghaften als grandiosen Charakter und ist deshalb auch meist von Schmerzen und Überanstrengung gefolgt. Anders als bei Lycopdium clavatum oder Arsenicum album – Mitteln, die ähnlich sein können – fehlen Ehrgeiz, Glanz und der hochmütige Angriff auf andere.

Es ist, als ob der Körper und die Gedanken um jeden Preis kontrolliert werden müssten, damit nichts Schreckliches geschieht. Selbst im Schlaf ist keine Ruhe möglich. Patienten schildern beim Erwachen häufig das Gefühl, dass sie die ganze Nacht gearbeitet hätten.

Vor dem Hintergrund unermüdlicher Aktivitäten drohen Burnout ähnliche Zustände mit Unfähigkeit, irgendeine Arbeit zu verrichten.

> Er kann den **Andrang der Ideen nach Gefallen zügeln**, und, was er nur wollte, ungehindert durchdenken, ohne von einem Nebengedanken gestört zu werden. Heilwirkung (RAL).
>
> Er kann seine Gedanken beherrschen, **nach Willkühr ruhig über jeden beliebigen Gegenstand**, so lange er will, **nachdenken** (RAL).
>
> Heftige **Abneigung gegen jede Art von Arbeit, acht Jahre lang** (Al).
>
> Schläfrigkeit, Gähnen und Unaufgelegtheit zu geistiger und körperlicher Arbeit um 11 Uhr vormittags ... weint grundlos, **stellt sich vor, dass Leute Fehler bei ihr finden würden, weil sie nichts verdiene, handelt in einer kindischen Art und Weise** (Al).
>
> **Furcht vor der Zukunft und Mangel an Selbstvertrauen**, mit **ängstlicher Besorgnis wegen seiner Kinder und Geschäfte** (Jahr).

DD: Rhus toxicodendron – Lycopodium clavatum

Gemeinsam: Verzagt. Vorsichtig im Kontakt. Mild. Weinerlich. Hypochondrisch. Ängstlich. Mangel an Selbstvertrauen. Feig. Machen gerne Sport (Lycopdium clavatum rivalisiert mehr). Besser durch Bewegung. Kälteempfindlichkeit. Leichtes „Verheben". Affinitität zu Symptomen der Genitalorgane.

Im Unterschied zu Lycopodium clavatum fehlen bei Rhus-toxicodendron-Jugendlichen die **ehrgeizigen, rivalisierenden** Züge. Lycopodium-clavatum-Jugendliche überspielen ihre Ängste oft mit Brillanz, die sich bereits beim Interview zeigen kann. Es ist ihnen sehr wichtig, was für einen Eindruck sie machen, sie lächeln meistens bei der ersten Begegnung und signalisieren damit ihre Wünsche nach Kontakt. Sie suchen meistens Kontakt, wenn sie unter Gleichaltrigen sind und kämpfen dabei gegen ihre Ängste vor Menschen an.

Beide sind durch die pubertären Veränderungen verunsichert, möchten sich gerne **verstecken** und haben **Angst, angeschaut** oder **kritisiert** zu werden. Sie fühlen sich oft hilflos und unentschlossen.

Rhus-toxicodendron-Jugendlichen wird Familiäres, bisher Vertrautes plötzlich fremd, sie fühlen sich gelähmt, steif (Wahnideen, aus Holz bzw. Glas zu sein). Sie werden ernst, weinen viel, ohne zu wissen, warum. Auch hypochondrische Ängste können für die Jugendlichen sehr quälend sein, sie seufzen häufig und leiden an ihren depressiven Verstimmungen. In ihren Träumen zeigen sich düstere Aspekte der Welt: Krankheit, Unfälle, ermordet zu werden, Blutmassen, Leichen. Sie träumen, dass die Welt in Feuer untergehe. Suizidale Gedanken, sich zu ertränken, können auftauchen, gleichzeitig haben sie eine große Angst vor dem Tod. Sie versteifen sich gerne auf fixe Ideen oder ritualisierte Handlungen, um mit ihrer inneren Not fertig zu werden (Traum, einen Geist mit einer magischen Formel zu bannen). Sie sind ruhelos, müssen sich ständig bewegen, halten es im Bett nicht lange aus. Die depressive Stimmung bessert sich, wenn sie körperlich aktiv sein können.

Sepia succus

Themen

- Lassen sich mit viel Lebendigkeit und Sorge in Beziehungen ein, in denen sie sich häufig verausgaben und geraten in Zustände völliger Leere.
- Unterdrücken eigene Wünsche, um nicht verlassen zu werden.
- Menschliche Liebe wird als Übergriff und die körperlich-seelische Integrität gefährdend erlebt. Befürchten, überwältigt und der eigenen Möglichkeiten beraubt zu werden.
- Indifferenz. Leere. Abneigung gegen geliebte Menschen.
- Fantasien großer Verletzlichkeit des Körpers. Träume von Vergewaltigung.
- Lustvolle Bewegung gibt das Gefühl, den Körper kontrollieren zu können und bringt die verlorene Lebendigkeit zurück.
- Anarchistische Züge. Mögen keine von außen auferlegte Normen. Der Erhalt von Würde und Selbstbestimmung ist sehr wichtig.

Beobachtungen im Interview – Emotionen

Sepia-succus-Jugendliche begegnen uns im Interview mit einer gewissen **distanzierten Vorsicht**, die zuweilen widerwillig oder mürrisch wirken kann. Die Grenzen zu respektieren, sowohl die körperlichen als auch die emotionalen kann sich bereits in der ersten Begegnung als zentral erweisen. Man könnte in dieser Hinsicht zunächst an Natrum muriaticum denken. Beides sind Mittel bei emotional **verletzlichen** und **empfindlichen** jungen Menschen, die sich verschließen, wenn zu rasch zu viel Nähe entsteht. **Wünsche, gehalten** und **anerkannt zu werden** stehen neben **Verschlossenheit** und **Abweisung**. Themen im Gespräch drehen sich häufig um Beziehungen – zur Mutter, zu den Eltern, zu den Freunden und zum anderen Geschlecht. Natrum muriaticum zeigt sich vor dem Hintergrund der körperlichen Unsicherheit und Scham hysterischer: viel Kichern, Geziertheit oder unpassendes Lachen – Züge, die nicht typisch sind für die Sepia-succus-Jugendlichen, die ihre Gefühle „echter", aber auch verhaltener zeigen. Sie neigen dazu, in **Tränen** auszubrechen, wenn im Gespräch an ihr **inneres Elend** und ihre **Leere** gerührt wird.

Sepia-succus-Jugendliche sind sehr bedacht darauf, ihre **Würde** zu wahren. Sie haben große **Angst, ausgelacht** zu werden oder sich **erniedrigende Übergriffe** gefallen lassen zu müssen.

Die Adoleszenten legen viel Wert auf ein **attraktives Äußeres** – Anziehung auf andere auszuüben, sich attraktiv zu kleiden und mit Grazie zu bewegen, ist ein wichtiger Zug von Sepia-succus-Jugendlichen, bei denen selten die Zustände tiefer Erschöpfung und Gleichgültigkeit nach jahrelanger Verausgabung auftreten, die für ältere Sepia-succus-Frauen so typisch sind. **Gestik** und Bewegungen sind meistens von großer **Lebendigkeit**, wobei die Jugendlichen im Vergleich zu beispielsweise Lycopodium clavatum, bei dem das Interview einer Prüfungssituation gleichen kann, weniger angespannt als vielmehr vorsichtig und distanziert wirken. Der Wunsch, sich attraktiv zu zeigen, hat etwas Sexualisiertes, während Lycopodium clavatum eher eine „gefällige" Art der Begegnung pflegt.

Im Gesicht fallen **braune Flecken**, **Haare auf der Oberlippe** oder **Akne** auf. **Senkrechte Falten zwischen den Augen** und ein kritischer Blick können ein Hinweis auf das Mittel sein.

> **Traurig über ihre Gesundheit** (CK).
>
> Grosse Traurigkeit und **öftere Anfälle von Weinen**, was sie kaum unterdrücken konnte (CK).
>
> Sie hätte **vor Unmuth über Alles weinen mögen, ohne Ursache** (CK).
>
> Sie **wünscht allein zu seyn** und zu liegen mit geschlossenen Augen (CK).
>
> Sehr **leicht gekränkt** (CK).
>
> **Nerven gegen jedes Geräusch sehr empfindlich** (CK).
>
> Von **Klavierspielen sehr angegriffen** (CK).

Akzeptanz des Körpers

Besonders bei Mädchen scheint die Reifung in einen eigenen weiblichen Körper, der dem der Mutter ähnlich ist und sich doch unterscheiden kann, schwierig zu sein. **Essstörungen**, die mit viel Protest gegen die Mutter verbunden sind, sind eine häufige Indikation.

Die **erste Menstruation erscheint spät** und ein regelmäßiger Zyklus stellt sich nur zögernd ein. Die **Brüste entwickeln sich spät** (Master 2003).

Sepia-succus-Mädchen sind sehr empfindlich auf Eingriffe in den weiblichen Zyklus – nach der Pilleneinnahme treten vielerlei Beschwerden wie **Zystitiden**, **Vaginalinfektionen** oder **Lustlosigkeit** auf.

Die pubertätsbedingten Veränderungen des Körpers führen zu **Ängsten vor Kontrollverlust** und werden mit einem verstärkten **Bewegungsdrang** beantwortet. Im Hintergrund stehen **Empfindungen der körperlichen Verunstaltung**, das **Gefühl, die Beine seien zu kurz** oder die **Bilder von verstümmelten Körpern.**

Bewegung, **Tanzen** und jede sportliche Betätigung kann ein Mittel sein, die Ängste vor dem Kontrollverlust über den Körper und das Begehren in Schach zu halten. Sepia succus kann auch bei Jugendlichen angezeigt sein, die auf **Enttäuschungen** mit zu viel Essen und zunehmender **Trägheit** reagieren.

Auch **Waschzwänge** als Form der Abwehr sexueller Wünsche können aufreten.

Körperlich führen oft **Menstruationsprobleme**, **Hautausschläge**, **Migräne**, **Vaginalmykosen**, **Zystitiden** oder **Übelkeit** in die Praxis.

> Aengstlicher Traum, **Nachts, als würde er gejagt und müsste rückwärts laufen;** aufgewacht glaubte er, es komme **Etwas, die Brust ihm Beengendes** von oben auf ihn zu; darauf Kriebeln und Stiche in der Brust (CK).
>
> Ängstlicher **Traum, als sey sein Körper verunstaltet** (CK).

Sexuelle Identität

Eine häufige Form, sexuelle Wünsche abzuwehren, ist die Flucht in frühe Beziehungen zum anderen Geschlecht. Die sexuell ansprechbaren und attraktiven Sepia-succus-Jugendlichen sind gefährdet, sich **sexuell missbrauchen** zu lassen.

Anders als die Natrum-muriaticum-Jugendlichen fühlen sie sich über Sexualität lebendig und lassen sich früh in intensive sexuelle Kontakte ein. Dabei missachten sie ihre inneren Grenzen, um dem Freund oder der Freundin gerecht zu werden. Die völlige Hingabe führt leicht zu **Enttäuschungen**, die in den bekannten Sepia-succus-Zustand der **Indifferenz** und **Leere** führen können.

Die Jugendlichen wollen in ihren Beziehungen die alleinige Aufmerksamkeit des Partners und reagieren **eifersüchtig** und gekränkt, wenn sie das Gefühl haben, belogen oder betrogen zu werden.

> Nach **Beischlaf ängstlich und unruhig**, den ganzen Tag (CK).
>
> Nach Beischlaf, **grosse Schwäche in den Knieen** (CK).
>
> Ängstliche **Träume von zu befürchtender Notzucht.** (n. 2 T.) (CK).

Lösung aus familiären Bindungen

Ein konflikthaftes Thema, das die Ablösung in eine eigene Identität bei Adoleszenten erschwert, ist das Geben und Nehmen in nahen Beziehungen. Menschliche Liebe wird rasch als zu vereinnahmend und die körperliche und seelische Autonomie gefährdend erlebt. Im Hintergrund stehen **Verlassenheitsgefühle** und **Gefühle von Armut und Leere.** Gefühle, ausgenützt zu werden. **Träume, vergewaltigt zu werden.**

Die Jugendlichen fühlen sich **großen inneren Widersprüchen** ausgesetzt: Sie brauchen auf der einen Seite viel Sicherheit und Halt und fürchten dabei auf der anderen Seite um ihre Autonomie.

Häufig fällt bereits bei den Kindern, die genau wissen, was sie wollen, ein großes Streben nach Unabhängigkeit auf. Alles früh selber zu können und wenig auf die Hilfe der Mutter angewiesen zu sein, scheint besonders für Sepia-succus-Mädchen wichtig zu sein. Das **Gefühl, alles neu lernen zu müssen**, zeigt die Schwierigkeit, von anderen etwas annehmen zu können.

Adoleszente weisen die Einmischung vor allem durch die Mutter vehement zurück. Sie verschließen sich, sind zu Hause viel in ihrem Zimmer und erzählen kaum von sich.

Zuweilen ist die Beziehung zum Vater besser, besonders bei kleinen Mädchen. Später – in der Zeit der sexuellen Reifung – wird auch der Vater nicht selten als enttäuschend erlebt und abgelehnt. **Trost und Hilfe**, besonders von der Mutter, manchmal weniger vom Vater, werden **abgelehnt.**

Trotz viel Streit und Auseinandersetzung haben die Adoleszenten ein großes Sicherheitsbedürfnis. Sie leiden unter **Heimweh** und reagieren mit **Ängsten**, wenn es zu **Trennungen in der Familie** kommt oder wenn eines der Geschwister eine Krise oder Krankheit durchmacht.

Sepia-succus-Jugendliche sind gerne in Gesellschaft. Sie sind **unternehmungslustig** und lieben vor allem **Bewegung**, Sport und Partys.

Die Abwendung von der Familie kann radikal und mit dauerndem Protest und Streit verbunden sein. Mädchen empfinden teilweise die Mutter in der elterlichen Beziehung als zu wenig selbst bestimmt. Sich von der Mutter zu unterscheiden, ist wichtig.

Die Adoleszenten **wehren sich vehement**, wenn sie das Gefühl haben, in ihrer Selbstbestimmung eingeschränkt zu werden. Sie werden äußerst **wütend, wenn man ihnen widerspricht**, da sie sich **meistens im Recht fühlen.** Die Aggressionen gehen jedoch selten über verbalen Streit und Diskussionen hinaus.

> Er **darf keinen Augenblick allein seyn** (CK).
>
> Höchster Lebens-Ueberdruss; es war ihm **als könne er ein so elendes Daseyn nicht länger ertragen**, und als müsse er vergehen, wenn er sich nicht entleibte. (n. 24 St.) (CK).
>
> Es fallen ihm von selbst **ärgerliche Vorfälle aus vergangenen Zeiten** ein, worüber er so empört wird, dass er ganz ausser sich kommt und sich nicht zu lassen weiss, unter Angst, Herzklopfen und Schweiss am ganzen Körper. (d. 15. T.) (CK).
>
> Sie **tadelt Alles und will Alles nicht, was Andre wollen**, unter Weinen und Gesichts-Hitze (CK).
>
> Um Mitternacht, unter starkem Schweisse, eine Art Ohnmacht, eine Viertelstunde lang, mit Bewusstseyn, doch ohne Reden, noch einen Finger rühren zu können; in tiefster Ohnmacht, wie ein Traum, **indem er mit einem Geiste kämpfte**; kaum daraus erwacht, fiel er in eine zweite Ohnmacht mit einem Traume, **als hätte er sich in einem Walde verloren** (CK).

Beziehungen zu Gleichaltrigen

Sepia-succus-Jugendliche pflegen ihre Kontakte mit Gleichaltrigen oft über gemeinsame Aktivitäten wie **Sport**, Radfahren, **Tanzen** oder Besuch von Partys. Im Vergleich zu Natrum muriaticum sind ihre Freundschaften oft weniger eng und emotional. Sie sind verschlossen und öffnen sich vorsichtiger, da sie in ihrer Verletzlichkeit immer befürchten, sich lächerlich zu machen.

Schulische und berufliche Entwicklung

Sepia-succus-Jugendliche sind häufig wenig fleißige oder sehr angepasste Schüler. Die Schule ist oft unwichtig und sie haben **kein Bedürfnis, viel zu lernen**, um den Lehrern oder Eltern zu gefallen. Sie beugen sich nicht gerne fremden Bestimmungen und lernen nur, was ihnen selbst wichtig ist.

Anders als die Natrum-muriaticum-Jugendlichen, die sich durch Ehrgeiz in Schule und Ausbildung von ihren emotionalen Schwierigkeiten ablenken können, zeigen sie wenig Züge des Ehrgeizes. Sepia-succus-Jugendliche können phasenweise in **lethargische Zustände** fallen, aus denen sie sich schwer wieder aufraffen können.

> Grosse innere Unruhe, viele Tage lang, mit Hastigkeit; **er möchte gleich beim Anfange schon mit der Arbeit fertig seyn** (CK).
>
> **Grosse Gleichgültigkeit gegen Alles**, kein rechtes Lebens-Gefühl (CK).

Übernahme von Verantwortung – Identität

Aggressive Fantasien sind anders als bei Natrum muriaticum wenig zugänglich. Man findet bei Sepia succus selten die grausamen Träume von Mord oder ermordet zu werden, wie sie bei Natrum-muriaticum-Jugendlichen häufig sind. Auch Größenfantasien sind wenig vorhanden – Menschen im Sepia-succus-Zustand haben ihrer **inneren Leere** und ihrem inneren Elend wenig entgegenzusetzen (**Wahnidee von Ohnmacht; Armut**). Sie haben Schwierigkeiten, über ihre von negativen Fantasien der Leere bestimmte Innenwelt hinauszuwachsen.

Sepia succus kann hilfreich sein, wenn sich junge Mädchen mit dem Schicksal einer depressiven Mutter identifizieren und dabei in Gefahr sind, ihre eigene Lebendigkeit zu verlieren.

Eine wichtige Rolle spielen **körperliche Aktivität** und **Beschäftigung**, die der Lethargie oder Faulheit entgegenwirken. Die Adoleszenten können in Unzufriedenheit und Indolenz versinken, wenn es ihnen nicht gelingt, sich aufzuraffen, wegzugehen, zu tanzen oder Sport zu treiben. Wenn es möglich ist, eine positive Beziehung zu ihrem Körper herzustellen, finden sie am ehesten Zugang zu ihrem kreativen Potenzial.

Insgesamt sind sie realistischer als die Natrum-muriaticum-Jugendlichen, die nicht selten von einem Extrem ins andere fallen und ihre Kontakt- und Orientierungsprobleme durch Drogen und Alkohol zu vernebeln suchen. Sepia-succus-Jugendliche sind vorsichtiger, da es ihnen wichtig ist, die Kontrolle über ihr Handeln oder Erleben zu behalten.

Ihr Selbstbewusstsein ist weniger von Verwirrung als vielmehr von **antagonistischen Tendenzen** bestimmt. Vor allem Sepia-succus-Mädchen ertragen es nicht, sich in ihrer weiblichen Rolle eingeschränkt zu fühlen. Sie leiden oft unter innerer Zerrissenheit, da ihre ausgeprägt **sorgenden** (bis **aufopfernden Züge**) ihren **Wünschen nach Selbstbestimmung** entgegenstehen. Sie geben sich in Liebesbeziehungen hin bis zur Selbstaufgabe und leiden im Inneren unter dem resultierenden Verlust ihrer Lebendigkeit. Die **Träume von Verstümmelung oder Verunstaltung des Körpers** weisen auf Ängste, sich in den eigenen Möglichkeiten beschneiden zu lassen. „Mutter- und Vaterwelt" sind im Inneren schwer zu vereinen.

> Sie macht sich lauter **kummervolle Gedanken über ihre Gesundheit, wähnt die Auszehrung zu bekommen und bald zu sterben** (CK).
>
> Er denkt Dinge, die er nicht denken will, spricht in Ausdrücken, die er selbst besser weiss, **nimmt sich zu thun vor, was wider seine Absicht ist**, und **befindet sich so mit sich selbst im Widerstreite** und daher in sehr unangenehmer, unruhiger Stimmung. (n. 24 St.) (CK).

DD: Sepia succus – Platinum metallicum

Gemeinsam: Verlassenheit. Empfindlichkeit auf Kränkung oder Vernachlässigung. Konflikte im Zusammenhang mit sexuellen Beziehungen. Mischung von sexueller Attraktion und Distanzierung (Sepia succus distanziert aus Furcht vor Übergriffen, Platinum metallicum findet keinen Platz in Beziehungen, fühlt sich isoliert). Leidenschaftliche Beziehungen.

Sepia-succus-Jugendliche verlieren sich in ihren Beziehungen ganz im anderen. Dabei geben die Jugendlichen zu viel von sich und fühlen sich ausgenützt, wenn der Partner sich weniger aufopfert. Typisch ist der Neid auf das andere Geschlecht, der einem Gefühl des Mangels, der Armut und Leere entspricht. Platinum metallicum ist vor dem Hintergrund hoher Idealvorstellungen in Beziehungen ebenfalls empfindlich auf Kränkung und Vernachlässigung. Beide Mittel passen bei Jugendlichen, die sich nach einer Liebesenttäuschung distanziert und kalt zeigen, wobei bei Platinum metallicum Hass und Verachtung überwiegen, bei Sepia succus bleibt eher Leere und Indifferenz zurück. Anders als Platinum metallicum, das keine Erinnerungen an Heimat und Geborgenheit hat (kein Heimweh, kein Wunsch nach Halt, kein Beten), sehnt sich Sepia succus danach, gehalten zu werden.

DD: Sepia succus – Tarentula hispanica

Gemeinsam: Lebhaft. Aktiv. Ruhelos. Gerne heftige Bewegung. > Tanzen. Zeigen sich attraktiv. Erregbar. Rote Flecken am Hals. Empfindlich auf Liebesenttäuschung. Lassen niemanden zu nahe kommen. < Trost. Ertragen keine Einmischung durch die Mutter.

Bei Sepia succus geht es mehr um Themen der **geschlechtlichen Identität**: Dasselbe Geschlecht wie die Mutter zu haben und dennoch anders sein zu wollen führt zu inneren Konflikten und Kämpfen bezüglich der weiblichen und männlichen **Geschlechterrollen**, die das Drama eines Sepia-succus-Zustands prägen. Die Vorstellung, sich mit einer tradierten Weiblichkeitsrolle abfinden zu müssen, kann zu inneren Leeregefühlen führen.

Im Gegensatz zu Tarentula hispanica sehnen sich Sepia-succus-Jugendliche danach, in einer liebevollen Beziehung gehalten zu werden. Sie haben **Heimweh**, während Tarentula-hispanica-Jugendliche nie Sicherheit bei anderen Menschen haben. Sie fühlen eine ängstliche Beklemmung und Ruhelosigkeit, müssen ihre Hände ständig beschäftigen. Sie können zu Hause keine Wurzeln schlagen. Ihre Liebe scheint nicht erwidert worden zu sein. In ihrer Ungeborgenheit registrieren sie mit ihren wachen Sinnen sehr genau, was um sie herum vorgeht. Wenn sie in ihrem Bewegungsdrang eingeschränkt werden, werden sie aggressiv: sie bedrohen andere, zerreißen Dinge, werden gewalttätig, schlagen, reißen an den Haaren oder richten die Aggression gegen sich: schlagen sich auf den Kopf oder kratzen sich. Sie erleben oft andere nur als **Behinderung** und Bedrohung ihrer Absichten.

Die **listigen, bösartigen** Züge, die Wünsche, andere auszutricksen oder Menschen zu **schaden** als typische Reaktionen auf die innere Verletztheit findet man bei Sepia succus nicht. Hier geht es in den heftigen Auseinandersetzungen darum, **im Wert erkannt** und **ernst genommen** zu werden.

Sepia-succus-Jugendliche kämpfen in Beziehungen um **Respekt** und **Würde**, ringen darum, sich nicht zu sehr **ausnützen** zu lassen. Bei Sepia succus ist die Wahrung der inneren Unabhängigkeit in Beziehungen wichtig, während Tarentula hispanica sich in Beziehungen eingeengt und manipuliert fühlt.

DD: Sepia succus – Causticum Hahnemanni: s. Causticum Hahnemanni S. 83

DD: Sepia succus – Ignatia amara: s. Ignatia amara S. 92

DD: Sepia succus – Kali phosphoricum: s. Kali phosphoricum S. 100

DD: Sepia succus – Natrum muriaticum: s. Natrum muriaticum S. 122

Silicea terra

Themen

- Scheue Jugendliche, die im Kontakt ängstlich und vorsichtig sind.
- Möchten ein perfektes Bild abgeben und können es sich nicht leisten, Fehler zu machen.
- Brauchen viel Halt und Unterstützung und möchten möglichst autonom sein. Freundliche Zusprache trifft sie in ihrer Sehnsucht nach Geborgenheit und führt zu Weinen.
- Meistens angepasste Adoleszente mit wenig Experimentierräumen.
- Sexualität ist bedrohlich. Sie wollen sich sauber halten. Neigung zu zwanghaften Verhaltensweisen und Pingeligkeit.

Beobachtungen im Interview – Emotionen

Jugendliche in einem Silicea-terra-Zustand vermitteln durch ihren feingliedrigen Körperbau und die typische **schüchterne Ängstlichkeit** eine gewisse Zerbrechlichkeit. Es handelt sich oft um angespannte Jugendliche, die merklich bemüht sind, ein perfektes Bild abzugeben und sich „wohlerzogen" präsentieren. Der Arztbesuch kommt einer **Prüfungssituation** gleich. Aufgrund der **Scham** und Unsicherheit wirken die **Bewegungen** oft **ungeschickt** und wenig lebendig. Im Gespräch fällt es den Jugendlichen **schwer, Blickkontakt** auszuhalten. Sie wirken weich und **mild**, kämpfen aber trotzdem oft lange gegen die Tränen, da sie sich nicht gerne „aufgeweicht" zeigen.

Die Adoleszenten sind **unruhig**, **zappelig** und angespannt, **beißen an den Nägeln** oder **zupfen an den Lippen.**

Als Gegenüber hat man das Gefühl, sie aufgrund der übergroßen **Empfindlichkeit** mit Samthandschuhen anfassen zu müssen. Sie sind empfindlich auf **laute Geräusche**, auf **Stimmen**, **Gerüche**, **fürchten sich vor Spritzen** und selbst der Druck von Schuhen und Kleidung wird als unangenehm empfunden (CK).

Kleidung und Äußeres weisen auf Perfektionismus hin, obwohl sich manchmal auch die Kehrseite der **Zwanghaftigkeit** nach außen zeigen kann. In **exzentrischer** Kleidung, **hochmütigem Gebaren**, unpassendem, **hysterischem Lachen**, in **Schmutzigkeit**, **Lügen** oder in der Neigung, ständig zu spät zu kommen versuchen die Jugendlichen sich einen besonderen Status zu geben. In diesem Zusammenhang kann auch eine „aufgesetzte" **optimistische Stimmung** auffallen, hinter der sich jedoch die Züge eines Kindes verbergen, das sich mit vielen Ängsten in einer bedrohlichen Welt behaupten muss. Hinter allen Versuchen, sich Nischen des Besonderen zu schaffen, spürt man die **Unsicherheit** und **Kontrolliertheit** der Jugendlichen. Meistens überwiegt in der Gegenübertragung das Gefühl, Halt und Stütze geben zu wollen.

Ein typisches Muster bei Überforderung, häufig in Prüfungszeiten oder nach außerordentlichen körperlichen Anstrengungen ist die „Flucht" in eine Krankheit. Typischerweise ärgern sich die Jugendlichen sehr darüber, wenn sie schon wieder krank werden, da das schlecht in ihr perfektes Selbstbild passen will.

Die **nachgiebigen, unterwürfigen Züge** können beim Therapeuten oder der Therapeutin versteckte Aggressionen auslösen. Es kann zu Fantasien kommen, eine „schlechte Mutter" zu sein. Auch in der homöopathischen Behandlung kann das Gefühl entstehen, nichts geben zu können, was angenommen werden kann, woraus Ängste vor subtiler Entwertung resultieren.

> Das **geringste Wort bringt sie zum Weinen** (CK).
>
> Auf **Schreck grosse Aengstlichkeit** (CK).
>
> **Gegen Geräusch empfindlich** und davon ängstlich (CK).
>
> **Lautes Gespräch beschwert ihn** (CK).

Akzeptanz des Körpers

Die Reifung in einen sexuellen Körper kann durch die emotionale und beziehungsmäßige Verunsicherung auf „Eis gelegt" werden. Alles Grobe, „Animalische" schreckt (CK: Geiler, ihr sehr widriger Traum). Mädchen fühlen sich wohl, wenn sie sich leicht, gleichsam körperlos oder schwebend fühlen können. Sie **tanzen gerne** klassisches Ballett. In ihrem Bedürfnis, alles Unreine von sich fern halten zu wollen, neigen sie zu übertriebener Sauberkeit oder Waschzwängen.

Die Vorstellung von Zärtlichkeiten oder sexuelle Kontakten kann körperliche Ängste auslösen. Viele Jugendliche haben Angst, zu masturbieren, was einerseits auf das unsichere Körpergefühl und die **Empfindlichkeit auf Verletzungen** zurückgehen kann, auf der anderen Seite aber auch Bestrafungsängste auslöst.

Eine latente Sexualisierung drückt sich lediglich darin aus, dass manche Jugendlichen bei der körperlichen Untersuchung **kitzlig** reagieren.

Körperliche Dekompensationen können sich unter anderem in Erkrankungen des Darms (**chronische Durchfälle, Kolitiden**), **eitrigen Tonsillitiden**, **Autoimmunerkrankungen** oder **Asthma** äußern.

> Nach dem Beischlafe, **Zerschlagenheit des ganzen Körpers.** (d. 23. T.) (CK).
>
> Beim **Beischlafe bekommt sie Uebelkeit.** (n. 21 T.) (CK).
>
> In der **nächtlichen Phantasie dünkt ihr der Kopf ungeheuer gross** (CK).

Sexuelle Identität

Die emotionale Reifung in eine geschlechtliche Identität ist von starken Ängsten und einem Bedürfnis nach Kontrolle begleitet. Die ängstlichen und vorsichtigen Adoleszenten sind sehr bestrebt, ihre Intimsphäre zu schützen und scheuen körperliche Nähe.

Nahe Beziehungen zum anderen Geschlecht werden spät eingegangen und sind eher intellektualisiert.

Die typische **Furcht vor spitzen Gegenständen** könnte ein Ausdruck der Angst vor männlicher Gewalt sein. Der Traum aus der Prüfung Hahnemanns, von unzähligen Geistern gewürgt zu werden und nicht schreien zu können, wie auch das Gefühl, unter einem großen rauen Tier zu liegen, sind Hinweise darauf, in welchem Maße Silicea terra sexuelle Wünsche kontrollieren muss. Die sexuelle Vereinigung bereitet zunächst wenig Genuss, sondern kann tagelange Zerschlagenheit auslösen (CK). Auch in den **Träumen von wilden Tieren oder Schlangen**, oft auch von bedrohlichen Männern, drückt sich die Angst vor allem Triebhaftem aus.

Anders als bei Natrum-muriaticum-Jugendlichen, bei denen die **Menstruation** vor allem von Trauer begleitet sein kann, rührt hier die Blutung oft an tiefe Ängste und ist **von ausgeprägter innerer Kälte begleitet.**

Verhärtungen und **Knoten** in den **Brüsten**, die bereits bei jungen Frauen zu beobachten sind, weisen auf die Tendenz zu Kontrolle und Fixierung in weiblich emotionalen Bereichen hin. **Träume von Wasserfluten** zeigen die Ängste, dass die Starre sich lösen und Emotionen überflutend wirken könnten.

> Bei der **Regel melancholische Angst** in der Herzgrube, **zum Leben nehmen durch Ertränken** (CK).
>
> Aus einem Traume, **als solle er ermordet werden**, wacht er in grosser Angst, **als solle er ersticken**, auf, ohne sprechen zu können. (n. 15 T.) (CK).
>
> Aengstigender **Traum von Schlangen.** (n. 5 T.) (CK).
>
> Aengstigender Traum, **als wolle man sie würgen; sie konnte aber nicht schreien**, sondern bloss mit den Füssen stossen (CK).
>
> Aengstigender Traum; **er wird gejagt** (CK).
>
> Träume von Tages-Begebenheiten und ihn **verfolgenden grossen Hunden** (CK).
>
> Halbwachender Traum, **als wollten ihn unzählige Geister packen;** erwacht konnte er kein Glied rühren, und lag im Schweisse unter grosser Angst mit Herzklopfen; hinterdrein grosse Furchtsamkeit. (n. 12 T.) (CK).
>
> Traum, nach Mitternacht, von einem **Gespenste, das ihn verfolge.** (n. 13 T.) (CK).
>
> **Träume ekelhaften, widrigen Inhaltes** (CK).
>
> Beim halben Erwachen, **Alpdrücken, mit grosser Angst, als läge ein rauhes, zentnerschweres Thier auf ihm,** dass er sich nicht regen, noch einen Laut von sich geben konnte (CK).
>
> Verliebte **Träume von Heirathen** (CK).
>
> **Geiler, ihr sehr widriger Traum** (CK).
>
> **Geile Träume von ausgeübtem, doch gestörtem Beischlafe;** beim Erwachen, Erektion und wollüstige Phantasieen. (n. 6 St.) (CK).

Lösung aus familiären Bindungen

Typisch für das Mittel ist das Nebeneinander von Abwehr und Distanzierung in Beziehungen auf der einen Seite und die Suche nach Halt und Unterstützung auf der anderen.

Adoleszente kommen oft noch lange in Begleitung eines Elternteils (der Mutter), gegen die sie sich allerdings feindselig abgrenzen. Wenn sie als Kind beim Versuch der Mutter, sie zu trösten, noch geweint und geschrieen haben, so grenzen sie sich jetzt eher **hochmütig** und **arrogant** oder aber in unzugänglicher **Sturheit** ab.

Im Hintergrund der Feindseligkeit liegt eine hilflose Auflehnung gegen die lange bestehenden kindlichen Abhängigkeiten, die alle Autonomiebestrebungen bei diesen Jugendlichen erschweren und nicht selten zu Schwierigkeiten in Schule und Ausbildung führen. Die Jugendlichen spüren ihre Schwäche und suchen Unterstützung. Obwohl sie sich im Inneren noch lange an die Mutter **klammern**, ringen sie nach außen um Unabhängigkeit und werden in der Pubertät **herausfordernd** und **ablehnend.**

Die tiefliegenden Ängste von Silicea terra reichen bis in die frühesten Beziehungen zurück.

Bereits im Säuglingsalter fällt eine **Abneigung gegen Muttermilch** auf. Eine ausgeprägte Ambivalenz in der Beziehung zur Mutter bestimmt die weitere Entwicklung. Kleine Kinder klammern sich an die Hand der Mutter und **lehnen** doch **Trost und Nähe ab.** Sogar eine freundliche **Annäherung löst** bei diesen Kindern **Weinen** und Angst **aus.**

Bereits in der Schwangerschaft können Schmerzen im Zusammenhang mit Kindsbewegungen quälend sein. Möglicherweise ist die Mutter körperlich und emotional zu kontrolliert, sich auf die Bewegungen des Kindes einzustimmen.

Silicea terra ist ein häufig indiziertes Mittel bei Brustentzündungen und Ernährungsstörungen der Säuglinge. Sich über die Mutter zu nähren, scheint an tiefe Konflikte zu rühren. Das Thema der Aufnahme von Wärme und Nahrung bleibt auch im Körperlichen zentral. Obwohl Silicea terra – im Gegensatz zu Natrum muriaticum – kein typisches Anorexiemittel ist, sind Ess- und Ernährungsstörungen dennoch häufig. Dabei handelt es sich weniger um hysterisch geprägte Symptome, als vielmehr um eine **Neigung zu dystrophen Zuständen** wie beispielsweise Mangelernährungen bei **Autoimmunerkrankungen** des Darms (Morbus Crohn) mit **Fisteln** und Atrophie der Darmschleimhaut.

Die Adoleszenz als zweite Chance rührt bei den Silicea-terra-Jugendlichen an alte Themen. Es ist, als ob **alte Narben wieder aufbrechen** würden (eines der „Key-Note-Symptome" von Silicea terra).

Die Jugendlichen fühlen sich **verlassen** wie ein Kleinkind und sehnen sich in einer Zeit der Ablösung nach einem Zuhause und einer Geborgenheit, die sie nie ausreichend erlebt haben.

Der Mangel an innerer Sicherheit erschwert die Lösung aus dem Elternhaus. **Heimweh** und Ängste bei jedem Schritt in die Fremde führen dazu, dass die jungen Menschen häufig lange Zeit in der Nähe der Eltern bleiben. **Träume von der Jugend** weisen auf die „rückwärtsgerichteten" Tendenzen bei Silicea terra hin. Die Lösung aus Abhängigkeiten kann nur teilweise stattfinden, der Halt des Elternhauses übt immer noch einen Sog aus. Auseinandersetzungen mit den Eltern können nur verhalten geführt werden, da ein Bruch zu riskant wäre. Die Jugendlichen verweigern still und sind eher innerlich **herausfordernd**, als dass sie offen Widerstand leisten. Sie ertragen es dennoch schwer, wenn die eigenen Vorstellungen durchkreuzt werden.

Nicht selten ist der Zeitpunkt des Auszugs aus dem Elternhaus, der Beginn eines Studiums oder einer Ausbildung der Auslöser einer Krankheitsphase.

Der Wunsch, unabhängig zu sein, aber die Ablösung doch nicht zu schaffen, führt zu dauernder Gereiztheit. Offenem Streit mit Gleichaltrigen oder den Eltern wird meistens aus dem Weg gegangen. Um sich in Beziehungen aggressiv zu behaupten, fehlt die Kraft. Aggressionen wirken unterschwellig und „vergiften" Beziehungen.

Sehnsucht nach Hause (CK).

Böse Träume mit heftigem Weinen (CK).

Aengstigender Traum, **als solle er im Wasser ertrinken** (CK).

Träume von **Begebenheiten aus seiner Jugend-Zeit** (CK).

Viele **Träume von weiten Reisen** (CK).

Beziehungen zu Gleichaltrigen

Der Kontakt zu anderen Jugendlichen gestaltet sich ebenfalls aufgrund des mangelnden Selbstvertrauens schwierig. Die **Furcht vor fremden Menschen** und die Unsicherheit anderen Menschen gegenüber machen es ihnen schwer, Kontakte zu schließen. In Gegenwart von wenig vertrauten Menschen schweigen sie lieber, weil sie Angst haben, etwas Falsches zu sagen (Candegabe weist auf die dauernde Furcht vor dem erhobenen Zeigefinger hin, der sagt: „Sie sind zu nichts zu gebrauchen").

Sich auf emotionalen Kontakt einzulassen, ist ein fremdes, gefährliches Terrain.

Die generelle Überempfindlichkeit gegen die zu grobe Welt wirkt hemmend im Versuch, unbeschwert in eine lärmende, angeberische, adoleszente Stimmung einzutauchen. Auf Partys ist die Musik zu laut, der Rauch zu störend und Alkohol wie auch jede aggressive Stimmung unter Jugendlichen macht Angst.

Besonders männliche Silicea-terra-Jugendliche haben es in dieser Zeit schwer. Mädchen können sich eher in ruhigen Mädchenfreundschaften Moratorien schaffen. Sich durch schulische Leistungen und in intellektuellen Bereichen eine Befriedigung zu schaffen, ist ebenfalls bei Mädchen sozial tolerierter. In vielen Gruppen männlicher Jugendlicher sind gute Schulleistungen verpönt, die „Streber" werden isoliert. So können sich die Jugendlichen nur noch in Bücher- oder Computerwelten zurückziehen und legen damit jegliche soziale Lernprozesse auf Eis.

Da Silicea-terra-Menschen bei aller Scheu vor Menschen dennoch **nicht gerne allein** sind, **leiden** sie **sehr**, wenn eine einmal geschlossene **Freundschaft zerbricht.** Vor dem Hintergrund ihres schlechten Selbstwertgefühls sind sie in großem Maße darauf angewiesen, akzeptiert und gemocht zu werden.

Schulische und berufliche Entwicklung

In der Schule sind sie **pingelig** und **ehrgeizig** bei ihren Arbeiten. Es handelt sich um Jugendliche, deren Zimmer meistens gut aufgeräumt sind und die ihre Schulaufgaben **gewissenhaft** erledigen. Ihre Gewissenhaftigkeit und ihre Art, alle Vorgaben zwanghaft genau zu befolgen, bringt sie oft in großen inneren Druck und Ungeduld. Die **Prüfungsängste** können den Schulalltag zur Qual machen.

Der Rückzug in **monoman** verfolgte künstlerische, handwerkliche oder intellektuelle Hobbys kann eine Hilfe zu gesunden Entwicklungen sein. Es werden feine, detailreiche Arbeiten bevorzugt. Die Neigung, sich einseitig auf **intellektuelle Tätigkeiten** zu fixieren, sowie der hohe Leistungsdruck, dem sich die Adoleszenten selbst in ihren Hobbys unterwerfen, führt nicht selten in **Erschöpfung**, zu **Kopfschmerzen** oder **dauernden Erkältungen.**

> **Unruhe und Ungeduld** überfällt ihn oft, dass er sich nicht zu lassen weiss (CK).
>
> **Unmuth und Verzagtheit** (CK).

Übernahme von Verantwortung – Identität

Die Ablösung in eine eigene Identität geschieht auf dem Boden einer ausreichenden Identifikation mit Elternfiguren. Dabei braucht es den Kontakt zu einer Wärme, Nahrung und Halt spendenden Mutter (Holding-Funktion) und zu einem Vater, der die Zweiheit sprengen und auf die Welt neugierig machen kann. Beides scheint im Falle eines ausgeprägten Silicea-terra-Zustands wenig entwickelt zu sein. Mangelnde Geborgenheit und ein strenges, kritisierendes Über-Ich, das keinen Fehler zulässt, erschweren die Reifung.

Silicea-terra-Jugendliche kommen oft aus pingeligen Elternhäusern, in denen ein **hoher Leistungsdruck** herrscht. Das Bild nach außen muss stimmen. Die Jugendlichen glauben, **alles richtig machen** zu **müssen**, was die adoleszente Entwicklung hemmt.

Sich in freiem Ausprobieren auf neue körperliche und emotionale Erfahrungen einzulassen, braucht die Gewissheit, dass Fehler passieren dürfen. Dazu fehlt den Silicea-terra-Jugendlichen der Mut, die Spontaneität und Entschlossenheit. **Alles Neue schreckt.** Typisch ist das Krankwerden vor einer Klassenreise (Lycopodium clavatum) oder vor einer Prüfung.

Der **Traum vom Kentern eines Boots** zeigt die innere Unsicherheit.

Die Jugendlichen sind meistens angepasst, halten sich an vorgegebene Regeln und experimentieren wenig.

Die Adoleszenten neigen dazu, ihren Gefühlen nicht zu viel Raum zu geben. Es ist am sichersten, sich auf den Intellekt zu verlassen und die emotionale Seite als nicht zu sich gehörig abzuspalten. (**Gefühl, die linke Seite gehöre nicht zu ihnen. Wahnidee, doppelt zu sein**).

Die aggressiven Fantasien und **Träume** drücken vor allem die Ängste vor Bestrafung aus: Bilder, **ermordet**, **verletzt** oder **verfolgt** zu werden, worin sich ein großes Maß an innerer Bedrohung zeigt. Träume von **Erdbeben**, **Wasserfluten**, **Ertrinken** oder die **Furcht vor Geistern** weisen darauf hin, wie wenig triebhafte Elemente ins Erleben integriert sind. Die innere Unsicherheit führt dazu, dass sich Silicea-terra-Patienten in einer Art ständigem „Alarmzustand" befinden. Sie **erschrecken bei jeder Kleinigkeit**, bei **Berührung**, beim **Einschlafen** und besonders bei **Lärm**, der sogar Angst auslösen kann.

Größenfantasien dienen dazu, sich von anderen Menschen abzuheben. Silicea-terra-Jugendliche fühlen sich wohl, wenn sie das Gefühl haben können, dass sie etwas „Besonderes" sind. Sie schützen sich vor zu viel Nähe, aber auch angesichts ihrer Ängste vor der Welt durch **Hochmut.** Die Adoleszenten legen sich ungern auf reale Entscheidungen fest und fühlen sich am wohlsten, wenn sie sich alle Möglichkeiten offen halten und sich auch in Beziehungen ein Gefühl behalten können, nicht so profan zu sein, wie die anderen.

Häufig kommt es zu zwanghaften Verarbeitungen: übertriebene **Pingeligkeit**, **Waschzwänge**, Zählzwänge, **Furcht vor Ansteckung.** Es zeigt sich eine „anale" Symptomatik mit Hang zum **Stehlen**, **Geiz**, **Feilschen.** Körperliche Analogie sind die **Obstipation** und Symptome an Anus und Rektum.

Silicea terra kann indiziert sein, wenn bei Jugendlichen **Versagensängste** und **Mangel an Selbstwertgefühl** zu Zuständen völliger Lähmung führen: Die Adoleszenten **schieben alles vor sich her**, **fürchten** jede **Verantwortung**, **lügen**, **simulieren Krankheiten** und wollen nur noch zu Hause oder **im Bett bleiben.** Sich in **Entscheidungen** festlegen zu müssen, ist **fast unmöglich.** Jede Option sollte offen bleiben, jede Festlegung ist mit dem Risiko des Fehlers behaftet.

> **Unstätigkeit** und **Verworrenheit in seinem Thun** (CK).
>
> Zerstreut, ist er **fast immer im Geiste an zwei Orten zugleich** (CK).

Wunderlich im Kopfe, **als sollte sie hin und her fallen**, mit Ohren-Klingen (CK).

Schwindel, beim Vorwärtsgehen, er **glaubte rückwärts zu gehen** (CK).

DD: Silicea terra – Natrum muriaticum

Gemeinsam: Herzlich. Mild. Mitfühlend. Angepasst. Schamhaft. Ungeschickt. Gewissenhaft. Leistungsorientiert. Nehmen sich Fehler sehr zu Herzen. Arroganz. Zwanghafte Pingeligkeit. Furcht vor Räubern. Trostaversion. Feindseligkeit gegen die Mutter. Schmerzhafter Koitus. Vaginismus. Gereiztheit, Sehstörungen, Kopfschmerzen nach Koitus.

Stiller Kummer oder Hass als Reaktion auf enttäuschte Liebe – das Grundthema eines Natrum-muriaticum-Zustands – ist kein Zug von Silicea-terra-Jugendlichen, die die Einmischung der Mutter mehr vor dem Hintergrund der Angst vor Abhängigkeit ablehnen.

Bei Natrum muriaticum überwiegt ein hysterisches Element: Sie lieben extravagante Kleidung und die Kontaktaufnahme ist oft (versteckt) sexualisiert. Kichern, unpassendes Lachen und hysterisches Weinen oder Eifersucht können auffallen. Auch ein Hin und Her der Stimmungen und der Symptome sind Züge, die nicht typisch für das zurückgenommenere und ängstlichere Silicea terra sind.

Natrum-muriaticum-Jugendliche genießen körperliche Nähe und Sexualität, wenn genügend emotionales Vertrauen gebildet ist, während bei Silicea terra tiefe Ängste, von Grobem, Animalischem überwältigt zu werden, überwiegen.

Bei Natrum-muriaticum-Jugendlichen kann es zu Kippreaktionen zwischen Verklemmtheit und sexueller Enthemmung kommen, die bei Silicea terra nicht beobachtet wird.

DD: Silicea terra – Lycopodium clavatum

Gemeinsam: Schwäche. Mangel an Selbstvertrauen (Traum, ein Boot kentere). Schüchternheit. Furcht vor Fremden, vor neuen Situationen, Prüfungen. Ungern allein. Nachgiebig bei Streit (Lycopodium clavatum geht rascher in Gegenangriff). Gleichen körperliche Schwäche durch Intellektualisierung aus. Haben ungern kämpferische Sportarten. Ehrgeizig.

Die für Silicea terra grundlegende Ambivalenz in Beziehungen ist kein Thema von Lycopodium-clavatum-Jugendlichen. Diese kämpfen weniger darum, sich aus Abhängigkeiten zu befreien als vielmehr darum, eine möglichst gute Position unter anderen Menschen einzunehmen. Rivalität ist ein wichtiges Grundthema. Es geht weniger um die Ambivalenz, Wärme und Nahrung von der Mutter anzunehmen, als um die Angst, im Machtkampf mit dem Vater (oder einer anderen Autoritätsgestalt) unterlegen zu sein. Innerhalb der Familie und auch der Peergroup fühlt sich ein Lycopdium-clavatum-Jugendlicher wie ein „Wolf unter Wölfen“. Ein gestecktes Ziel nicht erreichen oder einer Verantwortung nicht gerecht werden zu können, wirkt kränkend.

Ähnlich wie Silicea-terra-Jugendliche können auch die Lycopodium-clavatum-Jugendlichen vor jeder neuen Herausforderung krank werden, vor Klassenreisen, vor einem Schulwechsel, bei Antritt des Studiums. Sie neigen jedoch weniger als Silicea terra dazu, aus dem Leben zu flüchten, **Krankheiten vorzutäuschen** oder nur noch im Bett oder hinter ihrem Schreibtisch zu bleiben. **Erstarrung** und die **zwanghaften Fixierungen** liegen den wendigen und opportunistischen Lycopodium-clavatum-Jugendlichen weniger.

DD: Silicea terra – Carcinosinum Burnett

Gemeinsam: Feinfühlig. „Zartbesaitet“. Zwanghaft, kontrollierend. Erwartungsängste. Perfektionismus. Können keine Fehler machen. Wenig Durchsetzungskraft. Scheu vor Streit. Lieben Kunst und Tanz. Bezug zu Mammatumoren.

Beziehungen bei Silicea terra sind von einem inneren Hin und Her an Wunsch nach Nähe und Distanzierung geprägt. Bei Carcinosinum-Burnett-Jugendlichen spielt der Kampf um Autonomie keine zentrale Rolle. Ihre Beziehungen zeigen starke Fusionstendenzen. Übertriebenes **Mitgefühl** und **Sorge um andere Menschen** hindern die Jugendlichen daran, sich zu einer eigenen Identität zu entwickeln.

Silicea-terra-Jugendliche neigen in Beziehungen weniger zur Selbstaufgabe und zeigen egoistischere Tendenzen. Auch das hochmütige **Gefühl, besonders zu sein**, und die Fähigkeit, sich in Beziehungen aufzulehnen, sind bei Silicea terra ausgeprägter.

Bei Carcinosinum Burnett werden Beschwerden häufig durch Grobheit, Tadel, Tod naher Menschen, Domination, Kummer, Schock ausgelöst.

DD: Silicea terra – Thuja occidentalis: s. Thuja occidentalis S. 177

Staphysagria

Themen

- Wollen sich nicht auf „niedere Bereiche" einlassen. Die Jugendlichen sind sehr empfindlich auf Beschämung und Kritik.
- Sie halten sich lieber in ihren Fantasien auf, als dass sie reale Erfahrungen machen.
- Leiden darunter, von einem „unwürdigen" Körper abhängig zu sein und kehren die Kränkung um in das Gefühl, über die anderen erhaben zu sein.
- Furcht vor Grobheit, Gewalt. Ausgeprägte Berührungs- und Schmerzempfindlichkeit.
- Nach langer Unterdrückung von Wut bricht Aggression unvermutet hervor.
- Suizidal von enttäuschter Liebe, die als unerträgliche narzisstische Kränkung erlebt wird.

Beobachtungen im Interview – Emotionen

Staphysagria-Jugendliche zeigen sich im Interview oft zurückhaltend und angespannt. Man spürt die versteckte **Verletzlichkeit** und **Sensibilität**, aber bekommt nur zögernd ein Gefühl, um was es eigentlich gehen könnte. Zunächst kann man an Mittel wie Natrum muriaticum oder Carcinosinum Burnett denken, die ebenfalls **scheu** und sensibel sind, ihre **Gefühle unterdrücken** und wenig adoleszente Opposition zeigen.

Die Adoleszenten stehen unter großer innerer Spannung. Sie wollen gefallen und sich **fügsam** zeigen, was der in diesem Alter häufig anzutreffenden herausfordernden oder verweigernden Haltung entgegensteht. Sie zeigen sich nach außen fröhlich, obwohl man darunter die Traurigkeit spürt. Man traut dieser Freundlichkeit jedoch nicht recht.

Sie **verstecken sich** und antworten ausweichend mit **leiser**, manchmal **zittriger Stimme. Häufiges Schlucken** oder **Stottern** weisen auf die mühsam unterdrückten Gefühle hin. Bereits im ersten Eindruck kann sich hierin ein Unterschied zu Carcinosinum Burnett zeigen. Beide sind sensibel und strengen sich an, anderen zu gefallen, indem sie notfalls eigene Wünsche zurücknehmen. Bei einem Staphysagria-Jugendlichen ist jedoch anders als bei Carcinosinum Burnett meistens etwas von der inneren Spannung im Interview zu spüren oder sogar an der Körperhaltung oder Sprache des Patienten zu beobachten. Die Jugendlichen reden stockend, **weinen oder gähnen verkrampft**, **beißen an den Nägeln**, bewegen sich **unruhig auf dem Stuhl** hin und her oder **spielen mit den Knöpfen** an ihrer Kleidung.

Sie können ihre Sensibilität überspielen und sich betont unbekümmert geben, sich auffällig oder schmutzig kleiden, vor sich hin summen oder sich in indiskreter Geschwätzigkeit ausbreiten. Dabei spürt man jedoch immer eine innere Spannung, als ob eine Bombe kurz vor dem Explodieren wäre.

Möglicherweise findet man eine Familiengeschichte von Aggression und Unterdrückung oder starker Kontrolle.

Aufgrund der Empfindlichkeit vermeidet man im Gespräch alle beschämenden Themen oder umgeht jede Bemerkung, die als Kritik aufgefasst werden könnte.

In diesem Sinne übt die narzisstische **Kränkbarkeit** dieser Jugendlichen eine erhebliche Macht auf das Umfeld aus.

> Sie war den **ganzen Tag voll Gram;** sie härmte sich unter Weinen über ihre Umstände und nichts in der Welt war ihr lieb (RAL).
>
> **Heftiges Gähnen**, daß ihm die Thränen in die Augen treten. (n. 1/4, 1/2 St.) (RAL).
>
> **Phlegmatisch, abgespannten Geistes und traurigen Gemüths**, untheilnehmend, gleichgültig gegen alles Aeußere, ohne ärgerlich oder matt zu seyn (RAL).
>
> Traurig; er **befürchtet von kleinen Ereignissen die schlimmsten Folgen** und kann sich gar nicht beruhigen (RAL).
>
> Er ward heitrer Laune, **unterhaltend in Gesellschaft und wohlgemuth** (RAL).

Akzeptanz des Körpers

Die emotionale Empfindlichkeit und Verletzlichkeit erstreckt sich auch auf das Erleben des Körpers. Alle Beschwerden sind extrem **schmerzhaft**, wobei **Stiche wie Dolchstöße** geschildert werden. Jede **geringste Berührung** erneuert die Schmerzen, die oft im Zusammenhang mit seelischen Traumata stehen.

Die Jugendlichen **schämen** sich angesichts der Veränderungen des Körpers und der verwirrenden sexuellen Lustempfindungen.

Eine häufige Indikation von Staphysagria sind **Blasenprobleme** nach ersten sexuellen Kontakten bei jungen Mädchen. Auch nach Operationen im Urogenitaltrakt mindert es die Nachwirkungen. Die Affinität zu den Zähnen weist auf die unterdrückte Wut.

Schmerzen, häufig im **Kopf**, in den **Zähnen** oder **Koliken** im Abdomen sowie **Hautausschläge** sind Gründe, homöopathische Behandlung zu suchen.

> Früh, gleich nach dem Erwachen, arger Kopfschmerz, **als wenn das Gehirn zerrissen wäre**, was aber nachher unter häufigem krampfhaftem Gähnen verging (RAL).
>
> Kopfweh, **als wenn alles Gehirn heraus fallen wollte;** auch in der Ruhe, als wenn das Gehirn zusammengepreßst, von der Hirnschale abstehend locker drin läge (RAL).
>
> Wenn er den Kopf schüttelte, so war es auf einer kleinen Stelle, in der Mitte der Stirne, als wenn da etwas Schweres, etwa eine **Bleikugel, im Gehirne wäre**, die nicht los wollte (RAL).
>
> Gegen Ende des **Beischlafs, Engbrüstigkeit** (RAL).
>
> Drückendes Ziehen (Reißen) im rechten **Hoden**, als würde er mit **Gewalt zusammengedrückt** (RAL).

Sexuelle Identität

Die Schwierigkeiten, die Sexualität ins reale Erleben zu integrieren, kann adoleszente Entwicklungen beeinträchtigen. Die Jugendlichen tendieren dazu, ihre **sexuellen Wünsche in Träumereien** zu erleben. Dadurch bleibt ihnen ihr **Stolz** erhalten und sie vermeiden es, beschämenden Situationen ausgesetzt zu sein. Sexualität in Beziehungen zu erleben, ist für diese Jugendlichen oft nicht möglich. Sie **scheuen Kontakte** mit dem anderen Geschlecht.

Die möglicherweise vor dem Hintergrund einer emotionalen Vernachlässigung stehende **starke Neigung zur Masturbation** löst Schuld und **Beschämung** aus. Die innere Verwirrung kann so weit gehen, dass es zu **Konzentrations-** und **Gedächtnisstörungen** kommen kann. Je mehr sie ihre sexuellen Gedanken aus dem Erleben verbannen wollen, desto mehr fühlen sich die Jugendlichen von sexuellen Fantasien verfolgt. Es kommt zu Schlafstörungen und immer größerer Nervosität.

Das Mittel ist häufig angezeigt, wenn nach einer traumatischen sexuellen Erfahrung in der Kindheit oder einem **Missbrauch**, alle Gefühle unterdrückt werden. Die Kinder wagen es nicht, jemandem ihr Herz auszuschütten und lassen niemanden mehr an sich heran. Sie werden psychisch und körperlich **extrem schmerzempfindlich** und wehren sich heftig, wenn ihre Grenzen überschritten werden. Vor dem Hintergrund der großen Sensibilität lernen sie es im Laufe der Reifung immer mehr, ihre **Wut** und Abwehr zu **unterdrücken** und passen sich oberflächlich den Wünschen anderer an.

Vor dem Hintergrund der Verletzlichkeit ist es für die Jugendlichen sehr schwierig, sich auf nahe Beziehungen zum anderen Geschlecht einzulassen, die über unausgedrücktes Schwärmen hinausgehen. Kommt es einmal zu einer Liebesbeziehung, so kann die geringste Unstimmigkeit zu einem verzweifelten Abbruch führen.

Der Versuch, mit anderen in Beziehung zu treten, ist durch lange zurückreichende, manchmal aus einer früheren Generation schon bekannte

Erfahrungen oder Gefühle, sich immer in der Opferrolle zu befinden, getrübt. Jede geringste Beschämung wird vermieden, so dass schließlich alle affektiven Äußerungen zurückgenommen werden oder in Freundlichkeit und Gefügigkeit verwandelt werden müssen. Es wird eine Art „utopisches Ich-Ideal" gebildet, in dem weder Sexualität noch Aggression ein Platz zugewiesen werden kann.

> Er schläft ein, wird aber sogleich durch einen **Traum, worin er mit einem Thiere kämpft** und wovon er sehr erschrickt und zusammenfährt, aufgeweckt. (n. 30 St.) (RAL).
>
> **Verliebte Träume und Samenerguß** (RAL).

Lösung aus familiären Bindungen

Die Bindungen zur Familie sind von geringer gegenseitiger emotionaler Toleranz und dem Wunsch, sich anzupassen, bestimmt.

Das Familienklima ist wenig frei und von vielen sozialen Zwängen bestimmt. Unter den widrigsten Umständen auch **nach außen gut dazustehen**, ist ein hoher Wert, der dazu führt, dass die individuelle Entwicklung in der Adoleszenz blockiert ist. Die Jugendlichen fühlen sich **unwohl**, aber fühlen sich **nicht fähig, etwas zu ändern.** Sie bleiben viel zu lange in verletzenden Situationen und schaffen es weder, über ihren Kummer zu reden, noch sich emotional genügend zurückzuziehen, wie Natrum-muriaticum-Jugendliche es in ihrer Verschlossenheit tun.

Da die Jugendlichen sehr auf Liebe und Halt angewiesen sind, scheuen sie sich, den Kontakt zum Elternhaus abzubrechen. Sie haben Angst, jemandem in der Familie könnte etwas zustoßen oder leiden unter **Heimweh** und einer Unfähigkeit, sich zu lösen.

Charakteristisch ist ein langes Ertragen und stilles Dulden einer verletzenden oder unterdrückenden Situation, was bei Jugendlichen in **Anorexie** führen kann.

Die Lösung aus der Familie oder aus der Bindung zur Mutter ist schwer und wenn sie erfolgt, dann in der Form eines abrupten Bruchs, dem kaum wirkliche Auseinandersetzungen vorausgingen.

Beziehungen zu Gleichaltrigen

Im Umgang mit anderen sind die Jugendlichen sehr darauf bedacht, **es allen recht** zu **machen.** Sie fühlen sich zu edel, als dass sie um ihre Rechte streiten würden.

Auslöser einer Pathologie ist oft **Kränkung, enttäuschte Liebe, Ungerechtigkeit** oder **verletzter Stolz.**

Die Jugendlichen ziehen sich nach **Demütigungen** in eine Art „Splendid Isolation" zurück. Dabei tendieren sie dazu, arrogant mit anderen umzugehen und sich als etwas Besonderes zu fühlen, indem sie sich nicht mit den üblichen Pubertätsthemen abgeben.

Auffallend ist, dass die Jugendlichen sich immer wieder ähnlichen kränkenden Situationen aussetzen. Sie neigen dazu, auch im Klassenverband oder unter Freunden die Rolle derjenigen einzunehmen, die immer ungerecht behandelt werden. Sie reden nicht über ihren Kummer, sondern stehen unter einem Zwang, ihn handelnd zu erleben. Anders als bei Sulphur-lotum-Jugendlichen, die sich auch oft ungerecht behandelt fühlen, dabei aber ihren Ärger kräftig an anderen auslassen, wird hier **Ärger und Wut nicht ausgedrückt.** Diese Haltung kann einer Pubertätsdepression den Weg ebnen.

Die Jugendlichen können bei **Streit** und wenn sie sich **ungerecht behandelt** fühlen, innerlich sehr vehement werden. Sie halten sich in ihren Reaktionen zurück, werden **zittrig**, bekommen **Bauch**- oder **Kopfschmerzen** und können keinen klaren Gedanken mehr fassen.

Heftige Aggressionsdurchbrüche können den Hintergrund für antisoziales Verhalten der Jugendlichen bilden. Sie gehören zu den Überempfindlichen, die viel schlucken und **plötzlich gewalttätig** werden, ohne dass es für andere nachzuvollziehen wäre.

Die unterdrückte Aggression zeigt sich in **Träumen** von **Mord, Streit** oder **Kämpfen** oder in der typischen (Verfolgungs-) **Angst, jemanden** bedrohlich **hinter sich** zu spüren.

> Jedes **Wort ärgert sie; sie weint schon**, wenn man nur mit ihr reden will (RAL).
>
> Wenn er stark geht, **ist's ihm, als komme jemand hinter ihm drein;** dießs macht ihm Angst und Furcht, und er mußs sich immer umsehen (RAL).

Sehr **ärgerlich (früh); alle Dinge, die er in die Hand nahm, wollte er von sich werfen** (RAL).

Traum von **Ermordung** (RAL).

Träume voll **Erbitterung** (RAL).

Sobald er einschläft, träumt er; **bald kämpft er mit jemand**, bald hat er ängstliche Bilder, worüber er aufwacht, und dann träumt er wieder (RAL).

Stille **Verdrießlichkeit; er ärgert sich über alles**, auch was ihn nicht betrifft (RAL)

Schulische und berufliche Entwicklung

Den Jugendlichen liegt viel an einer guten Ausbildung oder an guten Schulleistungen, da sie sich für ihr Leben eine **gute Position** erarbeiten wollen. Sie arbeiten sehr **gewissenhaft** und passen sich in der Schule an, um gut dazustehen und gute Noten zu haben. Durch ihre **Neigung zum Tagträumen** und ihre emotionale Unausgeglichenheit lassen die Schulleistungen jedoch oft zu wünschen übrig, worunter die Adoleszenten sehr leiden können. Sie sind besonders schwach in **Mathematik**, was auf verwirrende körperliche Empfindungen hinweisen kann.

Übernahme von Verantwortung – Identität

Die schmerzliche **Empfindsamkeit** und die vor dem Hintergrund unterdrückter Aggression fragilen Ich-Strukturen machen Staphysagria zu einem wichtigen Pubertätsmittel.

In Verbindung mit starken Emotionen wie **Liebeskummer** oder Gefühlen, unter Freunden gemobbt zu werden, kommt es zu kognitiven Störungen, die zu Problemen in der Schule oder am Ausbildungsplatz führen. Der Umgang mit den Emotionen und den triebhaften Wünschen ist gleichermaßen die Quelle innerer Verwirrung und scheint alle Kraft zu brauchen. Manche Jugendliche verbringen die meiste Zeit ihrer Pubertät wie in einem Nebel oder Traum.

Es kommen ihm ängstliche Gedanken und Dinge aus der Vergangenheit vor, als wenn sie gegenwärtig wären und vor ihm ständen, welche ihm Angst mit Angstschweißs erregen – dann wird's ihm schwarz vor den Augen; **er weißs nicht, ob die Vorstellungen wahr sind, oder Täuschung; dann sieht er alles für etwas Anderes an** und es vergeht ihm die Lust zum Leben (RAL).

Er weiß nicht, **ob das wirklich geschehen sei, was ihm vor der Einbildungskraft**, wie etwas aus dem Gedächtnisse, vorschwebt, **oder ob er es nur geträumt habe** (Nachmittags von 5, bis 7 Uhr) (RAL).

Hypochondrische Stimmung; es ist ihm **alles gleichgültig; er will lieber sterben** (RAL).

Wie **abgestorben im Geiste** und traurig, doch nicht zum Weinen (RAL).

DD: Staphysagria – Anacardium orientale: s. Anacardium orientale S. 46

Stramonium

Themen

- Fühlen sich allein angesichts der inneren Bedrohungen („Allein in der Wildnis"). Gefühl zu ersticken.
- Im Zusammenhang mit den körperlichen Veränderungen und dem Triebschub der Adoleszenz droht der körperlich seelische Zusammenhalt verloren zu gehen.
- Furcht vor allen fremden und dunklen Bereichen. Wollen Licht und Gesellschaft.
- Brauchen spiegelnde Beziehungen, um der Fragmentierung entgegenzuwirken. Todesangst beim Alleinsein. Kinder klammern sich an die Mutter.
- Ihre Größenfantasien lassen sich mit Alltäglichem nicht mehr verbinden. Sie fühlen sich in Verbindung mit Gott oder als Teufel.
- Heftige Wut mit Tötungsimpulsen.

Beobachtungen im Interview – Emotionen

Jugendliche in einem Stramonium-Zustand wirken stark und **lebhaft** und bringen alle Krankheitssymptome heftig nach außen. Ihre auffällige Kleidung, ihr Schmuck und ihre sonnige Art kann an die Hippiezeit erinnern. **Gestik** und Gehabe machen einen überspannten und **gezierten Eindruck.**

Die Adoleszenten **reden viel**, wobei sie dazu neigen, **von einem Thema zum anderen** zu springen und **extravagante Ausdrücke** zu benutzen. Dabei **lachen** sie häufig **laut**, auch über unwichtige, nicht lächerliche Gegenstände. Die **Stimme** ist **laut**, oft etwas gebrochen oder **verkrampft.**

Sie sind sehr darauf angewiesen, Zuneigung und Sicherheit von anderen Menschen zu erfahren und zeigen sich meistens im Interview **freundlich**, **herzlich** und zugewandt. Sie erzählen alles, was man wissen will, da sie in ihren tiefen Ängsten Hilfe brauchen.

Die Kehrseite der **milden**, **klammernden Seiten** ist die vehemente, auch aggressive **Abwehr gegen jede Annäherung.** Die inneren Ängste führen dazu, dass die äußere **Umgebung feindlich** und **bedrohlich** wird. Die Adoleszenten **fürchten** sich, **Medikamente** zu **nehmen** oder **sich in der Untersuchung anfassen zu lassen**, da sie **Angst** haben, **verletzt** zu werden.

Auch von schweren Krankheiten lassen sich Stramonium-Jugendliche oft nicht unterkriegen und wirken gesünder, als sie eigentlich sind.

Die kräftige Statur sowie die **Neigung zu einem roten Gesicht** mit **glänzenden Augen** verstärken den Eindruck von Robustheit noch.

> Großse Verdrießslichkeit bis zur **Heftigkeit**, und gleich darauf **Geneigtheit zum Lachen und Lautlachen** (RAL).
>
> **Wahnsinnig tanzt er, gesticulirt, schlägt ein Gelächter auf und singt** (RAL).
>
> Er ist **wie entzückt** und außser sich (RAL).

Akzeptanz des Körpers

Eine wichtige Voraussetzung, bei der Reifung in einen erwachsenen, geschlechtlichen Körper nicht von Ängsten überwältigt zu werden, ist die allmähliche Integration triebhafter sexueller Wünsche und Empfindungen. Frühe Verlassenheitserfahrungen stimulieren die kindliche Sexualität und führen dazu, dass in der Pubertät starke Triebängste und Gefühle von Desintegration des körperlich psychischen Zusammenhalts auftauchen. In fieberhaften oder psychotischen Erkrankungen kommt es bei Stramonium-Jugendlichen zu **Empfindungen**, als ob die **Hände** und **Füße vom Körper getrennt** seien, sich Gliedmaßen vermehrten oder der ganze **Körper in Stücke zerfalle.**

Das Gefühl zu **ersticken** steht oft im Zusammenhang mit **Albträumen** oder **asthmatischen Erkrankungen.**

Auf der anderen Seite ist die bewusste Beziehung zum Körper häufig von Größenfantasien bestimmt: Die Jugendlichen sind körperlich angstfrei und fühlen sich **auch bei schwerer Krankheit** noch **wohl.** Sie spüren **keine Schmerzen**, auch **wenn diese zu erwarten wären.**

> Gefühl, **als wenn jeder Theil der Gliedmaßsen im Gelenke von dem andern völlig abgesondert wäre**, und nicht wieder zusammengefügt werden konnte (RAL).
>
> Er **nimmt beim Treppensteigen jedesmal zwei Stufen, weil er sie für eine hält**, und bemerkt es nicht eher, als bis er fällt (RAL).
>
> Gefühl in den **Armen und Beinen, als wenn diese Glieder von dem Körper getrennt da wären** (RAL).

Sexuelle Identität

Frühe, oft sexualisierte Beziehungen dienen dazu, die innere Einsamkeit nicht zu spüren.

Manche Adoleszente verhalten sich **schamlos** und lassen sich in stürmische Liebesbeziehungen ein. Dabei gelingt es ihnen immer nur kurz, den gewünschten Halt zu finden. **Eifersüchtiges Klammern** und **Verlassenheitsängste** sowie der **Hang zu schamloser Promiskuität** führen dazu, dass Beziehungen rasch zerbrechen, was den Kreislauf von überstimulierter Sexualität, Aggression und Verlassenheit wieder in Gang setzt.

Nach Verlusterfahrungen besteht die Gefahr, dass sich psychotische Entwicklungen anbahnen, bei denen sich sexuelle, aggressive und religiöse Ausdrucksformen mischen.

> Gänzliches **Unvermögen zum Beischlafe** (RAL).
>
> **Geiler Gestank des Körpers während der Monatsreinigung** (RAL).

Allzu große **Geschwätzigkeit während der Monatsreinigung** (RAL).

Er singt und **führt unzüchtige Reden** (RAL).

Lösung aus familiären Bindungen

Wenn es für das Kind noch möglich war, sich an die Mutter oder andere Personen zu **klammern**, so sind Jugendliche **ihrem inneren Schrecken oft alleine ausgesetzt**, was Stramonium zu einem wichtigen Adoleszenzmittel macht. Alles Neue schreckt und kann die Ängste verstärken. Obwohl es schwer fällt, die sichere Umgebung der Freunde und Eltern zu verlassen, spüren die Jugendlichen wenig Heimweh und binden sich nicht durch die Angst um andere Menschen an ihr Zuhause. Es ist, als ob sie **emotional** ganz **isoliert** wären.

Krisen können durch das Lösen aus der gewohnten, sicheren Umgebung (oder den Verlust einer Liebesbeziehung) ausgelöst werden. Es ist, als ob es unmöglich wäre, alleine in der Wildnis des unstrukturierten Inneren zu bestehen.

Alle Gegenstände sind ihm nach dem Erwachen neu, selbst **seine Freunde, als hätte er sie in seinem Leben nicht gesehen** (RAL).

Er **spricht mit abwesenden Personen, als ob sie gegenwärtig wären**, und redet leblose Gegenstände (z.B. Schachfiguren) mit Nahmen solcher Personen an, **bemerkt aber keinen der um ihn Stehenden** (RAL).

Er beugt die Kniee und knieet, und streckt die Arme vor, **als wenn er etwas suchte** (RAL).

Sie **glaubt, eine Menge Leute zu sehen und greift nach ihnen**, die doch nicht zugegen waren (RAL).

In den Augenblicken der Besinnung **bat er, ihn zu halten**, weil er fiele (RAL).

Seine Umgebungen kommen ihm ganz anders vor: ob er gleich in der ersten Minute weißs, daßs seine Freunde um ihn sind, so vergißst er es doch schon in der zweiten Minute wieder, und **glaubt sich ganz allein in Wildnissen wie verlassen, und fürchtet sich; es springen Gestalten von Thieren ihm zur Seite plötzlich aus der Erde hervor**, daßs er auf die Seite fährt, wo ihn aber schon wieder ähnliche Gestalten verfolgen und er vorwärts läuft (RAL).

Er **glaubt sich immer allein und fürchtet sich** (RAL).

Beziehungen zu Gleichaltrigen

Die Adoleszenten können sich in **exzessive Liebesbeziehungen** stürzen, neigen zu **Drogen- und Alkoholkonsum** oder werden nicht müde, **stundenlang** zu **tanzen.** Sie haben gerne viele Freunde um sich und **scheuen das Alleinsein.**

Aggressionen in Stramonium-Zuständen haben meistens den Charakter von gewaltsamen, **destruktiven Wutausbrüchen**, wobei **extreme Kräfte** wirksam werden können. Es geht nicht primär um Macht oder Selbstbehauptung in der Beziehung zu den Eltern oder um den Wunsch, eine bessere Welt schaffen zu wollen.

Die Ausbrüche sind im Unterschied zu Mercurius solubilis, Staphysagria oder Anacardium orientale weniger Reaktionen auf Gefühle, Unrecht erlitten zu haben oder sich entwertet zu fühlen. Die Wut scheint **im Zusammenhang mit der inneren Spannung** zu stehen und sich auf kleine Anlässe hin zu entladen.

Sie **beißst einen Umstehenden in die Hand** (RAL).

Anstrengung der Kräfte: kaum konnte ein starker Mann ihm halten (RAL).

Wuth, **Menschen zu morden** (RAL).

Schulische und berufliche Entwicklung

Berufliche oder schulische Pläne zu verfolgen kann Stramonium-Jugendlichen trotz ihrer großen **Intelligenz** und Sprachbegabung über Zeiten sehr schwer fallen. Sie sind oft sehr fantasievoll und künstlerisch begabt, fühlen sich aber angesichts des inneren Chaos hilflos und desorientiert, **verschieben alles auf den nächsten Tag.**

Übernahme von Verantwortung – Identität

Menschen im Stramonium-Zustand sind grausamen inneren Bildern schutzlos ausgeliefert. **Alles Dunkle schreckt.** Sie sind von schrecklichen Albträumen heimgesucht, die sie beim Erzählen mit nichts in ihrem Leben in Verbindung bringen können.

Infantile Größenfantasien dienen der Stabilisierung des fragilen Selbstgefühls. Manche Jugendlichen überschätzen ihre Kräfte und Möglichkeiten und haben wenig Bezug zur Realität. Sie zeigen Interesse für **esoterische** oder **spirituelle Themen**, sind **abergläubisch** und **hellsichtig** und suchen **Kontakt zu höheren Welten.** Die Adoleszenten glauben, **Botschaften von Gott** zu erhalten. Sphären des reinen Geistes kontrastieren mit der **Wildnis** menschlichen Daseins.

Es kommt zu Gefühlen der **Entfremdung**, die eine Gefahr des Drogenmissbrauchs mit sich bringen. Die Adoleszenten **können**, wenn sie psychosegefährdet sind, **nicht in Spiegel schauen**, da sie sich von ihren Fantasien überwältigt sehen und sich nicht mehr mit sich konfrontieren können. Durch den Konsum von Drogen ist es möglich, sich wenigstens temporär regressiv in den Mutterleib zurück zu träumen und die traumatische Getrenntheit nicht zu spüren. In diesem Sinn können Drogen der Spannungs- und Angstminderung dienen.

In einer Behandlung ist es wichtig, abzuschätzen, inwiefern die Jugendlichen den Bezug zur Realität wahren können. Zuweilen braucht es den Schutz einer regelmäßigen therapeutischen Beziehung, um über eine gewisse Zeit das **innere Durcheinander** aufzufangen, zumal die Gefahr, dass es zu Delinquenz oder Psychose kommt, groß sein kann.

> Er schläft öfters ein, und beim Aufwachen **nimmt er ein komisch majestätisches Aussehen** an (RAL).
>
> Er glaubt zu sterben und den Abend nicht zu erleben; **er freut sich zu sterben und macht Anordnungen zu seinem Begräbnißs**, bei übrigens gutem Verstande, und ohne sich sonderlich übel zu befinden (RAL).
>
> **Abscheu vor wässerigen Flüssigkeiten**, wie in der Wasserscheu, welcher, wenn man seine Lippen naßs machte, in Wuth überging (RAL).
>
> Er **kommt sich sehr großs und erhaben vor, die Gegenstände umher aber erscheinen ihm zu klein** (RAL).
>
> **Wuth, sich selbst zu morden** (RAL).

DD: Stramonium – Hyoscyamus niger

Gemeinsam: Innere Einsamkeit. Wünsche nach Geborgenheit. Intellektuelle Jugendliche. Folgen von enttäuschter Liebe. Schamlosigkeit. Erotische Delirien. Misstrauen. Furcht, die Medizin zu nehmen.

Bei Stramonium stehen die abgrundtiefe **Verlassenheit** und das **Klammern** an Menschen im Vordergrund. Die **Wahnidee, Gott zu sein**, entspricht der Thematik von Stramonium-Patienten, die Licht und Menschen um sich wollen.

Hyoscyamus-niger-Themen wurzeln im Gefühl, **betrogen** zu sein. Daraus resultiert ein tiefes **Misstrauen** und **Eifersucht** allen geliebten Menschen gegenüber. Die Jugendlichen stehen in einem magischen Bann, die alte Erfahrung des Betrogen- und Herausgeworfenseins zu wiederholen. Sie exponieren ihren Körper **schamlos** – immer auf der Suche nach neuem Glück. Sie neigen dazu, den Spieß umzukehren, verhalten sich **intrigant** und wenden damit passiv zu aktiv. Anders als Stramonium **klammern** sie sich weniger an Menschen. Sie haben den Bezug zu ihrer Familie verloren und können niemandem mehr vertrauen. Trotz Missbrauchserfahrungen suchen sie Geborgenheit in einer Familie. Verlangen, nach Hause zu gehen oder **Heimweh** sind keine Züge von Stramonium.

In Wiederholung alter Missbrauchssituationen gestalten beide ihre Beziehungen verführerisch, sexualisiert. Extreme Eifersucht mit Gewaltsszenen wechseln mit autoaggressivem Verhalten.

DD: Stramonium – Belladonna: s. Belladonna S. 69

Sulphur lotum

Themen

- Jugendliche, die autonom erscheinen und sich mehr auf ihr Wissen und ihren Intellekt als auf ihre Emotionen stützen (Aversion gegen Muttermilch).
- Fühlen sich schnell beschämt und wagen es nicht, sich mit ihrem schmutzigen, stinkigen Körper jemand anderem zuzumuten.
- Sind bei körperlichen Erkrankungen schnell verunsichert.
- Geben sich den Anschein von Glanz, um die depressiven Anteile abzuwehren. Gefühle innerer Leere.
- Arbeit und das Sorgen für andere Menschen (Familie) geben ein Gefühl der Nützlichkeit.
- Ruhelose Nonkonformisten, die sich schlecht in Gruppen einfügen (allenfalls als führende Personen).

Beobachtungen im Interview – Emotionen

Sulphur-lotum-Jugendliche zeigen gerne ihre **selbstständigen Seiten.** Sie gehören zu denjenigen, die bereits früh allein in die Praxis kommen. Die Heranwachsenden wirken **optimistisch** und unbekümmert, obwohl sie in ihrer **Schüchternheit** etwas Ungeschicktes an sich haben und eine gewisse Hektik ausstrahlen. Der Arzttermin wird gerade noch knapp zwischen verschiedene andere Aktivitäten eingeschoben. Bezüglich Kleidung und Aussehen – in der Pubertät wichtige Demonstrationsmittel – bewegen sie sich in Extremen. Entweder scheint das Äußere gar keine Rolle zu spielen und die **Kleidung und Haare sind bewusst schmutzig** und ungepflegt oder es kommt umgekehrt zu einer **Überbetonung des Besonderen**: Übertriebene Sauberkeit, teure Kleidung, starkes, auffälliges Make-up oder ein aufdringliches Parfum.

In beiden Fällen manifestiert sich bei diesen Jugendlichen die starke **Empfindlichkeit auf Beschämung** bereits im ersten Eindruck. Die Scham kann sich auch in einer ausgeprägten **Scheu vor Blickkontakt**, langen ins Gesicht hängenden Haaren, einer gebeugten Körperhaltung, einem **feuchten Händedruck** oder **stark riechendem Achselschweiß** zeigen. Manche Jugendliche machen sich kaum die Mühe, sich aufrecht hinzusetzen, hängen förmlich im Stuhl oder stützen sich die ganze Zeit mit den Ellbogen auf dem Schreibtisch auf.

Im Interview entsteht nur zögernd ein naher emotionaler Kontakt, obwohl die Jugendlichen sich meistens aufgrund ihrer Intelligenz bereitwillig auf ein Gespräch einlassen können. Sie **lachen viel**, **sprechen laut** und zeigen gerne ihre **souveränen angeberischen Seiten.** Dabei können sie sich fast **monologisierend** über ihre **Lieblingsthemen** auslassen, ohne sich sehr um das Interesse des Gegenübers zu kümmern (Veratrum album ist in dieser Beziehung ähnlich egozentrisch, aber wesentlich narzisstischer). Hinter dieser lauten, **intellektualisierenden Art** kann sich **Trauer** und **Einsamkeit** breit machen. Die Jugendlichen berichten häufig, dass sie zu Hause immer wieder in **Weinen** ausbrechen, **ohne** dass sie richtig **wissen, was der Grund ist.**

Äußerlich fallen oft eine Neigung zu **Sommersprossen** auf der Nase, **rote Lippen**, **fettiges Haar** und eine starke **Akne** auf. Die **Schultern** sind **gebeugt.**

> Oft des Tages, minutenlange Anfälle, wo sie sich **höchst unglücklich fühlt**, ohne Veranlassung, wie Melancholie; sie wünscht zu sterben (CK).
>
> **Jammer und Wehklagen, mit Händeringen**, Tag und Nacht, bei vielem Durste und geringem Appetite, obgleich sie das Essen hastig verschlingt (CK).
>
> **Bald zum Weinen, bald zum Lachen** aufgelegt (CK).

Akzeptanz des Körpers

Die körperlichen Veränderungen der Pubertät wie das Wachstum der Brüste, die Schambehaarung, die unreiner werdende Haut oder der penetrante Körpergeruch führen bei den Jugendlichen zu einer Erschütterung des Selbstwertgefühls. **Ekel** über den **Geruch des eigenen Schweißes** und **Stuhlgangs** sowie **Wasch-**

zwänge sind häufige klinisch bestätigte Symptome, die sich in der Adoleszenz verstärken können. In Wahnsymptomen erscheint das **Gefühl**, dass der **Körper in Lumpen** gekleidet, **schwarz** oder **mager** sei.

Jedes geringste befremdende Körpersymptom kann zutiefst verunsichern und dazu führen, dass die Adoleszenten sich im Internet oder in Büchern kundig machen, um über „Wissen" eine Beruhigung zu erfahren.

Die **Menarche** kann zu früh oder zu spät erscheinen. Sulphur lotum ist ein hilfreiches Mittel, wenn bei sehr aktiven Mädchen in der Adoleszenz die Regel immer wieder ausbleibt. Bei Nachfragen wird die Bedeutung dieses Ereignisses oft heruntergespielt. Es ist den Mädchen sehr wichtig, dass sie während ihrer Blutung „alles machen" können.

> Er bildet sich ein, er **werde mager** (CK).
>
> Sie bildet sich ein, schöne Kleider zu haben, **sieht alte Lumpen für schöne Kleider an**, einen Rock für eine Jacke, eine Mütze für einen Hut (CK).
>
> Wahnsinn; sie **verderbt ihre Sachen**, wirft sie weg, meinend sie habe Alles im Ueberfluss, **wobei sie bis zum Gerippe abmagert** (CK).
>
> Unbewusstes Aufschreien im Schlafe; sie **sey schwarz** u.s.w. (CK).
>
> **Träume voll Ekel**, und beim Erwachen Uebelkeit (CK).

Sexuelle Identität

Ein Gefühl, mit dem eigenen Körper, dessen Geruch und Ausdünstungen anderen zu schaden, hemmt die Reifung einer sexuellen Identität.

Fantasien, sich angesichts eines **schmutzigen und stinkenden Körpers niemandem** näher **zumuten** zu können, bilden den Hintergrund für eine tiefe Unsicherheit dem anderen Geschlecht gegenüber, die zu einem Rückzug aus allen Beziehungen führen kann.

Die Beziehungen zum anderen Geschlecht sind oft asexuell und gründen kumpelhaft auf gemeinsamen Interessen.

Das Wahrhaben eines sexuellen Körpers ist für die Jugendlichen mit Scham- und Schuldgefühlen verbunden, sie fühlen sich „schlecht" oder „sündig". Anstatt sich mit anderen auf erotische Abenteuer einzulassen, gehen sie eher **philosophischen** oder **religiösen Fragen** nach.

> Sie **wähnt den Leuten Unrechtes zu geben, dass sie davon stürben** (CK).

Lösung aus familiären Bindungen

Die Lösung aus dem Elternhaus erfolgt scheinbar früh. Kinder und Jugendliche machen oft den Anschein, sich selbst genug zu sein und niemandes Hilfe zu brauchen. Kinder scheinen sich mehr für Gegenstände und Spielsachen als für Menschen zu interessieren. Auch in der Jugend richtet sich das **Interesse häufig monoman auf einzelne Hobbys**, worauf Freunde und Familie sich einzustellen haben.

Hinter dieser **scheinbaren Autonomie** verbirgt sich eine große Unsicherheit und **Kränkbarkeit** im Beziehungbereich. In der Familie waren die Jugendlichen in der Kindheit häufig **Demütigungen** und **Beschämungen** ausgesetzt. Man findet harte, lieblose Eltern, die ihren Kindern **wenig Wertschätzung** entgegenbringen konnten. Was zählt, ist Wissen und Macht, wobei Gefühle geleugnet werden. Häufig werden in den Familien die Kinder bezüglich ihrer Fähigkeiten ständig untereinander verglichen. Vor diesem Hintergrund befinden sich die Jugendlichen in einem dauernden **Konflikt** zwischen dem **Schutz ihres Egos und ihres Ehrgefühls** auf der einen Seite und **Gefühlen, wertlos und beschämt zu sein**, auf der anderen Seite. Sie geben sich den Anschein, dass ihnen die Eltern egal sind, **leben in ihrer eigenen Welt** und werden gleichgültig oder aufmüpfig, ohne sich über die tieferen Themen auseinanderzusetzen. Diese Konstellation prägt alle späteren Beziehungen, in denen es vor allem darum geht, sich unverletzlich zu machen.

In Sulphur-lotum-Zuständen ist die Stillbeziehung zwischen Mutter und Kind häufig gestört, das Kind **lehnt die Muttermilch ab.** Der erste nährende Austausch mit der Mutter, der das spätere Gleichgewicht von Autonomie und Abhängigkeit prägt, ist schwierig. Die Ablösung in der Adoleszenz kann **mit depressiven Gefühlen** verbunden sein (ähnlich wie bei Natrum muriaticum, Calcarea carbonica, Lachesis muta). Sulphur lotum ist häufig bei **Anorexia nervosa** hilfreich.

Die Zeit nach der Geburt ist häufig schwierig, es kommt zu Wochenbettdepressionen oder -psychosen, zu septischen Zuständen oder Brustentzündungen mit hohem Fieber. Die neue Situation kostet die junge Mutter viel Kraft.

Ein Familienklima, in dem menschliche Werte vor allem über Arbeit und gelingende Geschäfte vermittelt werden, kann den Boden eines Sulphur-lotum-Zustands bilden. Bereiche des gefühlsmäßigen Austauschs sind untergeordnet. Wünsche nach Nähe werden wenig gespürt.

Die Mutter mit ihrem Kind findet wenig Wertschätzung in ihrem Umfeld. Sulphur lotum ist eines der indizierten Mittel, wenn bereits bei Kindern (grundlose) **Traurigkeit** auffällt, die sich **in der Pubertät** wieder neu zeigt. Im Hintergrund stehen tiefe **Gefühle des Unwertes**, sowohl emotional als auch körperlich.

Bei Lachesis muta, das sich im ersten Kontakt ähnlich unabhängig und stark wie Sulphur lotum zeigen kann, geht es mehr um die Frage, ob es für beide – für Mutter und Kind – einen Platz gibt. Die Thematik spielt sich im Bereich einer durch Eifersucht vergifteten Mutterbeziehung ab, während es bei Sulphur lotum primär um den **Wert und Unwert als Mensch** geht, eine primäre **Schamthematik** vorliegt. Hier fehlte der anerkennende, liebevolle Blick der Eltern in der frühen Kindheit, der dazu verhelfen kann, den eigenen Körper lustvoll zu erleben und damit den ersten gefühlsmäßigen Austausch mit anderen Menschen vorbereitet.

Aggressive Auseinandersetzungen spielen sich oft in der Familie ab und dienen der Durchsetzung der eigenen Freiheiten wie zum Beispiel der Wahrung ihres „Rechts auf Faulheit". Sulphur-lotum-Jugendliche gehören nicht zu denen, die freiwillig Arbeiten für andere übernehmen, wie sie es überhaupt nicht mögen, wenn man über sie bestimmt. In einer typischen Verteidigungshaltung sind immer die anderen schuldig. **Streit** wird **meistens verbal** ausgetragen, oft laut und mit viel Vehemenz.

Die Adoleszenten sind dabei hinter der rauen Schale, die sie nach außen zeigen, sehr kränkbar und nachtragend. Sie nehmen Angriffe rasch persönlich und fühlen sich in ihrem Wert und ihrer ganzen Person nicht anerkannt.

Selten kommt es zu destruktiven Ausbrüchen. Cholerische Reaktionen gegen andere Menschen sind von Reue und Selbstvorwürfen gefolgt. Anders als bei Belladonna, Stramonium oder Mercurius solubilis, die wenig Reue nach ihren Wutanfällen zeigen, sind Sulphur-lotum-Jugendliche mit ihren Wünschen nach liebevollen Bindungen mehr in Kontakt. Sie leiden unter ihrer Verlassenheit.

Starkes **Erschrecken**, selbst vom **Gerufen werden beim Namen** (CK).

Sie **befürchtet für Andere mit Aengstlichkeit.** (n. etl. St.) (CK).

Er ärgert sich über Alles, nimmt jedes Wort hoch und übel auf, **glaubt sich verantworten zu müssen und erbost sich** (CK).

So eigensinnig und mürrisch, dass er Niemandem antwortet, **er will Niemanden um sich leiden** und **kann, was er begehrt nicht schnell genug erlangen** (CK).

Gemüth **erbittert, als wäre er beleidigt worden** (CK).

An gleichgültige Dinge und an Alles im Leben Vorkommende, **reihen sich ihr ärgerliche, kränkende Ideen aus der Vergangenheit an,** die sich mit neuen verdriesslichen fort und fort verbinden, dass sie sich nicht losreissen kann; zugleich mit einer Herzhaftigkeit des Gemüthes, die zu grossen Entschüssen bereit ist (CK).

Auffallende **Vergesslichkeit, besonders der Eigennamen** (CK).

Beziehungen zu Gleichaltrigen

Auch wenn sie es nicht immer nach außen zeigen, sind die Sulphur-lotum-Jugendlichen sehr leicht zu **kränken** und es ist ihnen wichtig, unter ihren Freunden eine **gute Stellung** einzunehmen. Sie brauchen viel Beachtung und Bestätigung. Wenn sie befürchten, beschämt zu werden, ziehen sie sich zurück und tun so, als ob sie niemanden brauchen würden. Bezüglich der Auswahl ihrer Freunde sind sie sehr wählerisch und **kritisch.** Sie setzen sich (anders als die Natrum-muriaticum-Jugendlichen, die ähnlich verschlossen und beschämbar sind) auf emotionaler Ebene wenig auseinander.

Die Jugendlichen **kümmern sich** oft mit viel Sorge und Einsatz **um die Menschen in ihrem Umfeld**, wobei sie sehr **dominant** sein können. Es ist, als ob Familie und Freunde wichtige Erweiterungen ihres Egos darstellten.

Sulphur lotum ist ein wichtiges Mittel bei Pubertätsdepressionen mit **Gefühlen des Scheiterns und Unwertes.** Die körperlichen Veränderungen führen zu hochmütigem Rückzug aus allen Bindungen. Zuweilen verhilft ein fast **fanatisches Engagement** in politischer oder kirchlicher Gemeinschaftsarbeit den Jugendlichen dazu, ihre Unabhängigkeit zu demonstrieren.

Schulische und berufliche Entwicklung

Die Adoleszenten verfügen meistens über einen **scharfen Verstand**, den sie dazu benutzen, sich mit Wissen anzureichern, das sie von ihrer emotionalen Unsicherheit ablenkt. Sie fühlen sich am wohlsten, wenn sie interessanten Themen nachgehen können. Es handelt sich um Jugendliche, die zu **Hast** und **Unruhe** neigen, dabei aber phasenweise **faul** und **untätig** sein können.

Sie sind oft selektiv in ihren Begabungen und Interessen, mit denen sie sich **monoman** beschäftigen. Auch in der Schule legen sie nur in einzelnen Fächern viel **Ehrgeiz** und **pingelige Genauigkeit** an den Tag, während sie in für sie „Unwichtigem" großzügig und schlampig sind.

Sie sind völlig eingenommen von ihren Projekten, die sie hartnäckig verfolgen und in denen sie **sich keine Fehler erlauben.**

> **Unruhe und Hast** (am Tage), er konnte sich nicht halten (CK).
>
> Sie hat **nirgends Ruhe**, weder Tag noch Nacht (CK).
>
> Er fühlt **grosses Bedürfniss von Ruhe des Geistes**, der immer in Bewegung ist (CK).
>
> Misslaunig; sie **ärgerte sich über sich selbst** (CK).
>
> Er sitzt stundenlang unbeweglich und **träge, ohne bestimmte Gedanken,** obgleich er Manches zu verrichten hat (CK).
>
> Vor innerem Unmuthe weiss sie sich nicht zu lassen, **kann sich selbst Nichts zu Danke machen**, ist hartnäckig und unbiegsam, ohne selbst zu wissen, warum (CK).

Übernahme von Verantwortung – Identität

Intellektuelle, künstlerische oder politische **Interessen** geben die narzisstischen Verankerungen ab, um mit der inneren **Einsamkeit** fertig zu werden.

Angesichts tiefer Zweifel bezüglich ihres Werts, die häufig mit **Versagensgefühlen** einhergehen, sind **Arbeit** und **Geld** wichtige Stützen, sich als nützliches Glied der Gemeinschaft zu fühlen.

Das Scheitern eines Projekts führt zu **Gefühlen der inneren Leere** und **Wertlosigkeit.** Angesichts der emotionalen Armut kommt es zu einer Verzweiflung mit der Überzeugung, dass alles sinnlos ist.

In der **Beschäftigung** mit **religiösen** oder **philosophischen Themen** ist es möglich, sich von der Bestätigung durch andere unabhängig zu machen und Größenfantasien zu pflegen. Angesichts der tiefen Schuld- und Schamgefühle, die alle Kontakte mit anderen Menschen belasten, kann die Zuwendung zu religiösen Gemeinschaften eine Entlastung sein. Der **Traum**, dass **Feuer vom Himmel** käme, könnte auf Wünsche verweisen, den schmutzigen, schwarzen Körper im geistigen Feuer zu reinigen.

> Grosse Neigung zu **philosophischen und religiösen Schwärmereien** (CK).
>
> **Fürchterliche Träume von Feuer**, die ganze Nacht (CK).
>
> Aengstliche Träume, als **komme Feuer vom Himmel** (CK).
>
> Schreckhafte **Träume, als falle er von oben herab** (CK).

DD: Sulphur lotum – Thuja occidentalis

Gemeinsam: Schamgefühle. Rückzug in Einsamkeit. Ungern Blickkontakt. Ekel. Können sich schwer mit den Veränderungen des Körpers vertraut machen. Vorsichtig in den Beziehungen zum anderen Geschlecht. Theoretisieren. Hang zu religiösen Themen. Versteigen sich in grandiose Gedankenwelten. Selbstvorwürfe. Schuldgefühle.

Sulphur lotum glaubt, nackt mit einem **schwarzen Körper** dazustehen, in **Schande** zu sein. Thuja occidentalis bildet sich ein, dreckig zu sein; dass der **Körper brüchig** sei; wie **aus Glas** oder hat das Gefühl, dass der Körper **aus Holz** bestehe. Die Identitätsbildung ist bei Thuja occidentalis aufgrund von inneren **Spaltungstendenzen** schwieriger (Fehler in der persönlichen Identiät; Geist und Körper sind getrennt).

Anders als bei Thuja occidentalis steht bei Sulphur-lotum-Jugendlichen eine ausgeprägte **Empfindlichkeit auf Kränkung** oder

Verachtung im Mittelpunkt des emotionalen Erlebens. Die Adoleszenten führen einen **Kampf um Wertschätzung**, wobei sie dazu neigen, durch **hochmütiges, diktatorisches** Verhalten andere egozentrisch zu dominieren und es kaum zu merken. Trotz ihrer Verlegenheit lieben sie es, immer wieder im Zentrum zu stehen und Bestätigung zu erhalten. Sulphur-lotum-Jugendlichen helfen ihre Größenfantasien von Reichtum, von Schönheit und eigener Bedeutsamkeit, mit den Gefühlen von Leere und Anfeindung fertig zu werden.

Thuja-occidentalis-Jugendliche sind anderen gegenüber weniger dominant und bestimmend. Sie sind menschenscheuer, zeigen ihre Probleme weder in der Familie noch in der Peergroup. Bei ihren Größenfantasien geht es um spirituelle Themen: Sie glauben, **immaterielles Licht** zu sein, unter einer mächtigen Kraft zu stehen. Ihre zum Teil **anarchistischen** oder **fixierten Vorstellungen** vom Leben wollen sie nicht mit anderen austauschen oder diesen aufzwingen. Sie fürchten sich vor der Nähe von Andern, glauben, in ihrer nachgiebigen Art von Entgegenkommenden überfahren zu werden. Sich statt von Menschen von Musik berühren zu lassen und dabei sogar Tränen zu vergießen, liegt Thuja-occidentalis-Jugendlichen näher.

DD: Sulphur lotum – Petroleum

Gemeinsam: Schamhaft und schüchtern. Hitzig. Hautaffektionen an den Haargrenzen, an den äußeren Genitalien, an den Händen < im Winter, Nässe. Tiefe Risse an den Händen. Wandlungen und Übergänge sind schwierig. Stagnationen: Stinkige Ausscheidungen. Neigung zum Schwitzen, zu Durchfällen.

Petroleum wird auch als Steinöl bezeichnet: „der Gefangene des Steins" – ein Bild für verborgene Energie. Es braucht Berührung mit dem Wasser, um die Energie freizusetzen. Explosivität ist ein weiteres Charakteristikum des Stoffs.

Bei Petroleum-Jugendlichen kann sich **schüchternes** und gehemmtes **Verhalten** mit heftiger **Streitsucht** paaren. Das in der Pubertät häufige innere Chaos ist bei diesen Jugendlichen sehr ausgeprägt. **Orientierungslosigkeit** – „erkennt wohlbekannte Straßen nicht mehr". Verwirrung über die eigene Identität, Schwindel im Hinterkopf mit Benommenheit sind typische Symptome.

Petroleum-Jugendliche sind innerlich unbeweglich. Sie können **nicht einschlafen**, weil sie immer denselben **Gedanken wiederholen**. Alles Fremde macht Angst, beim Reisen werden sie krank.

Auffallend ist eine große körperliche **Empfindlichkeit auf Ärger und Streit.** Nach Wut treten Kopfschmerzen oder Schlafstörungen auf und nach Streit kommt es zu Zittern und Appetitlosigkeit.

Die sexuelle Entwicklung scheint gehemmt zu sein. Mädchen verhalten sich wie Buben (**männlicher Habitus bei Mädchen**). Träume von Vergewaltigung weisen auf Themen von sexueller Traumatisierung, die bei Sulphur lotum nicht auftauchen. Auch die Verwirrung und **Hilflosigkeit**, die für Petroleum charakteristisch ist und die möglicherweise mit schambesetzten sexuellen Fantasien in Verbindung steht, findet man bei Sulphur lotum nicht (Wahnidee, drei Personen zu sein).

Sulphur-lotum-Jugendliche sind egoistischer und flüchten sich in ihre eigenen Welten und Gedankengebäude. Im Gegensatz zu Petroleum-Jugendlichen geraten sie nicht wegen geringsten Widerspruchs außer sich.

DD: Sulphur lotum – Lachesis muta: s. Lachesis muta S. 103.

Tarentula hispanica

Themen

- Ungeborgenheit, Ruhelosigkeit. Die Jugendlichen wirken wie eine aufgezogene Feder.
- Folgen nach unerwiderter Liebe.
- Ausgesprochene Abneigung, Hilfe anzunehmen, die als zu viel Einmischung vehement abgewehrt wird. Angst, sich anderen Menschen auszuliefern. Verwechseln Liebe mit Manipulation.
- Können sich nicht in nährende Beziehungen einlassen. Sie hungern und lassen Essen verschwinden.
- Die Adoleszenten sind oft sehr dünn und leiden unter Essstörungen oder Magenproblemen.
- Täuschen ihre Angehörigen, Lehrer oder Freunde. Tricksen andere Menschen aus, um die Fäden des Beziehungsgeschehens in der Hand zu haben. Drohen anderen Menschen.
- Gestörtes Körpergefühl. Reißen sich an den Haaren oder verletzen sich selbst, um sich zu spüren. Suchen exzessive Bewegung. Wildes Tanzen. Spüren keine Ermüdung. Getrieben von sexueller Gier.

Beobachtungen im Interview – Emotionen

In einem Tarentula-hispanica-Zustand herrscht Ungeborgenheit und Unruhe, was die adoleszenten Entwicklungen in chaotische, entwurzelte Zustände treiben kann. Es handelt sich um lebhafte Jugendliche, deren **Hast** und **Bewegungsdrang** ansteckend sein kann. Sie wirken wie eine aufgezogene Feder. Die Sprechweise ist harsch und abrupt, die **Antworten kurz angebunden.** Sie neigen zu mehr oder weniger versteckten Angriffen gegen diejenigen, die Hilfe leisten wollen.

Obwohl sie sich attraktiv und oft bunt kleiden und viel Wert auf eine anziehende Erscheinung legen können, **wollen** sie dennoch **nicht angeschaut** oder **berührt werden.** Es handelt sich weniger um die **schamvolle Verlegenheit**, die sich bei Natrum-muriaticum- oder Silicea-terra-Jugendlichen zeigen kann als vielmehr um eine unruhige Ängstlichkeit in Bezug auf jede Annäherung durch fremde Menschen.

Die zuweilen **tief eingefallenen Augen** sind **weit geöffnet**, der Blick **unruhig. Gestik** und Bewegungen haben etwas Unvermitteltes, **Hastiges. Nägelbeißen** ist ein Zeichen der inneren Spannung.

Akzeptanz des Körpers

Die Erregung und der **dauernde Bewegungsdrang** sowie die Tendenzen zu **selbstdestruktivem Verhalten** lassen auf eine frühe Störung der Körperwahrnehmung schließen. Der Körper ist nicht durch einen im Einklang mit der Mutter stehenden Kontakt belebt, sondern kann nur in heftiger, **rhythmischer Bewegung** oder **Selbstverletzung** gespürt werden. Der Triebschub der Pubertät kann die Unruhe und Erregung noch verstärken und zu ernsthaften Störungen der Körperwahrnehmung führen.

Tarentula hispanica ist bei Jugendlichen, die sich **ritzen** oder **schneiden**, indiziert.

In günstigen Fällen können **sportliche Betätigung**, **Musik**machen oder -hören, **Malen** oder **Tanzen**, häufig exzessiv betrieben, eine Kompensation darstellen, die überschüssige Energie loszuwerden. Besonders das Hören rhythmischer Musik hat eine starke Wirkung auf die Jugendlichen, die häufig in Discos zu finden sind. Die Gefahr des Drogenmissbrauchs ist groß.

Körperlich kommt es oft zu **Hautaffektionen**, die **heftig jucken** oder zu tiefen **Abszessbildungen** (Störung der Körperwahrnehmung, Autoaggression).

Anorexie und **Magenprobleme** sind Ausdruck der mangelnden Fähigkeit, sich über die Mutter zu beruhigen (Tarentula hispanica ist ein wichtiges Mittel bei Magenkarzinom).

Hartnäckige **Obstipation**, wenn weder Einläufe noch Abführmittel helfen. **Schlafstörungen.**

Schmerzen wie von tausend Nadeln, Neuralgien – die Nervenenden sind in solcher Erregung, dass nur noch heftiges Reiben lindert.

> Anfälle geistiger Umnachtung; **sie drückt ihren Kopf zusammen und reißt an ihren Haaren;** ... sie beklagt sich und droht, **Unruhe; schlägt ihren Kopf mit den Händen**, kratzt sich selber, antwortet nicht, wenn sie etwas gefragt wird; ... schlägt ihren Körper ... (Al).
>
> **Erektion im Wachzustand, legt sich nur, wenn er seinen ganzen Körper intensiv bewegt** (Al).
>
> **Schmerz in der Gebärmutter**, drückender Schmerz in Kopf und Brust. Unruhe und Aufregung; **erleichtert durch das Musikstück, das „Tarantelle" heißt** (Al).
>
> **Zittern des Körpers, alle Glieder sind in Bewegung** (Al).
>
> **Musik veranlasste den Patienten zu tanzen** und es **folgte eine Linderung aller Beschwerden** (Al).
>
> Als ob sich das **Herz drehen und herumwinden** würde (He).

Sexuelle Identität

Die sexuellen Impulse sind stark und bedrängend, wie häufig bei Störungen, die im Bereich der frühen Körperwahrnehmung anzusiedeln sind. Die Jugendlichen **kleiden sich schamlos** und haben nicht selten **wechselnde sexuelle Kontakte**, die wenig tiefe Gefühle hinterlassen.

Die Sexualität kann schwer in liebevollen Bindungen gelebt werden. Es kommt bei den Jugendlichen zu häufig wechselnden Kontakten, die eine Quelle der Selbstgefährdung darstellen können.

Die Ablehnung des Weiblichen, die auf die frühe Störung in der Beziehung zur mütterlichen Bezugsperson zurückgeht, führt nicht selten in **anorektische Zustände.** Die Mädchen magern extrem ab und gefährden sich zusätzlich durch ihre pausenlose körperliche Aktivität.

> Visionen von **Monstern oder Tieren**, die ihn erschrecken (Al).
>
> **Übermäßige Fröhlichkeit** (bei einem **jungen Mädchen**, 15 Jahre alt, nervös-lymphatische Konstitution, **das zu menstruieren begann**). Lacht beim geringsten Grund (Al).
>
> Ruheloser Schlaf am Nachmittag; **träumt von wilden Tieren, die dabei waren, ihn aufzufressen;** erwacht erschreckt und zitternd, den Traum vor Augen (Al).

Lösung aus familiären Bindungen

Wenn es ein Charakteristikum der Adoleszenz ist, dass jede auch liebevolle Zuwendung als unstatthafte Einmischung empfunden wird, so lehnen diese Jugendlichen in besonderem Maße jeden Rat und jede Hilfe ab. Die Eltern haben das Gefühl, überhaupt nicht mehr an sie heranzukommen. Auch der Schritt, ärztliche oder therapeutische Hilfe zu suchen, fällt schwer. Sie brauchen das Gefühl, Nähe und Distanz selbst bestimmen zu können.

In ihrem Wunsch, Beziehungen autonom regulieren zu können, verwechseln sie Hilfe mit Manipulation. Die Beziehung zum Arzt oder anderen Therapeuten ist bei diesen Jugendlichen sehr fragil. Bei der geringsten Grenzüberschreitung droht ein Abbruch der Beziehung.

Nicht selten **beschimpfen** sie die Eltern während des Gesprächs, wenn sie sich in ihrer Autonomie bedroht fühlen.

Die **Aversion gegen Einengung** und jede Art von Führung gestaltet die Ablösung aus dem Elternhaus nicht selten **abrupt** und **verletzend.**

Die Adoleszenten müssen das Gefühl haben, die Fäden des Geschehens selbst in der Hand zu haben. Es besteht ein **Gefühl,** durch andere Menschen **an etwas Wichtigem gehindert** zu werden.

Die Jugendlichen fühlen sich am wohlsten, wenn sie **immer unterwegs** sein können. Sie ertragen es nicht, eingeengt zu sein und halten es kaum aus, einen Nachmittag zu Hause zu verbringen. Oft drängen sie vehement danach, auszuziehen, um den ständigen Einschränkungen durch die Erwachsenen nicht mehr ausgesetzt zu sein.

Verlassenheitsgefühle oder Heimweh sind im Trubel der ständigen Aktivität bei den Jugendlichen kaum spürbar. Es ist, als ob es nie jemanden gegeben hätte, der Trost oder Ruhe geben konnte. Die ersten Berührungen werden als bedrohlich erlebt. Schon kleine Kinder fühlen sich auf dem Arm der Mutter nicht wohl und beruhigt. Sie **zappeln ständig und fürchten Annäherung**, besonders, wenn sie eine liebevolle Berührung beinhaltet. Zärtliche Zuwendung kann die Aggressionen noch verstärken.

Im Hintergrund der Symptomatik steht eine tiefe Ungeborgenheit und Furcht vor emotionaler Verletzung. Nicht selten hört man von unaufhörlichen Kämpfen zwischen Mutter (oder der mütterlichen Bezugsperson) und Kind. Die Mutter fühlt sich völlig „ausgelaugt" von einem Kind, das besitzergreifend ständige Aufmerksamkeit erfordert. Die Kinder scheinen Liebe und Hinwendung erzwingen zu wollen. Es ist, als ob die Mutter nie das Richtige geben könnte und das Kind nicht zu „stillen" oder auch nur beruhigend zu halten vermag. Die Kinder neigen zu Ernährungsstörungen. Magenprobleme und Essstörungen sind eine Pathologie, die besonders in der Adoleszenz wieder eine wichtige Rolle spielen kann.

Babys schreien bis zum Erbrechen, wenn sie sich durchsetzen wollen.

In der Adoleszenz erneuert sich die Vehemenz des **Kampfs um Liebe, die nie genügt.** Die Jugendlichen heischen um die Gunst der Mutter und wehren gleichzeitig jede Nähe oder jede Hilfe aggressiv ab.

In diesem Sinne ist Tarentula hispanica ein **Mittel der „Ausgestoßenen".**

> **Fröhliche Laune und Heiterkeit auf der Straße verschwindet beim Eintritt ins Haus und verwandelt sich in eine tiefe Depression** (Al).
>
> Verlangen zu **schreien** (Al).

Beziehungen zu Gleichaltrigen

Wenn auch die Kontakte zu Gleichaltrigen durch **Schüchternheit** und **Furcht vor nahen Beziehungen** gehemmt sind, handelt es sich doch oft um Jugendliche, die sich **gerne mit Menschen** umgeben. Den Blick anderer durch auffallende (oft farbige) Kleidung und **exzentrisches Verhalten** auf sich zu ziehen, dient den Adoleszenten als Stimulation und Belebung. **Unpassendes Lachen, Singen und Tanzen.**

Eifersucht und Versuche, andere mit teilweise unfairen Mitteln auszustechen, sind typisch. Lieber andere verletzen als verletzt zu werden, ist eine Strategie in Beziehungen. Dabei sind die Reaktionen blitzschnell und nicht selten für die anderen unvermutet und verletzend. Teilweise scheint es den Jugendlichen Spaß zu machen, selbst ihre Freunde **auszutricksen.**

Wird eine tiefe **Liebe** tatsächlich **enttäuscht**, kann es zu heftigen bis **psychotischen Reaktionen** kommen.

Bei den teilweise heftigen Aggressionen geht es vor allem darum, Grenzen zu setzen: Einerseits in der Autoaggression die eigenen Körpergrenzen zu spüren und auf der anderen Seite im körperlichen Angriff auf andere jede bedrohende Nähe von sich weisen.

> ... sie **glaubt, beschimpft zu werden**; allgemeines Zittern ... (Al).
>
> **Geisteskrankheit wegen unglücklicher Liebe** (Al).
>
> **Vorgetäuschte Anfälle; ein Mädchen, das Schwächeanfälle und Bewusstlosigkeit simuliert, schaut seitwärts**, um die Wirkung auf die Umstehenden zu beobachten (Al).
>
> **Freude und starke Gefühle mit Zittern, wenn geliebte Freunde oder Menschen gesehen werden** (Al).
>
> **Weinen und Stöhnen beim geringsten Widerspruch; tröstende Worte verschlimmern** (Al).
>
> **Furcht und Zittern; der Patient findet keinen geeigneten Ort, wo er sich verstecken kann; glaubt, er werde angegriffen** (Al).

Schulische und berufliche Entwicklung

Schule und Berufsausbildung gestalten sich häufig schwierig, da aufgrund der **ständigen Aktivität** und **Erregung** die **Konzentration beeinträchtigt** ist. Die Jugendlichen haben nicht die Möglichkeit, Lehrer oder andere Erwachsene als Vorbilder zu nehmen und können dadurch auch schwer von anderen etwas annehmen. Es scheint sie wenig zu interessieren, was die Erwachsenen von ihnen halten, sie kümmern sich wenig um Strafen oder Vorschriften und streiten unentwegt in der Schule oder am Ausbildungsplatz.

Die Jugendlichen **geben allen anderen die Schuld**, dass ihnen **nichts gelingt** und haben dauernd das **Gefühl, dass andere ihnen Steine in den Weg legen.**

In ihrer Bindungslosigkeit schwänzen sie die Schule, fälschen Unterschriften oder **stellen sich krank.**

Übernahme von Verantwortung – Identität

Immer auf der Suche nach Stimulation und Abfuhr der inneren Spannungen können die

Jugendlichen schwer eine gefestigte Identität entwickeln. Sie haben **wenig Gefühl für die Grenzen** der eigenen Leistungsfähigkeit und scheinen über **grenzenlose Energie** zu verfügen.

Bezüglich ihrer Zukunftsgestaltung ist es wichtig, sich nicht durch Bindungen einengen zu lassen. Sie können es sich oft nicht vorstellen, später eine Familie zu gründen oder Kinder zu haben, da sie sich fühlen, als ob andere Menschen sie daran hinderten, wichtige Vorhaben auszuführen.

Auffällig ist, dass trotz heftigster aggressiver Angriffe auf andere Gefühle der Schuld oder Reue wenig ausgeprägt sind. Auch religiöse Themen oder Größenfantasien sind wenig ausgeprägt.

Besorgt und sehr beunruhigt mit viel Weinen, **als ob man etwas ernsthaft Gewünschtes nicht ausführen** könnte (Al).

Ungeduld, Unruhe, und dabei zornig; **ausgeprägtes Verlangen, an die Arbeit zu gehen** (Al).

Verdrießlichkeit, die Dienerschaft konnte nichts tun, um mich zufriedenzustellen; große Eile bei allem, was ich **unternahm mit ständiger Furcht, dass etwas geschehen könnte, was mich hindern würde, es zu beenden** (Al).

DD: Tarentula hispanica – Hyoscyamus niger

Gemeinsam: Ruhelos. Tanzen und singen gerne. Heischen nach Aufmerksamkeit und Liebe. Frivol. Tricksen andere aus. Schamlos.

Schamlosigkeit kann besonders bei Hyoscyamus niger in Verlegenheit kippen. Die Jugendlichen glauben, dass andere über sie sprechen. **Liebesenttäuschungen** können psychoseähnliche Empfindungen auslösen und sind bei Hyoscyamus niger mit Suizidalität verbunden. Hyoscyamus niger hat das Gefühl, von geliebten Menschen betrogen worden zu sein – **Eifersucht** und **Misstrauen** sind vorherrschende Züge. Sie verhalten sich **kindisch**, obwohl sie intelligent sind. Ihr Selbstwertgefühl ist gering. Sie glauben, verlassen, von zu Hause entfernt zu sein und leiden unter Heimweh, Züge, die nicht typisch für Tarentula hispanica sind. Familiäres erscheint ihnen fremd.

In einem Tarentula-hispanica-Zustand ist weniger Eifersucht und Betrug das Hauptthema. Die Jugendlichen **fürchten jede nahe Bindung**, in der sie enttäuscht werden könnten. Sie fühlen sich schnell in die Enge getrieben. Eigentlich würden die Jugendlichen noch viel Halt benötigen, konnten aber zu Hause **keine Wurzeln** schlagen. Die Abwehr jeglicher emotionaler Nahrung – **Anorexie** oder Magenprobleme (langsame Verdauung; eingeklemmte Blähungen) – ist vehementer als bei Hyoscyamus niger. Tarentula-hispanica-Jugendliche verfügen über eine unnatürliche, grenzenlose Energie, können nicht zur Ruhe kommen. Sie fühlen sich behindert und haben das Gefühl, ihre Vorhaben nicht ausführen zu können (Träumen von Misserfolg; dass sie vom Pferd fallen; dass sie von Bullen verfolgt werden, ins Wasser springen und ertrinken). Jede Hilfe wird als Manipulation und Beschränkung der eigenen Freiheit erlebt.

DD: Tarentula hispanica – Sepia succus: **s. Sepia succus S. 151**

Thuja occidentalis

Themen

- Scheue Jugendliche, die im Kontakt ausweichend sind, sich ungerne anschauen lassen, aber auch sentimental und weich wie Pulsatilla pratensis wirken können. Hinter einer „Maske von Freundlichkeit“ verbergen sich innere Abgründe.
- Sie fühlen sich fragil und hässlich und schämen sich für ihren Körper. Jedes körperliche Symptom muss verborgen werden und führt zu großer innerer Verunsicherung.
- Einzelgänger. Die Adoleszenten wissen nicht, was sie sagen sollen, wenn sie unter Gleichaltrigen sind. Sie spüren wenig Verbundenheit mit den eigenen Gefühlen, neigen zu Zweifeln und rationalisieren.
- Tagträumer. Begeben sich auf philosophische oder spirituelle Suche. Wollen der Begrenztheit des Körpers entkommen, indem sie sich in Sphären des Intellekts oder Geistigen begeben. Hören sehr gerne Musik.
- Zwanghaftigkeit. Schuldgefühle angesichts sexueller Regungen. Innere Starre. Religiöser Fanatismus.
- Waschzwänge.
- Prüfungsängste.

Beobachtungen im Interview – Emotionen

Der Kontakt mit einem Jugendlichen in einem Thuja-occidentalis-Zustand gestaltet sich oft schwierig. Das zentrale Thema der Unsicherheit bezüglich der Wahrnehmung des eigenen Körpers und der Emotionen kann die pubertären Entwicklungen chaotisch gestalten.

Die in der Pubertät häufig zu beobachtende **Tendenz, sich zu verstecken** und emotionalen Fragen auszuweichen, findet man bei diesen Jugendlichen verstärkt. Blickkontakt oder eine eventuelle körperliche Untersuchung verstärkt die Distanzierung. Die Spontaneität ist grundlegend gehemmt. Gestik, Sprache oder Kleidung sind wenig ausdrucksstark und zeigen kaum schrille Facetten.

Es handelt sich oft um **höflich** und **freundlich** wirkende, **weiche** und **sensible Jugendliche.** Besonders bei jungen Männern kann man im ersten Moment an Pulsatilla pratensis denken. Pulsatilla-pratensis-Jugendliche sind jedoch mehr mit ihren Gefühlen verbunden, was ihren Ausdruck und ihre Kontaktaufnahme bei aller **Schüchternheit** offener gestaltet.

Das **langsame, einsilbige Antworten**, die teils **stotternde, zögernde Sprechweise** oder die **nasale Stimme** zeigen die Unsicherheit, etwas von sich preiszugeben. Die Jugendlichen **zögern beim Antworten** und sagen häufig, dass sie überhaupt nicht wissen, was sie sagen sollen. Es handelt sich dabei nicht um die bewusste Vorsicht im Umgang mit Menschen, wie sie zum Beispiel bei Lycopodium clavatum auffallen kann. Misstrauen und Verstecken bei Thuja occidentalis sind unbewusster.

Die Adoleszenten scheinen nicht richtig zu wissen, was mit ihnen vorgeht und haben große Probleme, ihre Emotionen auszudrücken. Es ist **Angst vor zu viel Nähe** und eine körperliche Unsicherheit spürbar, obwohl wenig davon in Worten ausgedrückt werden kann (Stupefaction, knows not where he is).

Akzeptanz des Körpers

Die Reifung des Körpers löst bei den Jugendlichen große Verunsicherungen aus. **Gefühle**, der **Körper** sei **zerbrechlich**, er höhle sich von innen heraus aus oder die **Sensationen von Leichtigkeit oder Zerbrechen** zeigen, wie wenig die Integration von Körper, Trieben und Emotionen vollzogen ist. Die Jugendlichen geraten in große Unsicherheit, selbst bei geringfügigen Symptomen des Körpers. **Warzen**, ein **Ausfluss** oder ein **Hautausschlag** können sie aus der Fassung bringen. Dabei fällt es schwer, sich in ärztliche Behandlung zu begeben – **Symptome werden lange versteckt** (und erscheinen auch vorwiegend an bedeckten Stellen). Manche Jugendliche quälen sich wochenlang angesichts einer unklaren Körperveränderung, ohne dass sie es wagen, sich darüber mit Freunden, Eltern oder einem Arzt auszutauschen.

Das tief verinnerlichte **Gefühl, hässlich zu sein** (das weniger stark ausgeprägt häufig in der Pubertät geäußert wird) weist daraufhin, wie stark die Scham bei Thuja occidentalis körperlich verwurzelt ist. Manchmal sind Träume von hässlichen oder missgestalteten Babys oder Kindern ein Hinweis auf Thuja occidentalis.

Anders als viele ihrer Altersgenossen, die es genießen, ihren Körper in teilweise gefährlichen Grenzsituationen neu zu spüren und zu erproben, scheuen diese Adoleszenten jedes körperliche Risiko, bei dem sie sich verletzen könnten.

> Gefühls-Täuschung, **als wenn der ganze Körper sehr dünn und zart sey und jedem Angriffe weichen müsse,** gleichsam als wenn der Zusammenhang des Körpers der Gefahr der Trennung sehr ausgesetzt und eine **solche Auflösung zu befürchten wäre** (RAL).
>
> Das **Gehen ist ihr überleicht; es ist ihr, als wenn ihr Körper von Flügeln getragen würde;** sie lief mehre Meilen in ungemein kurzer Zeit und mit ungewöhnlicher Aufgeräumtheit (sogleich) (RAL).

Sexuelle Identität

Jugendliche in einem Thuja-occidentalis-Zustand zeigen sich, verglichen mit vielen ihrer Altersgenossen, **gleichgültig gegen das andere Geschlecht.** Vor dem Hintergrund der schamvollen Kontakthemmung und des gestörten Gefühls zum eigenen Körper, ist das Eingehen sexueller Beziehungen angstbesetzt. Das Mittel kann hilfreich sein, wenn **nach sexuellem Missbrauch** jeglicher spontane Ausdruck erotischer Wünsche schamhaft gehemmt ist.

Bei stark ausgeprägten, aber wenig eingestandenen sexuellen Fantasien spielt häufig die **Masturbation** eine große Rolle. Das Auftauchen homoerotischer Neigungen kann die **Scham** und Verwirrung noch weiter verstärken. Die Neigung zu **zwanghaft kontrollierendem Verhalten** wie lähmendem **Grübeln** und Zweifeln oder **Waschzwängen**, kann der Abwehr scham- und schuldbesetzter Tendenzen im Zusammenhang mit der Sexualität dienen.

> Zustand **völliger Gleichgültigkeit gegen das andere Geschlecht** (Candegabe).
>
> Sehr **empfindliche Vagina verhindert den Koitus** (Phatak).

Lösung aus familiären Bindungen

Die Gefühlsbeziehungen innerhalb der Familie sind weitgehend versteckt. Die Ablösung von den Eltern wird wenig thematisiert. Verlassenheitsängste sind bei Thuja occidentalis kein vordergründiges Thema. Es handelt sich häufig um Jugendliche, die von einer zwanghaften, strengen Mutter eingeengt und dominiert wurden.

Die Beziehung zur Mutter ist emotional karg, wodurch es teilweise zu einer sehr frühen Abwendung zwischen Mutter und Kind kommt. Heimweh oder die Furcht, allein zu sein, spielt im Rahmen der Ablösung bei Thuja-occidentalis-Jugendlichen kaum eine Rolle.

Das **Thema des Sterbens und des Todes** kann bereits in der Schwangerschaft und im Wochenbett auftauchen: **Abortneigung**, gestörter Schlaf von den Kindsbewegungen, **Todeswünsche der Mutter nach der Geburt.** Die Verbindung zwischen Mutter und Kind ist brüchig. Damit fehlt die Grundlage späterer „Verbindungen" – der Kontakt zu sich selbst und zu anderen ist fragil. Die Fantasien eines Thuja-occidentalis-Zustands drehen sich um Tod und Auflösung. Es ist, als ob der Schritt ins Leben noch nicht richtig vollzogen wäre. Häufig findet man **Träume von Toten, vom Sterben, vom Fallen.**

Aggressionen drücken sich in der Adoleszenz im Vergleich mit der Kindheit viel kontrollierter aus. **Besonders innerhalb der Familie** kommt es jedoch zu **streitsüchtigem** und **feindseligem Verhalten.** Wenn man den Jugendlichen widerspricht, geraten sie in starke Wut, die sich in bösartigen Ausbrüchen äußern kann. Es geht dabei weniger um Durchsetzung und Macht als vielmehr darum, in der Familie überhaupt einen Platz einnehmen zu dürfen.

Oft verbergen sich die aggressiven Impulse aber hinter einer **Maske von Freundlichkeit** und glatter **Angepasstheit.** Viele Adoleszente in einem Thuja-occidentalis-Zustand zeigen sich den Wünschen der Eltern gegenüber **nachgiebig** und leben daneben ein anderes Dasein, von dem sie kaum etwas preisgeben. Sie greifen lieber zur „Notlüge", um ihre inneren Bereiche autonom zu halten.

Lange Träume, durch das Abendgespräch veranlaßt, mit tiefem Nachsinnen; **er stützt sich bei angeschuldigten Verbrechen auf sein gutes Gewissen** (RAL).

Schlaflosigkeit die Nacht, mit großer Unruhe und Kälte des Körpers; wenn er einen Augenblick einschlummerte, **so träumte er von todten Menschen** (RAL).

Wenn er sich die Nacht auf die linke Seite legt, so **träumt er von Gefahr und Tod** (RAL).

Es **erscheinen tote Menschen im Schlaf**, mit denen sie spricht (Clarke).

Qualvolle Angst nach der Entbindung (Knerr).

Beziehungen zu Gleichaltrigen

Vor dem Hintergrund der Unfähigkeit, Liebe als zu sich gehörig zu spüren und ausdrücken zu können, ist das Schließen naher Beziehungen erschwert.

Aktivitäten in Gruppen, Feste oder Partys sind für die **menschenscheuen** Thuja-occidentalis-Jugendlichen meistens unangenehm. Sie wissen nicht, was sie mit anderen sprechen sollen und erleben es als bedrohlich, sich auf engere emotionale Beziehungen einzulassen. Viele der Jugendlichen **scheuen das andere Geschlecht.** Sie sind **gerne allein** und **lieben** ihre inneren Räume von **Musik**- und Bilderwelten. Manche verbringen Stunden mit Computerspielen, deren magische Welt suchtartig das gesamte Denken und die Fantasien bestimmen können. Die Jugendlichen können zwanghafte Züge zeigen, sich jede Stunde kämmen, sich nur auf bestimmte Art kleiden oder gehen oder eine bestimmte Gestik entwickeln.

Vermag **kein Gemeinschaftsgefühl mit den Mitmenschen** zu empfinden, reagiert auf ihre Ansprüche mit Feindseligkeit (Candegabe).

Schulische und berufliche Entwicklung

Entscheidungen bezüglich der Schule oder des Berufs zu **treffen**, fällt sehr schwer. Es kommt zu stagnierenden Entwicklungen. **Angst bei Prüfungen**, eine **neue Stelle** oder Arbeit anzunehmen oder die Schule zu wechseln sind ein häufiger Ausdruck des **Zweifelns an sich selbst.**

Während der Fieberwärme hatte er **hellere Gedanken und war zu Allem wohl aufgelegt.** (n. 3 1/2 St.) (RAL).

Zerstreutheit, Unstetigkeit und Neigung, **bald dieß, bald jenes zu verrichten.** (n. 6 St.) (RAL).

Weit gehende **Nachdenklichkeit über die geringste Kleinigkeit** (RAL).

Übernahme von Verantwortung – Identität

Die Bildung einer einheitlichen Identität, die die Integrierung von sexuellen und aggressiven Fantasien und Wünschen beinhaltet, ist gestört. Dadurch fühlen die Jugendlichen sich **emotional tot.**

Winnicott beschreibt in seinem Aufsatz „Fear of breakdown" (1991) einen Zustand, der auf die Wurzeln einer Thuja-occidentalis-Pathologie hinweisen könnte. Vor dem Hintergrund eines Zusammenbruchs der mütterlichen „Holding-Funktion" sind die Voraussetzungen, dass die spätere Entwicklung „integrierend" verläuft, beeinträchtigt. Frühe, psychotisch fragmentierende Ängste überwiegen. Es kommt zu einem Versagen des „In-sich-Wohnens", da die Verbindung des Körpers mit den Emotionen nicht gelingt. Die Sehnsucht nach einer Rückkehr in einen unintegrierten Zustand des Einsseins bleibt bestehen, was sich in **Gefühlen der Zerbrechlichkeit**, des **Fallens** oder der **Trennung von Körper und Seele** ausdrückt.

Die aggressiven Tendenzen sind wenig ins bewusste Erleben integriert und führen ein Eigenleben in der Form von grausamen Fantasien und inneren Bildern, **Tötungsimpulsen** oder bedrückenden **Träumen** von **Toten**, **Krieg** oder **grausamen Kämpfen.**

Häufig quälen sich diese Jugendlichen mit unbestimmten Schuld- und Schamgefühlen wie der Einbildung, einen Makel oder **etwas Hässliches** an sich zu haben, **das andere nicht bemerken dürfen.** Das **Gefühl, etwas Falsches gemacht** zu haben, kann bis in die Träume verfolgen, die in Bildern von KZ, Gestapo und Polizei eine beklemmende, wüste innere Welt spiegeln.

Ein häufiger Versuch, mit solchen Gefühlen umzugehen, ist eine **zwanghafte Kontrolle**, die sich mit der Zeit auf immer mehr Bereiche des Lebens ausdehnt. Thuja occidentalis kann bei Zwangsstörungen wie **Waschzwängen**, **Tics** oder ständigen **Grübelzwängen** hilfreich sein. Die Adoleszenten verlieren jede Unbeschwertheit und geraten in eine innere Lähmung, weil sie sich über jede Kleinigkeit Gedanken machen und keine gefühlsmäßigen Entscheidungen mehr treffen können.

Die Adoleszenten machen ihre Krisen oft still und unbemerkt durch, da sie sich anderen in ihren Nöten wenig öffnen oder sich in ihrer Scham noch mehr zurückziehen.

Sie halten sich gerne in Größenfantasien auf und hängen **Tagträumereien** nach. Sie versuchen, ihren körperlichen und emotionalen Ängsten zu entfliehen, indem sie sich **spirituellen Bereichen** zuwenden. Größenfantasien, **in der Luft** zu **gleiten** oder der **Kontrolle einer höheren Macht** zu **unterstehen**, weisen auf solche Möglichkeiten hin.

Dabei besteht die Gefahr, sich von fanatischen Gedankengebäuden verführen zu lassen, die in extremen Fällen den **Todeswünschen** Ausdruck geben (Opfern des Körpers fürs Ganze).

> Furchtbare Angst wie Todeskampf, **ein namenloses inneres Weh, als löse sich die Seele vom Körper ab, mit der unerhörtesten Unruhe,** schrecklichen Wallungen im Blute nachts, und der Atem zum Ersticken (Al).

DD: Thuja occidentalis – Silicea terra

Gemeinsam: Innere Fixiertheit. Zweifel an jeder Kleinigkeit. Angst, etwas Neues anzufangen. Scheu vor nahen Kontakten. Angst vor Triebhaftem. Schuldgefühle. Träumen, ein Verbrecher zu sein. Zwanghafte Verarbeitungen.

Ein Grundthema von Silicea terra liegt im Unterschied zu Thuja occidentalis im Gefühl der **Abhängigkeit** und dem **Kampf um Autonomie**, der sich vor allem in der Beziehung zur **Mutter** abspielt.

Wenn es bei Thuja occidentalis um eine Auseinandersetzung mit archaischen Ängsten geht, vom Mütterlichen eingesogen oder verschlungen zu werden, ringt Silicea terra darum, sich aus der Sehnsucht nach der Nähe zur Mutter zu befreien. Die Jugendlichen spüren die Sehnsucht nach Liebe und Unterstützung, sie **sehnen sich nach Halt**, während in einem Thuja-occidentalis-Zustand die **innere Einsamkeit wenig spürbar** ist (kein Heimweh).

Silicea terra gehört zu den Mitteln, die sich auf dem Boden einer **ungenügend nährenden Beziehung** zur Mutter (Ablehnen der Muttermilch) nicht abnabeln können. Später werden die Jugendlichen feindselig gegen alle Personen, von denen sie sich abhängig fühlen. Teilweise geben sie sich autonom, aber im Inneren bleibt die Abhängigkeit.

Thuja-occidentalis-Jugendliche dagegen spüren wenig Sehnsucht nach Menschen, sondern versuchen, eine innere, spirituelle Heimat zu finden.

DD: Thuja occidentalis – Sulphur lotum: s. Sulphur lotum S. 168

Tuberculinum, Bacillinum

Themen

- Feine, oft künstlerische Jugendliche, die sehr beeindruckbar sind.
- Sie wirken verloren und fühlen sich nirgends richtig zu Hause. Alles erscheint ihnen fremd.
- Unstet und heimatlos. Sind immer auf der Suche nach Wechsel und Stimulation. Wollen alle Grenzen sprengen und immer wieder neue Erfahrungen machen.
- Furcht vor Annäherung und Berührung.
- Heftige Aggressionen. Ertragen es nicht, eingeengt zu werden. Drohen den Eltern, Lehrern oder Vorgesetzten.
- Störung des Körperbilds. Fühlen sich hässlich. Träume von Scham. Sexuell frühreif. Schneiden oder ritzen sich. Setzen den Körper extremen Erfahrungen aus, um sich besser zu spüren (Extremsport).

Beobachtungen im Interview – Emotionen

Tuberculinum oder Bacillinum gehören zu den Mitteln mit einem engen Bezug zu Themen der Adoleszenz.

Die Jugendlichen sind im ersten Gespräch schwer zugänglich. Der Arztbesuch schüchtert ein. Sie **scheuen Blickkontakt**, **antworten nur spärlich** und **widerwillig.** Dabei handelt es sich um eine Mischung von trotziger Abwehr und Verlorenheit.

Es handelt sich manchmal um Adoleszente, die in Kleidung und Aussehen etwas Ungewöhnliches an sich haben: entweder sehr schön, fast ätherisch sind oder aber in ihrer knochigen Magerkeit und der Akne entstellt aussehen. Bezüglich der **Verschlossenheit** und der **Schüchternheit** sowie des eher schlanken Habitus mit mageren Brüsten und **gebeugten Schultern** kann man an Natrum muriaticum denken. Hier wird der Kontakt im Verlauf des Gesprächs mit wachsender Vertrautheit jedoch meist emotional und warm, was bei Tuberculinum nicht leicht gelingt. Oft bleibt eine gewisse **Fremdheit.** Besonders die körperliche Annäherung und **Berührung** werden fast ängstlich **abgewehrt.**

Der gesamte Zustand zeugt von **Unruhe** und **Unstetigkeit. Wunsch nach Wechsel** und ständiger Wechsel der Symptome sind charakteristisch für einen Tuberculinum-Zustand. Die **enge Situation** eines Interviews bedrängt angesichts der Wünsche, sich immer Fluchtwege offen zu halten.

Äußerlich fallen in häufig feinen, schmalen Gesichtern die **blauen Skleren**, **Ausschläge an den Lidrändern**, sehr **rote Lippen** oder eine **ungewöhnliche Zahnstellung** auf. Der **Händedruck ist kalt schweißig.** Der **mäuseartige Körpergeruch** kann noch lange nach der Konsultation im Raum bleiben und den Eindruck von etwas „Fremdem" hinterlassen.

Furcht, dass etwas passieren könnte (P. Schmidt).

Beeindruckbarkeit (P. Schmidt).

Geräuschempfindlichkeit (P. Schmidt).

Schüchterne, zaghafte Kinder (P. Schmidt).

Will nicht angesehen werden (P. Schmidt).

Antwortet nur mit „ja" oder „nein" (Kent).

Hoffnungsvoll bei verschiedenen Beschwerden (Kent).

Akzeptanz des Körpers

Das Gefühl der **Fremdheit** ist bei Tuberculinum tief im Körper verankert. Sexuelle und aggressive Impulse werden als fremd und beängstigend erlebt, worauf die **Furcht** vor und die **Träume von Tieren** – vor allem Schlangen und Hunde – hinweisen.

Der Körper wird als **hässlich**, ungelenk oder **fremd** empfunden, was die Reifung der sexuellen Identität erschwert. Die Gefühle der körperlichen Enge und **Konstriktion** weisen auf Wünsche, den engen Begrenzungen des eigenen Körpers zu entfliehen.

Die Störung des Körperbilds äußert sich in der großen körperlichen Unruhe und der **Neigung zu selbstverletzendem Verhalten.**

Die Jugendlichen suchen starke Stimulation, als ob sie sich erst dann wirklich in ihrem Körper und seinen Grenzen spüren könnten. So kann Tuberculinum bei den Adoleszenten, die sich **schneiden** oder **ritzen**, indiziert sein. Gefahren werden schlecht eingeschätzt und körperliche Verletzungen in Kamikaze-Aktionen fast herbeigeführt, wobei es den Jugendlichen darum geht, den Körper in Grenzerfahrungen zu spüren. Sie lieben hohe Geschwindigkeit, den freien Fall mancher Extremsportarten oder neigen dazu, körperliche und geistige Grenzen durch Drogen aufzulösen. Sie stellen mit ihrer Aktivität alle in den Schatten und sind selbst **nie erschöpft** (Tarentula hispanica, Veratrum album, Arsenicum iodatum).

Oft zwingen körperliche Erkankungen wie **Angina**, **Bronchitis** oder **heftige Kopfschmerzen** zu Ruhe. Phasen von Nichtstun, Sich-treiben-Lassen wechseln typischerweise mit Phasen fast manischer Aktivität.

Träume vom Fliegen (P. Schmidt).

Schlägt den Kopf gegen die Wand (P. Schmidt).

Wahnidee, er falle (Roberts).

Wahnidee, dass er zerdrückt oder zermalmt (crushed) werde, durch alle, die es eilig haben (Roberts).

Wahnidee, das Zimmer sei zu groß (Roberts).

Sexuelle Identität

In der sexuellen Entwicklung treten manche Adoleszente die Flucht nach vorne an, indem sie sich **schamlos** und **frühreif** zeigen. **Exzessives Masturbieren** kann ein Mittel sein, den Gefühlen der Irrealität zu entfliehen. Die Jugendlichen suchen **früh** den **Kontakt zum anderen Geschlecht**, wobei es weniger um tiefe dauerhafte Beziehungen geht, als darum, den Körper in aufregenden sexuellen Erfahrungen zu spüren. Andere wiederum **scheuen jede körperliche Nähe** und gehen über die gesamte Adoleszenz keine sexuellen Beziehungen ein.

Die **Menstruation** kann mit heftigsten Schmerzen verbunden sein. Die Mädchen sind verzweifelt und können sich nur durch **Schreien** von der inneren Enge Luft machen. Das Mittel ist bei Problemen der **Mammae** indiziert. **Schwellung und Schmerzen vor der Blutung**, **Milchfluss bei Nichtschwangeren** sind Indikationen, die bereits in der Pubertät auffallen können.

> Träumt, prüde zu sein (P. Schmidt).
>
> Geilheit. Laszivität (P. Schmidt).
>
> Schamlosigkeit bei Kindern (P. Schmidt).
>
> Benützt gerne schmutzige Worte und hat die Tendenz zu fluchen (Kent).

Lösung aus familiären Bindungen

Die Ablösung aus dem Elternhaus ist auf dem Boden der **Gefühle der Fremdheit** für Jugendliche in einem Tuberculinum-Zustand eine Grenzwanderung mit vielen Gefahren. Ähnlich wie bei Medorrhinum besteht eine Gefährdung, durch Drogen oder Alkohol den Gefühlen der Irrealität und Sinnlosigkeit zu entfliehen, wenn der äußere Rahmen des Elternhauses nicht mehr gegeben ist. Manche Jugendliche verlassen das Elternhaus früh, indem sie etwa in der Schulzeit schon mehrere Auslandsaufenthalte absolvieren. Sie ertragen es nicht, in zu enge Strukturen eingebunden zu sein. Sie wollen Grenzen sprengen und sich nicht an die Regeln der Erwachsenenwelt halten, gegen die ständige Auflehnung herrscht und heftige Kämpfe geführt werden. Heimweh ist, im Gegensatz zu Silicea-terra-Jugendlichen, kein ausgeprägter Zug von Tuberculinum, das auch nicht zu Ängsten um die Familie neigt.

Enge, emotionale Beziehungen einzugehen, rührt an die Gefühle der Fremdheit und Scham (Kafka 1976, Foerster und Heé 2002). Bereits die Beziehung zur Mutter weist Schwierigkeiten im Bereich taktiler und berührender Erfahrungen auf. Die Mutter lässt sich wenig auf die Stillbeziehung ein. Die Milch ist dünn, wässrig oder zu wenig, die Menstruation erscheint rasch nach der Geburt wieder. Es ist, als ob dem Aufbau einer ruhigen, nährenden Beziehung wenig Zeit zur Verfügung stünde.

Die **Kinder** fühlen sich meist nicht geborgen und ruhig in den Armen der Mutter, sie **schreien viel**, **sind unruhig** und verhalten sich so, als ob es ihnen zu eng wäre. **Bei Zärtlichkeit wenden sie sich ab** oder werden aggressiv, sie **beißen** und lassen sich am liebsten von der Mutter abgewandt tragen. Die Störung liegt im „autistisch berührenden Modus“ (Ogden 1995). Diese früh zu beobachtenden Züge prägen auch spätere Beziehungen, die rasch als zu beengend oder die eigene Körpersphäre zu bedrohend erlebt werden.

> Furcht vor Tieren (P. Schmidt).
>
> Nächtliche Angst der Kinder, Pavor nocturnus (P. Schmidt).
>
> Schreien der Kinder (P. Schmidt).
>
> Reizbare Kinder (P. Schmidt).
>
> Träume vom Reisen (P. Schmidt).
>
> Will entfliehen (P. Schmidt).
>
> Wahnsinn mit Begierde zu reisen (Kent).
>
> Furcht, zu sterben, wenn alleingelassen (Paschero).

Beziehungen zu Gleichaltrigen

Manche Jugendliche wirken in ihrer kreativen, charismatischen Art auf andere Menschen faszinierend. Sie reden viel und gewandt, lächeln jeden an und scheinen sich in einer Welt der Schönheit aufzuhalten. Es handelt sich um **Träumer**, die sich lieber künstlerisch oder mit Büchern beschäftigen, als zu viel Zeit in engen Freundschaften zu verbringen.

In ihrer **Verletzlichkeit** scheuen sie jedoch enge Kontakte und wehren jede nähere **Berührung** mit anderen ab. Sie kämpfen wenig um einen Platz in der Gemeinschaft, scheinen auf Kränkung wenig zu reagieren, sind nicht eifersüchtig oder leicht enttäuscht.

Es zeigen sich **heftige zerstörerische Aggressionen** gegen sich und andere, wobei es wenig um Selbstbehauptung und Durchsetzung geht, als vielmehr darum, sich angesichts der eintönigen **Langeweile** des Lebens einen Kick zu geben. Es handelt sich oft um die gewaltbereiten unter den Jugendlichen, die in Gefahr sind, sich in **antisozialen Aktivitäten** selbst zu gefährden. Sie verwickeln sich aus Lust an der Gewalt in Schlägereien, wobei sie sich nicht scheuen, auch gegen Stärkere zu kämpfen.

Leicht beleidigt (P. Schmidt).

Schulische und berufliche Entwicklung

Schul- und Ausbildungswege verlaufen angesichts der Unrast oft abwechslungsreich, in ungünstigen familiären Verhältnissen chaotisch.

Die schulische Laufbahn ist durch häufige Schulwechsel gekennzeichnet. Es wird **überall zu eng und langweilig.**

Dabei neigen die Adoleszenten dazu, sich zu viel vorzunehmen, weil sie die Grenzen ihrer Belastbarkeit wenig spüren. Sie können sich **begeistert** in Bücher- oder Filmwelten verlieren und nächtelang lesen oder Videos schauen und dabei keine Müdigkeit spüren.

Wie viele Adoleszente lehnen die Tuberculinum-Jugendlichen in besonderem Maß alles Langweilige, jede Routinebeschäftigung ab und versuchen, durch Kunst, Musik oder durch Auslandsaufenthalte dem bedrohlichen „Stillstand" zu entfliehen. Sie brauchen ständige Stimulation.

Verschlimmerung durch geistige Anstrengung (P. Schmidt).

Fleißig, arbeitswütig (P. Schmidt).

Mut, Waghalsigkeit, Unbesonnenheit, Sorglosigkeit (Phatak).

Übernahme von Verantwortung – Identität

Grundthemen eines Tuberculinum- oder Bacillinum-Zustands in der Pubertät kreisen um äußere oder innere Enge und Gefühle des Fremdseins und der Heimatlosigkeit. **Alles ist fremd**, **Räume erscheinen zu groß.** Auf der anderen Seite steht das **Gefühl, erdrückt** oder **zermalmt** zu werden, sowie Gefühle zu **fallen.** Die Welt kommt zu nahe. Die **Annäherung** fremder Menschen **bedroht.** Die Angst vor Menschen und der Welt sowie die Gefühle der Fremdheit und Verlorenheit führen zu einer steten inneren Unrast und dem Drang, unterwegs zu sein.

Der mangelnde Kontakt zu anderen Menschen und zum eigenen Körper führt zu gefährlichen Entfremdungszuständen, die die Gefahr von Drogen- und Alkoholabusus mit sich bringen und psychotische Entwicklungen begünstigen.

Angesichts der heftigen Aggressionen erstaunt es, dass die Jugendlichen auffallend wenig Schuldgefühle entwickeln. Es geht im Unterschied beispielsweise zu Phosphorus oder Arsenicum album bei der Aggression weniger um die destruktive Fantasie, sich aus Beziehungen durch Mord am anderen zu lösen. **Aggression** im Tuberculinum-Zustand dient dazu, **sich aus der inneren Enge frei zu schlagen und Raum zu schaffen.** Es geht darum, in Kontakt zum eigenen Körper zu kommen. Aggressionen dienen eher dazu, den Körper zu strukturieren, als dazu, Beziehungen zu strukturieren.

Auch die Größenfantasien werden nicht dazu eingesetzt, sich über andere Menschen mächtig zu erheben. Sie haben vielmehr die Funktion, dem Kontakt mit Menschen zu entfliehen und dabei die Einsamkeit nicht zu spüren.

Quälende, hartnäckige Gedanken (Kent).

Lebensüberdruss. Unrast und Verlangen nach ständigem Ortswechsel (Kent).

Wahnsinn durch geistige Anstrengung (P. Schmidt).

(Quellenlage s. Foerster und Heé 2002).

DD: Tuberculinum – Mercurius solubilis

Gemeinsam: „Schwierige" Jugendliche. Lehnen sich gegen einschränkende Gebote auf. Aggressiv. Schwierigkeiten, sich in Gemeinschaften einzufügen. Unruhe. Reisen gerne.

Während bei Tuberculinum der Kontakt mit der Welt durch **Gefühle des Fremdseins** bestimmt ist, überwiegen bei Mercurius solubilis **Hass, Ressentiment und Feindseligkeit.** Mercurius-solubilis-Jugendliche fühlen sich ständig angegriffen und haben das Gefühl, für eine gerechtere Welt kämpfen zu müssen. Zugrunde liegen Verlassenheitsgefühle und die Sehnsucht nach einer besseren Welt (Heimweh). Mercurius-solubilis-Jugendliche haben den Wunsch, sich in einer Familie integrieren zu können und spüren häufig Angst um nahe Menschen, was bei Tuberculinum wenig ausgeprägt ist. Mercurius-solubilis-Adoleszente können nicht alleine sein, da sie Angst vor den eigenen zerstörerischen Impulsen haben. Machtthemen sprechen mehr für Mercurius solubilis. Diktatorisches Gehabe, Hochmut, jede Art von „Trickserei" oder das Spielen um Geld sind charakteristisch. Plötzliche Tötungsimpulse zum Beispiel beim Anblick von Messern sind für Tuberculinum nicht typisch. Ausgeprägte Schuldgefühle sprechen ebenfalls mehr für Mercurius solubilis und sind auf dem Boden der enttäuschten hasserfüllten Abkehr von den Menschen zu sehen.

Tuberculinum-Jugendliche können ihre Größenfantasien eher in künstlerischen Bereichen ausleben. Sie suchen immer wieder nach neuer Stimulation. Bei Ihren starken Aggressionsausbrüchen geht es nicht um rechthaberische Themen, sondern darum, sich Raum zu schaffen. Sie ertragen absolut keine Enge und drohen Eltern oder Vorgesetzten. Sie kämpfen auch mit Stärkeren und können erbarmungslos destruktiv werden. Dabei spüren sie oft kaum mehr ihre Grenzen.

DD: Tuberculinum – Apis mellifica: s. Apis mellifica S. 50

DD: Tuberculinum – Calcarea phosphorica: s. Calcarea phosphorica S. 76

Veratrum album

Themen

- Sehnsucht, als etwas Besonderes anerkannt zu werden. Wollen bevorzugt behandelt werden.
- Zustand nach enttäuschter Liebe oder Missachtung.
- Verzweifeln, wenn sie nicht eine wichtige soziale Position einnehmen können.
- Sehr aktive Jugendliche, mit fast grenzenloser Energie. Frühreif. Reden viel.
- Destruktiv, wenn sie ihre Machtposition in Gefahr sehen.
- Fluchen blasphemisch. Schimpfen auf alle und jeden. Grausam.
- Sehr sexualisiert.

Beobachtungen im Interview – Emotionen

Es handelt sich oft um **intellektuelle, frühreife Jugendliche** mit auffallenden **sprachlichen Neigungen.** Sie können **witzig** mit **lauter, hastiger Stimme** erzählen. Die Gedankengänge sind rasch. Die Adoleszenten zeigen sich großspurig und legen „Alleswisser-Attitüden" an den Tag.

Sprache, Kleidung und Gestik sind von einer gewissen **Extravaganz.** Das Auftreten kann ähnlich wie bei Hyoscyamus niger **schamlos** sein, wobei bei beiden Mitteln die Jugendlichen sich ihrer Wirkung wenig bewusst zu sein scheinen. Sie neigen zum **Singen, Lachen, Weinen** und dazu, **in Versen** zu **sprechen**, sie **lügen** und **täuschen Krankheit vor.** Das ganze Verhalten zeigt etwas Gekünsteltes, zumal die Jugendlichen einem mit einer gewissen **Ehrerbietung** oder auch **Herablassung** begegnen können.

Wenn man es mit einem Veratrum-album-Patienten zu tun hat, weiß man oft nicht, was man glauben kann und was nicht. Die in der Pubertät wichtigen Statussymbole an Kleidung und Haaren werden in übertriebener Weise zur Schau gestellt. Die Jugendlichen sind typische Vertreter dessen, was man dem Klischee einer modernen Jugendkultur zuordnen würde, in der Geld, Sex, Schönheit und Macht eine große Rolle spielen.

Viele dieser narzisstisch geprägten Züge, die allenfalls zu einer rudimentären Kommunikation mit anderen führen, geben zu Verwechslungen mit Belladonna oder Hyoscyamus niger Anlass. Die **Unruhe** und **Hyperaktivität** sowie die destruktiven Züge, wie das **Zerreißen** und **Zerschneiden** von Gegenständen oder Kleidung, können Ähnlichkeit mit Tarentula hispanica zeigen.

Veratrum-album-Jugendliche haben oft einen schmalen Körperbau und ein **fast spitzes, blasses Gesicht**, was im Unterschied zu den meistens kräftigen, plethorischen Solanacea-Typen steht. Auch das Thema des **sozialen Abstiegs** mit den Gefühlen der völligen Wertlosigkeit findet man nicht bei Belladonna, bei denen es vor allem darum geht, auf der lichten Seite des Lebens zu bleiben und alles Dunkle zu verbannen. Hyoscyamus-niger-Jugendliche haben in den Themen des Wertes und Unwertes mehr Ähnlichkeit. Sie haben das Gefühl, innerhalb der eigenen Familie keinen Platz mehr zu haben und versuchen durch immer stärkeren sexuellen Verführungszauber wieder anzukommen.

> **Lachen mit Winseln abwechselnd** (RAL).
>
> Er **singt ganz fröhlich und trällert**, die Nacht (RAL).

Akzeptanz des Körpers

Bei adoleszenten Mädchen kann es zu unbewusst herbeigeführten oder auch nur **eingebildeten Schwangerschaften** kommen, die die Gefühle des Besonders- oder Ausgezeichnetseins verstärken und einer narzisstischen Aufwertung dienen. Hyoscyamus-niger-Mädchen können ebenfalls in den Wahn einer eingebildeten Schwangerschaft kommen, allerdings eher aus der Angst, dass ihre verführenden Fantasien Realität werden könnten.

Veratrum album ist ein wichtiges Mittel, wenn Adoleszente unter einer starken **Dysmenorrhöe mit Kollapsneigung** leiden. Der Verlust des Monatsbluts bedeutet völligen Kraftverlust und Todesnähe. Begleitende Symptome sind heftige **Durchfälle, Eiseskälte** am ganzen Körper und Kollaps. Der Körper ist über und über mit kaltem Schweiß bedeckt und das **Gesicht ist blass und eingefallen.**

Der Verlust der Körperausscheidungen ist auf phantasmatischer Ebene gleichbedeutend mit Tod.

Viele Symptome von Veratrum album haben einen Bezug zu den reichlichen Körperausscheidungen, denen in narzisstischen Fantasien magische Qualitäten zukommen: Kraftverlust und -gewinn durch Ausscheidung oder Zurückhalten der Körpersäfte. In Psychosen zeigt sich das Wiederzurückführen der eigenen Ausscheidungen im Sinne von **Koprophagie** oder **Lecken des eigenen Speichels.**

> **Ueberlaufen von Kälte** durch den ganzen Körper, bald auf's Einnehmen (RAL).

Sexuelle Identität

Die Veratrum-album-Jugendlichen zeigen sich **schamlos, lasziv** und **obszön.** Sie sind ständig auf Bestätigung aus und flirten gerne. Dabei versuchen sie, Macht über andere auszuüben.

Sexuelle Wünsche können nicht ins Ich integriert werden und bekommen dadurch keinen Sinn innerhalb liebevoller Beziehungen. Die Neigung zu sexuell gefärbten **Manien** ist groß.

Sexualität dient vor allem der narzisstischen Aufwertung und wird in den Dienst von spirituellen Erhöhungsfantasien gestellt.

> Bei der **Monatreinigung, Ohrensausen, Schmerz in allen Gliedern** und großer Durst (RAL).
>
> Nachts, fürchterlich ängstliche Träume, z. B. **ein Hund biß ihn**, und er konnte nicht entrinnen (RAL).
>
> Sie **giebt vor, Geburtswehen zu haben** (RAL).
>
> Sie **rühmt sich, schwanger zu seyn** (RAL).
>
> Sie **giebt eine baldige Niederkunft vor** (RAL).

Lösung aus familiären Bindungen

Die Ablösung aus der Familie erfolgt früh und kann den Charakter einer **Flucht** annehmen. Die eigene Familie wird als schäbig erlebt und kann als Quelle der Beschämung gesehen werden. (Hyoscyamus niger fühlt sich betrogen und enttäuscht von der Familie.)

Die Symptome weisen auf traumatische Erlebnisse früher Vernachlässigung oder narzisstischer Kränkung hin, die häufig ihre Wurzeln schon in der Eltern- oder Großelterngeneration haben.

Das **Gefühl, in einem fremden Land** zu sein, weist auf mögliche Emigrationserfahrungen hin, die mit Verlust an Ansehen und Stellung verbunden waren.

Ein bei Hering beschriebener Zug des Mittels ist **Hochmut in der Schwangerschaft.** Die Schwangere bildet sich ein, ein blauäugiges Baby zur Welt zu bringen. Auf das Kind wird ein grandioses Größenselbst projiziert. An die Stelle von selbstloser Liebe dem Kind gegenüber, dient es dazu, das Selbstgefühl der Mutter aufzuwerten. An solch einem Anspruch kann ein Kind nur scheitern und sich in die Errichtung eines falschen Größenselbsts retten. Es flüchtet in die **Lüge**, den Betrug oder in **Vortäuschen** von Besonderheit, um dem Anspruch anscheinend gerecht zu werden. Das Kind muss etwas zeigen, was es eigentlich nicht ist. Scheitert der Anspruch, reich und schön zu sein, stellt das **Simulieren einer Krankheit** einen Weg dar, sich auszuzeichnen.

Mildes Delirium: kalt am ganzen Körper, bei offenen Augen, mit heiterm, zuweilen lächelndem Gesichte, **schwatzt er von religiösen Dingen und von zu erfüllenden Gelübden, betet, und glaubt anderswo, als zu Hause, zu seyn.** (n. 1 St.) (RAL).

Er lärmt sehr, **will entfliehen** und kann kaum zurückgehalten werden (RAL).

Er **kennt seine Anverwandten nicht** (RAL).

Beziehungen zu Gleichaltrigen

Für die Adoleszenten ist es äußerst wichtig, welchen **Platz in der sozialen Gruppe** sie innehaben. Sie sind wie besessen vom Wunsch, besonders zu sein und reagieren aggressiv und **gekränkt**, wenn sie sich in ihrer **Stellung bedroht** fühlen. Sie sind skrupellos und versuchen, mit allen Mitteln gut dazustehen. Dabei machen sie alle anderen schlecht und scheuen keine **Lügen** oder **Verleumdungen.** In ihrer vorlauten, **dominanten Art** haben sie wenig Freunde.

Manche **werfen mit Geld um sich** und führen innerhalb ihrer Peergroup immer das große Wort. Sie wollen **Macht** auf andere **ausüben** oder im Einfluss besonderer Menschen stehen, was eine Anfälligkeit zu **religiösem Fanatismus** oder eine Anziehung für Sekten mit sich bringt. Manche Jugendliche binden sich in großer **Verehrung** an Guru-Gestalten oder religiöse Gemeinschaften in der Hoffnung, eine bessere Ersatzfamilie zu finden.

Die heftigen Aggressionen dienen der Entwertung anderer und dem Machterhalt oder werden in narzisstischen Größenfantasien zerstörerisch und abgelöst von Beziehungen. Das **Zerreißen** oder **Zerschneiden** von Dingen könnte ein Bild für die zerrissenen Bindungen darstellen.

Wuth: zerreißt die Kleider, und redet nicht (RAL).

Er **zerbeißt seine Schuhe** und verschluckt die Stücke (RAL).

Er wird sehr ärgerlich, **jede Kleinigkeit bringt ihn auf.** (n. 1 St.) (RAL).

Schulische und berufliche Entwicklung

„**Ehrgeiz mit allen Mitteln**" ist ein zentraler Zug des Mittels. Die unrealistischen Erwartungen an sich selbst vor dem Hintergrund überblähter Größenfantasien führen zu manischer Getriebenheit.

Die Adoleszenten **wollen alles wissen** und nerven ihre Lehrer oder Mitschüler, indem sie endlos viele Fragen stellen. Sie sind **sehr kreativ** und zeichnen, schreiben oder malen viel.

Die Jugendlichen haben schon früh konkrete, hochfliegende Pläne bezüglich ihrer Zukunft. Die Berufswünsche sind ausgefallen und wenig realitätsbezogen, werden aber mit viel Ernst vorgebracht und in fanatischem Eifer verfolgt. Typisch sind Träume, im Show- oder Musikbusiness sehr viel Geld zu verdienen.

Jede Entwertung und Abstufung führt zu depressiven Gefühlen der Wertlosigkeit. „Verzweiflung an der sozialen Position" ist ein zentraler Zug des Mittels.

Geschäftige Unruhe; er nimmt vielerlei vor, wird's aber immer gleich überdrüssig, und es gelingt nichts (RAL).

Übernahme von Verantwortung – Identität

Im Hintergrund des Bildes stehen Gefühle tiefer Verlassenheit, Wertlosigkeit und Fremdheit. Typische Fantasien in einem Veratrum-album-Zustand sind das **Gefühl, in einem fremden Land zu sein, alles Vertraute wird fremd**, die **Welt geht in Feuer auf.** Bildet sich ein, **Schmutz essen** zu müssen.

Die Neigung zu narzisstischem Realitätsverlust und Isolation kann bei diesen Jugendlichen zum Verlust jeglichen emotionalen Kontakts mit der Familie, zu gefährlicher Entfremdung und in jugendliche Psychosen führen.

In ihrem Realitätsverlust nehmen die Kinder oder Jugendlichen nicht mehr wahr, was sie vorspiegeln oder was sie wirklich sind. „**Untröstlich**

über eingebildetes Unglück". Bei dem untröstlichen Unglück könnte es sich um eine unbewusste Trauer handeln, dass Reichtum, Hochmut und Glanz kein Ersatz für die fehlende primäre Anerkennung sein können. Es kommt zu einem „Es-reicht-nie-Gefühl" mit der ständigen Angst, alles wieder zu verlieren. In der inneren Verzweiflung scheuen die Jugendlichen sich nicht, Krankheiten zu simulieren, zu lügen oder Rivalen skrupellos anzuschwärzen. In ihrer Not heiligt der Zweck jedes Mittel.

Bei Veratrum album dienen Schöpfungsfantasien dazu, sich aus den Gefühlen der Wertlosigkeit in die **Illusion des Kontakts mit höheren Welten** zu flüchten. Sie leiden darunter, „vom Himmel auf die Erde gefallen" zu sein. Wie bei Stramonium kann auch hier in Psychosen das Gefühl auftauchen, **in Kommunikation mit Gott** zu stehen und damit an der Allmacht des Schöpfers teil zu haben. Die Psychotiker sprechen unaufhörlich über **religiöse Themen** und haben die **Wahnidee, Christus** oder im Himmel zu sein. Sie predigen und können sich zu Gurus anderer machen.

> Er **verschlingt seinen eignen Koth** (RAL).
>
> Er **giebt sich für einen Fürsten aus, und thut stolz darauf** (RAL).
>
> Er **giebt vor, taub und blind zu seyn und den Krebs zu haben** (RAL).

DD: Veratrum album – Lachesis muta

Gemeinsam: Intellektuell. Sprachlich gewandt. Angeberisch. Hochmütig. Egozentrisch. Denken rasch. Theoretisieren über spirituelle oder religiöse Themen. Ausgeprägte Größenfantasien. Gefühl, unter dem Einfluss einer höheren Macht zu sein. Diktatorisch. Unverschämt. Verleumden andere. Tricksen andere aus (Veratrum album ist skrupelloser, kennt keine moralischen Schranken). Ehrgeizig. Hyperaktiv.

Veratrum-album-Jugendliche sind narzisstischer, sie geben sich affektiert und kokett. Sie verlassen früh ihr Zuhause, da es nicht mehr ihren Größenfantasien entspricht (Glaubt, in einem fremden Land zu sein). Veratrum-album-Jugendliche müssen ständig etwas zeigen, das sie nicht sind. Sie wollen **Christus** sein, glauben **auserwählt** zu sein, während Lachesis muta nur einen Platz bei Gott haben möchte.

Lachesis-muta-Jugendliche sind mystischer, sie suchen Erfahrungen der **Trance**, um Gott oder dem Heiligen nahe zu sein, während auf Veratrum album das Bild des rastlosen Wanderpredigers passt, der sich für Christus persönlich hält.

Veratrum-album-Jugendliche zeigen sich oft affektiert, sinnlich, küssen jeden, spüren jedoch **ihre Wirkung auf andere Menschen wenig**, während Lachesis-muta-Jugendliche ihre Wirkung auf andere Menschen subtil abschätzen und damit andere bewusst manipulieren können.

Anhang

Literatur

Psychotherapeutische Literatur

Asper K, Nel R, Hark H: Kinderträume, Mutterträume, Vaterträume. Olten: Walter; 1990.

Andreae A: Psychogenetische und psychodynamische Aspekte von Störungen in der Adoleszenz. In: Schweizer Archiv für Neurologie und Psychiatrie. S.212 ff.

Arieti S, Bemporad J: Depression. Krankheitsbild, Entstehung, Dynamik und psychotherapeutische Behandlung. Stuttgart: Klett-Cotta; 1983.

Baacke D: Die 13–18Jährigen. Einführung in die Probleme des Jugendalters. Weinheim: Beltz; 2003.

Benjamin J: Die Fesseln der Liebe. Psychoanalyse, Feminismus und das Problem der Macht. Frankfurt am Main: Stroemfeld/Roter Stern; 1990.

Biener K, Canziani W, Mugglin G (Hrsg.): Selbstmord bei Kindern und Jugendlichen. Zürch: Pro Juventute; 1984.

Bieri P: Wie wäre es, gebildet zu sein? NZZ am Sonntag. 6. November 2005.

Bion, WR: Lernen durch Erfahrung. Frankfurt am Main: Suhrkamp; 1992.

Blos P: Sohn und Vater. Stuttgart: Klett-Cotta; 1990.

Blos P: Adoleszenz. Eine psychoanalytische Interpretation. 2. Aufl. Stuttgart: Klett-Cotta; 1978.

Bogdal K, Gutjahr O, Pfeiffer J (Hrsg.): Jugend. Psychologie – Literatur – Geschichte. Würzburg: Königshausen & Neumann; 2001.

Boszormenyi-Nagy I, Spark G: Unsichtbare Bindungen. Die Dynamik familiärer Systeme. Stuttgart: Klett-Cotta; 1981.

Bovensiepen G, Hopf H, Molitor G (Hrsg.): Unruhige und unaufmerksame Kinder. Psychoanalyse des hyperkinetischen Syndroms. 2. Aufl. Frankfurt: Brandes & Apsel; 2004.

Braun C: Das Kloster im Kopf. Weibliches Fasten von mittelalterlicher Askese zu moderner Anorexie. In: King V, Flaake K (Hrsg.): Weibliche Adoleszenz. Zur Sozialisation junger Frauen. 4. Aufl. Weinheim: Beltz; 1998.

Braun C, Otscheret L (Hrsg.): Sexualitäten in der Psychoanalyse. Frankfurt: Brandes & Apsel; 2004.

Burian W: Die Rituale der Enttäuschung. Wien: Picus; 1994.

Bürgin D (Hrsg.): Beziehungskrisen in der Adoleszenz. Bern: Huber; 1988.

Connell R: Der gemachte Mann. Konstruktion und Krise von Männlichkeiten. 3. Aufl. Berlin: VS Verlag für Sozialwissenschaften; 2006.

Dalsimer K: Vom Mädchen zur Frau. Literarische Darstellungen – psychoanalytisch betrachtet. Berlin-Heidelberg-New York: Springer; 1993.

Dammasch F, Metzger H (Hrsg.): Die Bedeutung des Vaters. Psychoanalytische Perspektiven. Frankfurt am Main: Brandes & Apsel; 2006.

Deserno H: Psychische Bedeutungen der inneren Genitalität in der männlichen Adoleszenz. Kasuistischer Beitrag zur unspezifischen Prostatitis. In: Flaake K, King V (Hrsg.): Männliche Adoleszenz. Sozialisation und Bildungsprozesse zwischen Kindheit und Erwachsensein. Frankfurt: Campus; 2005.

Devereux G: Angst und Methode in den Verhaltenswissenschaften. Frankfurt am Main: Suhrkamp; 1988.

Dolto F: Weibliche Sexualität. Die Libido und ihr weibliches Schicksal. Stuttgart: Klett-Cotta; 2000.

Dolto F: Von den Schwierigkeiten, erwachsen zu werden. 2. Aufl. Stuttgart: Klett-Cotta; 1991.

DuBois R, Resch F: Klinische Psychotherapie des Jugendalters. Stuttgart: Kohlhammer; 2005.

Egle U, Hoffmann S, Joraschky P (Hrsg.): Sexueller Missbrauch, Misshandlung, Vernachlässigung. Erkennen und Therapie psychischer und psychosomatischer Folgen früher Traumatisierungen. 2. Aufl. Stuttgart: Schattauer; 2000.

Eißler KR: Bemerkungen zur Technik der psychoanalytischen Behandlung Pubertierender nebst einigen Überlegungen zum Problem der Perversion. In: Psyche. 1966; 20: 837–72.

Erdheim M: Gibt es ein Ende der Adoleszenz? Betrachtungen aus ethnopsychoanalytischer Sicht. Prax. Kinderpsychol. Kinderpsychiat. 1995; 44.

Erdheim M: Vorträge zur Adoleszenz am KJPD in St.Gallen. 1982/83.

Erdheim M: Die gesellschaftliche Produktion von Unbewusstheit. Frankfurt am Main: Suhrkamp; 1982.

Flaake K: Junge Männer, Adoleszenz und Familienbeziehungen. In: King V, Flaake K (Hrsg.): Männliche Adoleszenz. Sozialisation und Bildungsprozesse zwischen Kindheit und Erwachsensein. Frankfurt: Campus; 2005.

Flaake K: Körperlichkeit und Sexualität in der Adoleszenz junger Frauen: Dynamiken in der Vater-Tochter-Beziehung. Psyche. 2003; 5: 403–25.

Flaake K, King V (Hrsg.): Weibliche Adoleszenz. Zur Sozialisation junger Frauen. 4. Aufl. Weinheim: Beltz; 1998.

Fonagy P, Gergely G, Jurist E et al.: Affektregulierung, Mentalisierung und die Entwicklung des Selbst. Stuttgart: Klett-Cotta; 2004.
Frick J: Ich mag dich – du nervst mich! Geschwister und ihre Bedeutung für das Leben. Bern: Hans Huber; 2004.

Geissler P (Hrsg.): Psychoanalyse und Körper. Gießen: Psychosozial; 2001.
Gerhard H: Zwischen Lifestyle und Sucht. Drogengebrauch und Identitätsentwicklung in der Spätmoderne. Gießen: Psychosozial; 2003.
Gross P: Die Multioptionsgesellschaft. Frankfurt am Main: Suhrkamp; 1994.
Grosz-Ganzoni I (Hrsg.): Widerspenstige Wechselwirkungen. Feministische Perspektiven in Psychoanalyse, Philosophie, Literaturwissenschaft und Gesellschaftskritik. Tübingen: edition diskord; 1996.
Grotzer P: Die zweite Geburt. Figuren des Jugendlichen in der Literatur des 20. Jahrhunderts. Zürich: Ammann; 1991.
Günter M: Un- Heimliche Gewalt. Angstlust, Inszenierung und identifikatiorische Projektion destruktiver Phantasien. Psyche LX Jahrgang, Heft 3, März 2006. Frankfurt/Main: Klett-Cotta; 2006.
Guggenbühl A: Pubertät – echt ätzend. 6. Aufl. Freiburg: Herder; 2000.
Guggenbühl A: Die unheimliche Faszination der Gewalt. 2. Aufl. München: dtv; 1997.

Halberstadt-Freud H: Elektra versus Ödipus. Das Drama der Mutter-Tochter-Beziehung. Stuttgart: Klett-Cotta; 2000.
Herpertz-Dahlmann B, Resch F, Schulte-Markwort M et al. (Hrsg.): Entwicklungspsychiatrie. Biopsychologische Grundlagen und die Entwicklung psychischer Störungen. Stuttgart: Schattauer; 2003.
Hirsch M: Der eigene Körper als Symbol. Gießen: Psychosozial; 2002.
Hirsch M. In: Geissler P (Hrsg.): Psychoanalyse und Körper. Gießen: Psychosozial; 2001.
Hirsch M: Realer Inzest. Psychodynamik sexuellen Missbrauchs in der Familie. Gießen: Psychosozial; 1999.
Hontschik B: Körper, Seele, Mensch. Versuch über die Kunst des Heilens. Frankfurt am Main: Suhrkamp; 2006.

Jung CG: Kinderträume. Olten: Walter; 1987.

Kafka F: Brief an den Vater. In: Kafka F: Gesammelte Werke. Taschenbuchausgabe in sieben Bänden. Frankfurt am Main: Fischer; 1976.
Kafka F: Die Verwandlung. In: Kafka F: Gesammelte Werke. Taschenbuchausgabe in sieben Bänden. Frankfurt am Main: Fischer; 1976.
Kaplan L: Abschied von der Kindheit. Stuttgart: Klett-Cotta; 1988.
Kernberg P, Weiner A, Bardenstein K: Persönlichkeitsstörungen bei Kindern und Jugendlichen. Stuttgart: Klett-Cotta; 2001.
King V: Die Entstehung des Neuen in der Adoleszenz. Individuation, Generativität und Geschlecht in modernisierten Gesellschaften. Wiesbaden: Verlag für Sozialwissenschaften; 2004.
King V, Flaake K (Hrsg.): Männliche Adoleszenz. Sozialisation und Bildungsprozesse zwischen Kindheit und Erwachsensein. Frankfurt: Campus; 2005.
Klosinki G (Hrsg.): Pubertätsriten. Bern: Hans Huber; 1991.
Kohnt H: Narzißmus. Eine Theorie der psychoanalytischen Behandlung narzißtischer Persönlichkeitsstörungen. Frankfurt am Main: Suhrkamp; 1973.

Landauer K: Die Ich-Organisation in der Pubertät. In: Zeitschrift für psychoanalytische Pädagogik. 1935; IX. Jg.: 380–420.
Lampl-de Groot J: Zur Adoleszenz. In: Psyche. 1965; 19: 477–485.
Laufer M: Object Loss and Morning during Adolescence. In: Psychoanalytic Study of the Child. 1966; Vol. XXI: 269–293.
Leuzinger-Bohleber M (Hrsg.): ADHS – Frühprävention statt Medikalisierung. Göttingen: Vandenhoeck & Ruprecht; 2006.
Leuzinger-Bohleber M, Mahler E: Phantasie und Realität in der Spätadoleszenz. Opladen: Westdeutscher Verlag; 1993.
Leyting G: Übergänge. Vortrag im Schloss Wartegg; 2005.
Leyting G: Von der Verwicklung zur Entwicklung. Der adoleszente Prozess im psychoanalytischen Dialog. In: Pedrina F et al. (Hrsg.): Spielräume. Begegnungen zwischen Kinder- und Erwachsenenanalyse. Tübingen: edition diskord; 1994.
Lütkehaus L: O Wollust, o Hölle. Die Onanie – Stationen einer Inquisition. Gießen: Psychosozial; 2003.

Matt P: Verkommene Söhne, missratene Töchter. Familiendesaster in der Literatur. München: dtv; 1997.
Mertens W: Handbuch psychoanalytischer Grundbegriffe. Stuttgart: Kohlhammer; 2000.
Mertens W: Entwicklung der Psychosexualität und der Geschlechtsidentität. Bd. 2. Stuttgart: Kohlhammer; 1996.
Moser T: Jugendkriminalität + Gesellschaftsstruktur. Zum Verhältnis von soziologischen, psychologischen und psychoanalytischen Theorien des Verbrechens. Frankfurt am Main: Fischer; 1980.

Nissen G (Hrsg.): Zwangserkrankungen. Prävention und Therapie. Bern: Hans Huber; 1996.

Nitzschmann K: Verweigerung macht Sinn. Schulvermeiden und Weglaufen als Selbstfindung. 2. Aufl. Frankfurt am Main: Brandes & Apsel; 2004.

Ogden TH: Frühe Formen des Erlebens. Wien, New York: Springer; 1995.
Onken J: Vatermänner. Ein Bericht über die Vater-Tochter-Beziehung und ihren Einfluss auf die Partnerschaft. München: Beck; 1993.

Poluda-Korte E: Identität im Fluß. Zur Psychoanalyse weiblicher Adoleszenz im Spiegel des Menstruationserlebens. In: Flaake K, King V (Hrsg.): Weibliche Adoleszenz. Zur Sozialisation junger Frauen. Frankfurt-New York: Campus; 1998.

Rado S: Die psychischen Wirkungen der Rauschgifte. Psyche. 1926; 29: 1975.
Resch F: Entwicklungspsychopathologie des Kindes- und Jugendalters. Weinheim: Psychologie Verlags Union; 1996.
Richter H: Patient Familie. Entstehung, Struktur und Therapie von Konflikten in Ehe und Familie. Hamburg: Rowohlt; 1971.
Richter H: Eltern, Kind und Neurose. Die Rolle des Kindes in der Familie. Hamburg: Rowohlt; 1969.

Seiffge-Krenke I, Seiffge JM: „Boys play sport ...?" Die Bedeutung von Freundschaftsbeziehungen für männliche Jugendliche. In: King V, Flaake K (Hrsg.): Männliche Adoleszenz. Sozialisation und Bildungsprozesse zwischen Kindheit und Erwachsensein. Frankfurt: Campus; 2005.
Selvini M, Cirillo S, Selvini M et al.: Die psychotischen Spiele in der Familie. Stuttgart: Klett-Cotta; 1992.
Steinhausen H: Psychische Störungen bei Kindern und Jugendlichen. Lehrbuch der Kinder- und Jugendpsychiatrie. 5. Aufl. München: Urban & Fischer; 2002.
Städeli H (Hrsg.): Die chronische Depression. Bern: Hans Huber; 1978.
Stierlin H: Delegation und Familie. Frankfurt am Main: Suhrkamp; 1978.
Strauch B: Warum sie so seltsam sind. Gehirnentwicklung bei Teenagern. Berlin: Berlin; 2003.
Streek-Fischer A (Hrsg.): Adoleszenz – Bindung – Destruktivität. Stuttgart: Klett- Cotta; 2004.
Sohni H: Adoleszenz, eine beziehungsanalytische Herausforderung. In: Herberth F, Maurer J (Hrsg.): Die Veränderung beginnt im Therapeuten. Frankfurt am Main: Brandes & Apsel; 1997.

Theweleit K: Männerphantasien. 2 Bde. München-Zürich: Piper; 2000.
Tramitz C: Kindergeheimnisse. Die verborgenen Welten der Elf- bis Achtzehnjährigen. München: Droemer; 2003.
Treichler R: Die Entwicklung der Seele im Lebenslauf. Stufen, Störungen und Erkrankungen des Seelenlebens. Stuttgart: Verlag Freies Geistesleben; 1981.
Trimborn W: Der Verrat am Selbst – Zur Gewalt narzisstischer Abwehr. Psyche. 2003. 11: 1033–56.

Voigtel R: Die Überlassung an das unbelebte Objekt. Zur begrifflich-diagnostischen Abgrenzung der Sucht. Psyche. 1996; 50: 715–41.

Winnicott DW: Familie und individuelle Entwicklung. Frankfurt am Main: Fischer; 1997.
Winnicott DW: Die Angst vor dem Zusammenbruch. Psyche. 1991; 45: 1116–26.
Winnicott DW: Vom Spiel zur Kreativität. 2. Aufl. Stuttgart: Klett-Cotta; 1976.
Wirth H: Die Schärfung der Sinne. Jugendprotest als persönliche und kulturelle Chance. Frankfurt am Main: Syndikat; 1984.
Wurmser L: Magische Verwandlung und tragische Verwandlung. Göttingen: Vandenhoeck & Ruprecht; 1999.
Wurmser L: Die Maske der Scham. Berlin-Heidelberg-New York: Springer; 1990.
Wurmser L: Drogengebrauch als Abwehrmechanismus. In: Lettieri DJ, Weltz R (Hrsg.): Drogenabhängigkeit – Ursachen und Verlaufsformen. Weinheim: Beltz; 1983.

Homöopathische Literatur

Allen HC: Nosoden. Übs. von T. v. Grudzinski. Berg: Barthel & Barthel; 1987.
Allen HC: Leitsymptome wichtiger Mittel der homöopathischen Materia medica. Göttingen: Burgdorf; 1990.
Allen TF: The Encyclopedia of Pure Materia Medica. 12 Bde. New York: B. Jain; 1874–1880.
Bailey P: Psychologische Homöopathie. München: Droemer; 1998.
Barbancey J: Pratique homéopathique en psychopathologie. Tome 2. Paris: Similia; 1987.
Barbancey J: Pratique homéopathique en psychopathologie. Lyon: Ediprim; 1981.
Berridge EW: Original provings of Medorrhinum. New England Journal of Homeopathy. Vol. 5; Number 1.11.
Candegabe EF: Vergleichende homöopathische Arzneimittellehre. Göttingen: Burgdorf; 1990.

Clarke JH: Der Neue Clarke. 10 Bde. Hrsg. v. P Vint. Bielefeld: Stefanovic; 1990–96.
Coulter CR: Portraits homöopathischer Arzneimittel. Bd. I, II. Heidelberg: Haug; 1992.

Foerster G, Heé H: Vergleichende Arzneimittellehre homöopathischer Polychreste. Stuttgart: Haug; 2002.
Foerster G: Übertragungs- und Gegenübertragungsphänomene in der homöopathischen Praxis. AHZ. Stuttgart: Haug; 2004; 249.
Frei H: Homöopathische Behandlung von Kindern mit ADS/ ADHS. Ein systemisches Therapiekonzept. Stuttgart: Haug; 2005.

Gallavardin JP: Psyche und Homöopathie. Wilhelmsfeld: Barthel; 1986.
Grandgeorge D: Arzneimittelbilder in der Kinderheilkunde. Stuttgart: Sonntag; 2000.

Hahnemann S: Die chronischen Krankheiten. 5 Bde. Stuttgart: Haug; 2003.
Hahnemann S: Organon. 6. Aufl. Heidelberg: Haug; 1999.
Hahnemann S: Reine Arzneimittellehre. 6 Bde. Heidelberg: Haug; 1995.
Hartlaub CGC, Trinks CF: Reine Arzneimittellehre. Hamburg: Homöopathisches Wissen; 1991.
Heé H: Vergleichende Betrachtungen zur homöopathischen Fallaufnahme und zum psychotherapeutischen Erstinterview. In: Appell R: Homöopathie, Psychotherapie und Psychiatrie. Heidelberg: Haug; 1993.
Heé H: Die Anamnese bei Adoleszenten. ZKH. Stuttgart: Haug; 2007; 4.
Hering C: The Guiding Symptoms of our Materia medica. Vol. I–X. New Delhi: Jain; 1988.
Herscue P: Die homöopathische Behandlung der Kinder. Groß Wittensee: Kröger; 1993.

Kastner RF: Bönninghausens Physiognomik der homöopathischen Arzneimittel. Heidelberg: Haug; 1995.
Keller G v: Symptomensammlungen homöopathischer Arzneimittel. Ignatia. Heidelberg: Haug; 1985.
Kent JT: Homöopathische Arzneimittelbilder. 3 Bde. Übs. von R. Wilbrand. Heidelberg: Haug; 1998.

Jahr GHG: Symptomen Kodex der homöopathischen Arzneimittellehre. Leipzig: Lieth B v d; 1848.
Jahr GHG: Homöopathische Therapie der Geisteskrankheiten. Nendeln: Barthel & Barthel; 1994.
Jus MS: Praktische Materia medica. Arzneimittellehre von A-Z. Zug: Homöosana; 2003.
Jus MS: Kindertypen. Steinhausen: Homöosana; 1995.

Lang E: Das Neue Repertorium homoeopathicum. Worpswede: Eva Lang; 2005.
Loutan G: Répertoire de thèmes et de matière médicale dynamique. Genève: Eigenverlag; 1995.

Master FJ: Klinische Homöopathie in der Kinderheilkunde. Kandern: Narayana; 2006.
Master, FJ: Clinical Observations of Childrens Remedies. Koniinklijke Bibliotheek, Den Haag; 2003.

Pennekamp H: Kinder-Repertorium nebst pädagogischen und therapeutischen Hinweisen. Isensee: Pennekamp MDT; 1997.
Pfeiffer H, Drescher M, Hirte M (Hrsg). Homöopathie in der Kinder- und Jugendmedizin. München: Urban&Fischer; 2004.
Phatak SR: Homöopathische Arzneimittellehre. Göttingen: Burgdorf; 1999.
Preis S, Mattmann-Allamand P, Weihe C: Materia medica Homeopathica. Revidiert nach Dr. Masi-Elizalde. Luzern: Gegen- Druck; 1996.

Reichenberg-Ullmann J, Ullmann R: Ritalin. Peiting: Michaels; 2001.

Saine A: Seminar Homeopathy and Psychiatric Patients. Bd. 1. Den Haag: Lutra; 1997.
Sankaran R: The System of Homeopathy. Bombay: Homeopathic Medical; 2000.
Sankaran R: The Soul of Remedies. Bombay: Homeopathic Medical; 1994.
Sankaran R: The Substance of Homeopathy. Bombay: Homeopathic Medical; 1994.
Sankaran R: The Spirit of Homeopathy. Bombay: Eigenverlag; 1991.
Schroyens F: Synthesis. Repertorium Homeopathicum Syntheticum. London: Homeopathic Book; 1993.
Sehgal ML: Wiederentdeckung der Homöopathie. Bd. I–VIII. Worpswede: Eva Lang; 2001.
Seideneder A: Mitteldetails der homöopathischen Arzneimittel. 2. Aufl. Ruppichteroth: Similimum; 2000.
Shore J: Kinder in der homöopathischen Praxis. Groß Wittensee: Kröger; 1994.
Stapf E: Archiv für die homöopathische Heilkunst. 15 Bde. Leipzig: Reclam; 1822–1836.

Tyler ML: Homöopathische Arzneimittelbilder. Übs. von R. Wilbrand. Göttingen: Burgdorf; 1993.

Vermeulen F: Prisma. Haarlem: Emryss; 2006.
Vermeulen F: Konkordanz der Materia medica. Haarlem: Emryss; 2000.
Vermeulen F: Synoptische Materia medica. 2 Bde. Haarlem: Emryss; 1996–98.

Vermeulen F: Kindertypen in der Homöopathie. Hg. und ins Dt. übs. von B. Zimmermann. Regensburg: 1988.
Vithoulkas G: Materia medica viva. 15 Bde. Göttingen: Burgdorf; 1991–96.
Vithoulkas G: Essenzen Homöopathischer Arzneimittel. Frankfurt am Main: Sylvia Faust; 1986.
Voisin H: Materia medica des homöopathischen Praktikers. Heidelberg: Haug; 1969.
Vonarburg B: Homöotanik. Farbiger Arzneipflanzenführer der klassischen Homöopathie. Bd. I–III. Heidelberg: Haug; 1996–99.
Whitmont E: Psyche und Substanz. Göttingen: Burgdorf; 1987.
Wulfsberg T: Aurum-Salze in der Homöopathie. München: Urban&Fischer; 2001.

Zandvoort R: The Complete Repertory. Leidschendam: Irhis; 1994-1996.
Zaren A: Kernelemente der Materia medica der Gemütssymptome. 2 Bde. Göttingen: Burgdorf; 1994.

Sachverzeichnis

Verzeichnis der Themen der Arzneimittel

Die folgenden Stichworte sind themenorientiert, sodass die genannten Begriffe nicht immer wörtlich auf den angegebenen Seiten zu finden sind.